DR. CHRISTINE THEISS
RAMIN ABTIN
MAREIKE SPALECK

DIE LIFE CHANGE CHALLENGE

10 KILO WENIGER IN 10 WOCHEN

INHALT

FOOD – MODUL 1

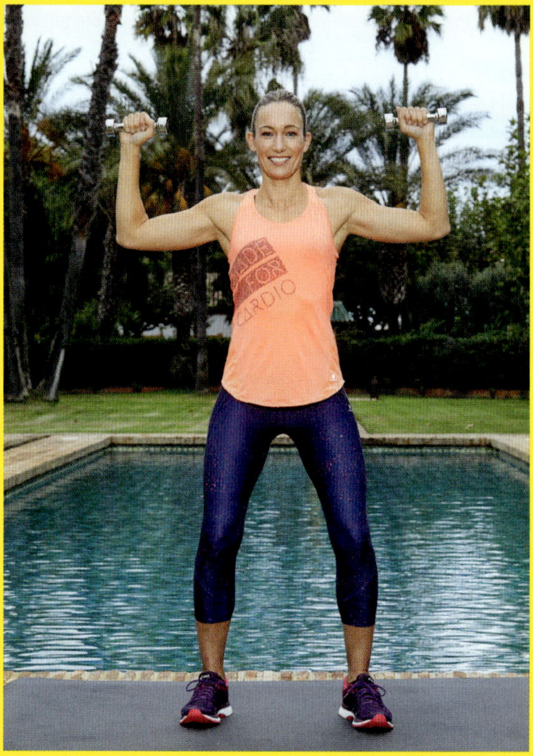

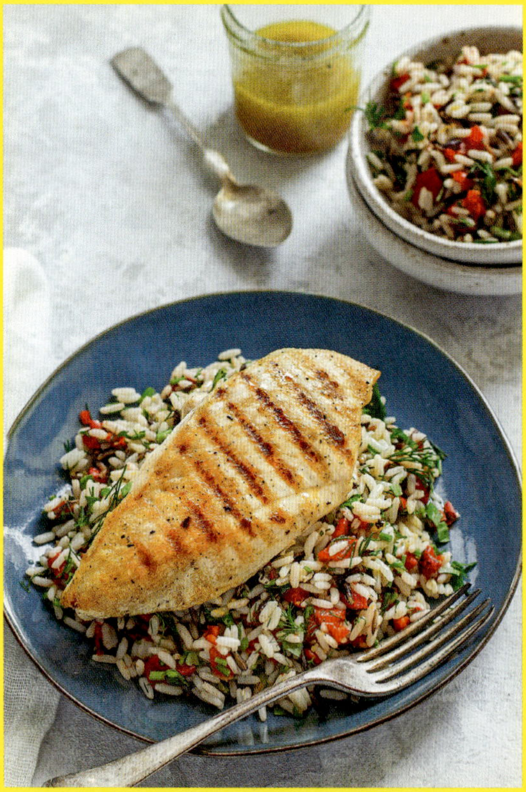

Food – Das sind deine Rezepte

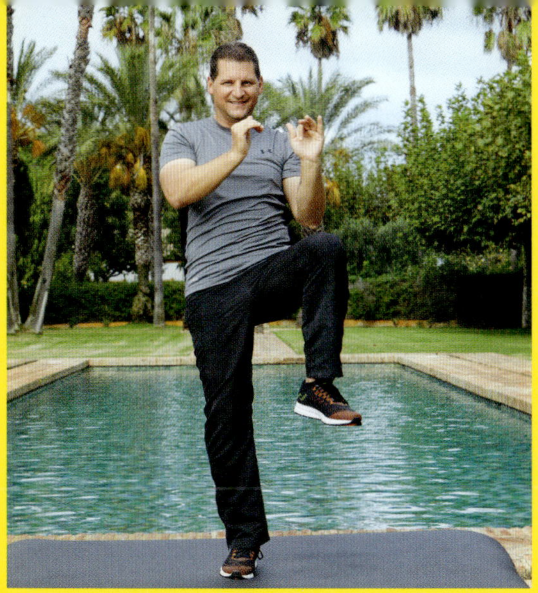

FITNESS – MODUL 2

Fitness – Das sind deine Übungen

INHALT

MOTIVATION – MODUL 3

Anhang

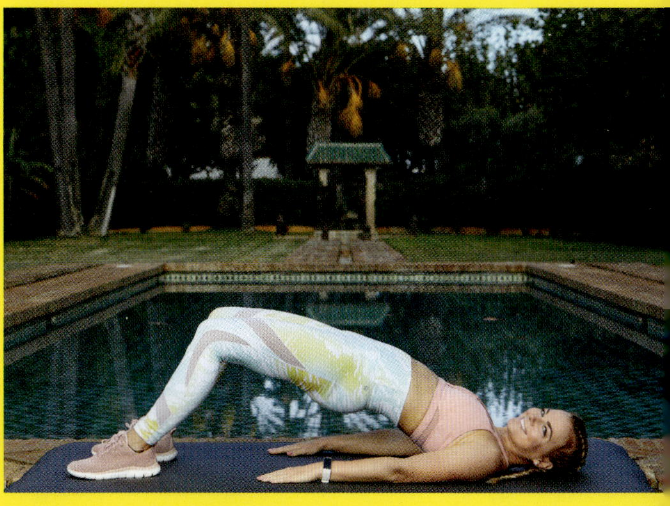

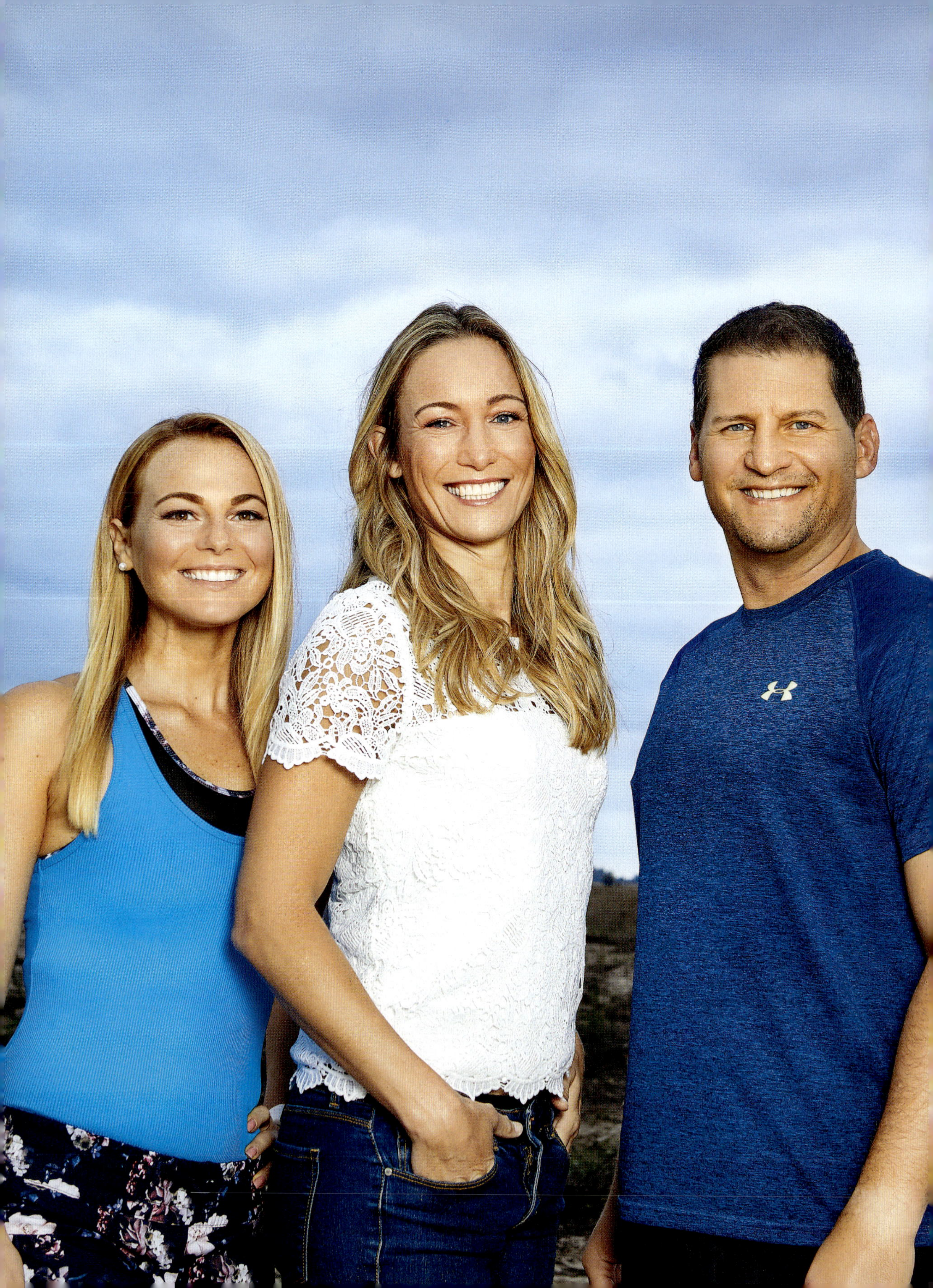

Willkommen in deinem persönlichen Camp

Heute beginnt der erste Tag deines neuen Lebens. Du hast dich für mehr Gesundheit, Wohlbefinden und Freude entschieden. Herzlichen Glückwunsch!

Die Sendung „The Biggest Loser" hat dich wie viele andere Menschen dazu inspiriert, die Ärmel hochzukrempeln und dich einer Challenge mit dir selbst zu stellen. Im Camp in Andalusien haben die Kandidaten einige Wochen Zeit, sich nur auf sich zu konzentrieren, fernab von Büro, Familie oder anderen Verpflichtungen. Die Teilnehmer sagen uns oft, dass es die härteste Zeit ihres Lebens war. Sie werden schmerzhaft mit dem konfrontiert, wovor sie schon seit Langem die Augen verschlossen haben: mit ihrem aktuellen körperlichen Zustand, ihren Ängsten, den schlimmsten Beleidigungen, die ihnen widerfahren sind. Es kostet viel Mut, sich dem zu stellen. Was die Kandidaten aber auch sagen: Die Erfahrungen und die Zeit dort waren ein Geschenk. Denn sie konnten sich nicht nur selbst ein großes Stück näherkommen, sie haben viel Werkzeug an die Hand bekommen, wie sie gesunde Ernährung, Bewegung und mehr mentale Stärke in ihren Alltag integrieren können.

Du bist nun nicht in Andalusien, wo wir dich Tag für Tag begleiten, tatkräftig unterstützen oder dir auch bei Bedarf einen kräftigen Motivationskick verpassen können. Wir geben dir mit dem Buch aber etwas sehr Wertvolles: Du bekommst das Beste aus 10 Jahren Sendung mit all unserer Kompetenz. Hiermit hältst du alle notwendigen Hintergrundinfos, Rezepte und Übungen mit ganz genauen Anleitungen in Händen.

Im Ernährungsmodul sind die wichtigen Fakten optimal zusammengefasst. Obendrauf gibt's über 50 Rezepte und einen Plan für die ersten beiden Wochen deiner Challenge. Im Fitnessmodul hast du alle Übungen mit Fotos und einen ganz besonderen 10-Wochen-Bewegungsplan, mit dem du kontinuierlich an Kraft und Ausdauer arbeiten kannst. Den findest du in dieser Form bislang in keinem anderen Buch. Und nicht nur das – für die Zeit danach bekommst du als Extra noch einen Fortgeschrittenen- und Profiplan für insgesamt weitere 10 Wochen. Im Motivationsmodul kriegst du Know-how in Sachen mentaler Stärke auf Weltmeisterniveau. Alles im Buch ist haarklein erklärt und jederzeit parat zum Nachschlagen. Wenn du dich daran hältst, kannst du dein Ziel erreichen und deinem Leben eine ganz neue Richtung geben.

Viel Erfolg wünschen dir

[illegible] Ramin Mareike

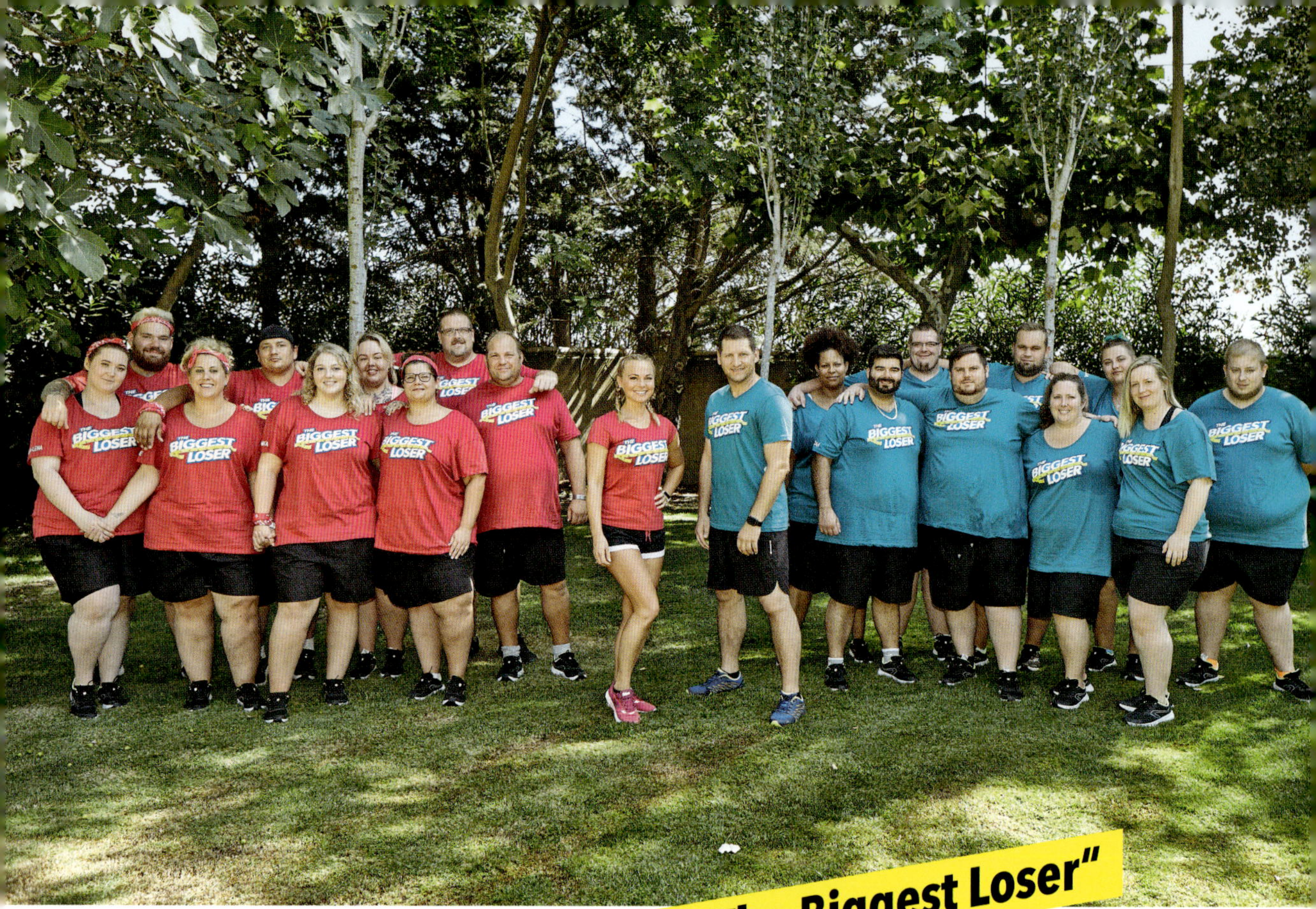

Das Wichtigste über „The Biggest Loser"

Bereits seit 10 Jahren wird „The Biggest Loser" im deutschen Fernsehen ausgestrahlt. Ursprünglich kommt die Fernsehshow aus den USA. Wie sahen die ersten Staffeln von „The Biggest Loser" aus? Hier beginnt eine kleine Zeitreise.

Alle Moderatorinnen sind echte Koryphäen in Sachen Sport. Staffel 1 wurde auf Mallorca und Staffel 2 in Ischgl in Österreich gedreht. Die Moderation dieser beiden Staffeln übernahm Regina Halmich, die mehrfache deutsche Box-Weltmeisterin. 2012 übergab sie im wahrsten Sinne den Staffelstab an die Kickbox-Weltmeisterin Dr. Christine Theiss, die seitdem Campchefin und Moderatorin bei „The Biggest Loser" in SAT.1 ist. Die Sendung wird seitdem jedes Jahr in Andalusien produziert.

Seit 2013 gehört Ramin Abtin als Coach zum Stammpersonal, 2016 folgte Mareike Spaleck. Als Bonus gibt es seit 2016 das Webcoaching. Von den 50 Kandidaten, die im Bootcamp teilnehmen, werden dieses Mal 18 für das Camp in Andalusien ausgewählt, zehn davon kommen ins Online Coaching. Dieses wird von Sophia Thiel geleitet. Der Clou: Der beste Kandidat hat die Chance, im Halbfinale wieder in den Wettbewerb einzusteigen, wenn er mehr abgenommen hat als einer der Halbfinalisten.

Absoluter Höhepunkt jeder Staffel ist natürlich das Finale. Zuschauer, Freunde, Familie, auch die Coaches fiebern mit, wer dieses Jahr den Titel „The Biggest Loser" erhält. Und das Schöne daran ist: Die Kandidaten bekommen in neuem Outfit ihre Zeit auf dem Laufsteg, sehen sich selbst im Vergleich zum Beginn der Staffel. Wie sie sich nicht nur im Aussehen, sondern auch im Wesen verändert haben. Jeder weiß, dass er oder sie ein echter Gewinner ist, über sich selbst hinausgewachsen ist und viel aus der vergangenen Zeit mitnehmen konnte.

Hier ein paar Fakten zu „The Biggest Loser":

BISHERIGE STAFFELN

BISHERIGE EPISODEN

BISHERIGE TEILNEHMER

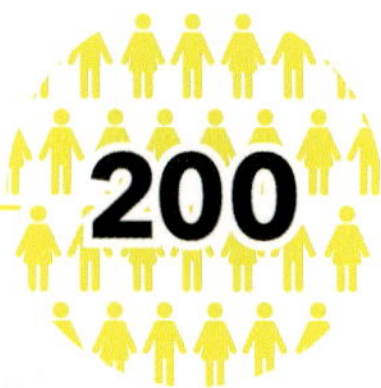

ABGENOMMENE KILOS IN STAFFEL 9

INSGESAMT ABGENOMMENE KILOS

GEWINNERANTEIL

MÄNNER

FRAUEN

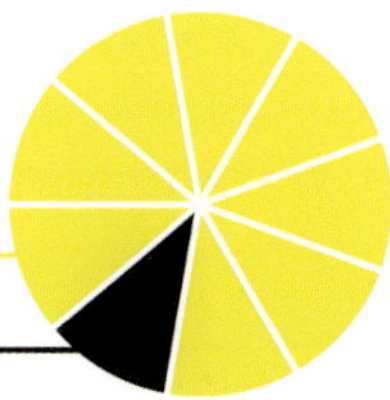

SIEGERPRÄMIE DER LETZTEN STAFFEL

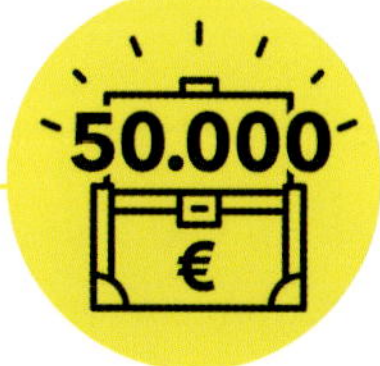

DIE FÜNF / ultimativen Erfolgstipps von Shirin und Andrea

Shirin war 2018 Teilnehmerin bei „The Biggest Loser". Sie startete mit dem Ausgangsgewicht von 94,6 Kilo und wog am Ende des Camps 58,2 Kilo. Andrea bewies sich im Camp von 2015. Ihr Ausgangsgewicht war 112,1 Kilo; sie wog beim Staffelfinale 73,9 Kilo. Hier erfährst du Shirins und Andreas beste Tipps und Tricks in Sachen Abnehmen, Sport und Motivation!

WAS IST DEIN PERSÖNLICHER ABNEHMTIPP?

Shirin: Das Wichtigste beim Abnehmen ist eine starke Motivation, für die man bereit ist, alte Muster aufzugeben und neue Ziele anzugehen. Mir wurde das Glück zuteil, diese Motivation durch „The Biggest Loser" zu bekommen und ich habe mir meine Ziele aufgeschrieben, aufgemalt und stets mit mir rumgetragen, um sie mir immer vor Augen halten zu können. So kann man sich selbst auch an Tagen, an denen es nicht so gut läuft, immer wieder neu motivieren.

Andrea: Sehr wichtig ist es, sich Routinen im Alltag zu schaffen. Zum Beispiel Zitronenwasser gleich nach dem Aufstehen zu trinken oder sich ungesundes Essen vorzukochen. Gegen Heißhungerattacken hilft sehr gut, immer eine gesunde Alternative wie zum Beispiel Datteln oder Nusskerne parat zu haben.

WIE MOTIVIERST DU DICH ZU SPORT?

Shirin: Anfangs war die Gewichtsabnahme und schmerzfrei wieder tanzen zu können mein Ziel, sodass ich hauptsächlich deswegen Sport getrieben habe. Mittlerweile ist mein neues Körper- und Lebensgefühl wie auch meine bessere körperliche Fitness eine so starke Motivation für mich, dass ich einfach gerne Sport treibe. Natürlich würde ich jedem raten, erst einmal mit einer Sportart zu beginnen, die wirklich Spaß macht. Irgendwann kommt aber dann ein Punkt, an dem man auch offen für andere Sportarten wird und merkt, wie viel Spaß das macht – unabhängig davon, ob man Gewicht verlieren will. Sport gehört dann einfach zum Leben dazu.

Andrea: Ich brauche eigentlich keine Motivation für Sport, der gehört momentan zu meinem Leben wie das tägliche Zähneputzen. Aber falls ich mal doch nicht so große Lust dazu habe, denke ich immer an das gute Gefühl danach, wieder etwas nur für mich geschafft zu haben.

WAS WAR DEINE WICHTIGSTE ERFAHRUNG IM CAMP?

Shirin: Ich habe gelernt, was es bedeutet, über seine eigenen Grenzen zu gehen. Was es heißt, nicht aufzugeben und für etwas, was man wirklich will, zu kämpfen. Es zahlt sich aus! Ich habe erfahren, was für Fehler ich im Alltag gemacht habe und wie ich sie beheben kann. Ich würde das nie mehr missen wollen.

Andrea: Im Camp habe ich wieder gelernt, an mich zu glauben. Ich habe durch das Camp außerdem gelernt, mein Können zu schätzen und mich wieder lieben zu lernen.

WIE HAT SICH DEIN LEBEN NACH DEM CAMP VERÄNDERT?

Shirin: Mein Leben war schon vor dem Camp wundervoll, mit einem tollen Mann, einer fabelhaften Familie und Freunden, die mich allesamt von Beginn an unterstützt haben und es noch tun. Ich war vorher schon ein positiver Mensch. Vom Camp nehme ich mit, wie wichtig es ist, sich um sich selbst zu kümmern und sich mit der Gesundheit zu befassen, wie zum Beispiel mit bewusster Ernährung, Bewegung im Alltag, Umgang mit Stresssituationen, und sich Zeit für sich zu nehmen. Ich kann jetzt im Alltag viel entspannter sein. Ich weiß, wie oft ich es in der TBL-Zeit geschafft habe, über meine Grenzen zu gehen, und denke mir heute oft, wenn ich das damals geschafft habe, kann mich jetzt so schnell nichts aus der Bahn werfen. Ich bin schmerzfrei in Knien und Füßen, was für mich die größte und schönste Veränderung ist. Ich hatte fünf Jahre lang Schmerzen und war dadurch sehr eingeschränkt. Endlich kann ich wieder tanzen und mich uneingeschränkt bewegen, mich wohlfühlen, shoppen gehen und trage Kleidungsgrößen, von denen ich nie zu träumen gewagt hätte. Ich bin einfach rundherum zufrieden, glücklich und sehr dankbar für dieses neue Körper- und Lebensgefühl.

Andrea: Mein Leben nach dem Camp ist um einiges leichter geworden. Ich hatte den besten Rückhalt in meiner Familie und bin mit ihrer Unterstützung Stück für Stück in mein neues, leichteres Leben gelaufen.

WAS KANNST DU ABNEHMWILLIGEN LEUTEN RATEN?

Shirin: Einfach anfangen! Keine Ausreden suchen, sich bewusst damit befassen, was man erreichen will, diese Ziele definieren und für die Motivation aufschreiben. Bei der Ernährung sollte man bewusst essen und seine Mahlzeiten entweder mit einer App tracken oder aufschreiben. So kann man das nach und nach optimieren. Es hilft, sich mit anderen Abnehmwilligen zusammenzuschließen und sich gegenseitig zu inspirieren oder zu motivieren. Und dann läuft das Ganze wie von alleine.

Andrea: Ich rate allen Abnehmwilligen: Sei geduldig mit dir selbst! Suche dir eine Sportart, die Spaß macht. Beginne in deinem Level und steigere dich kontinuierlich. Integriere mehr Bewegung in deinen Alltag, indem du zum Beispiel die Treppe statt den Lift nimmst oder zu Fuß einkaufen gehst. Du kannst auch ein bis zwei Stationen vor der eigentlichen Haltestelle aussteigen und den Rest laufen. Viel Erfolg!

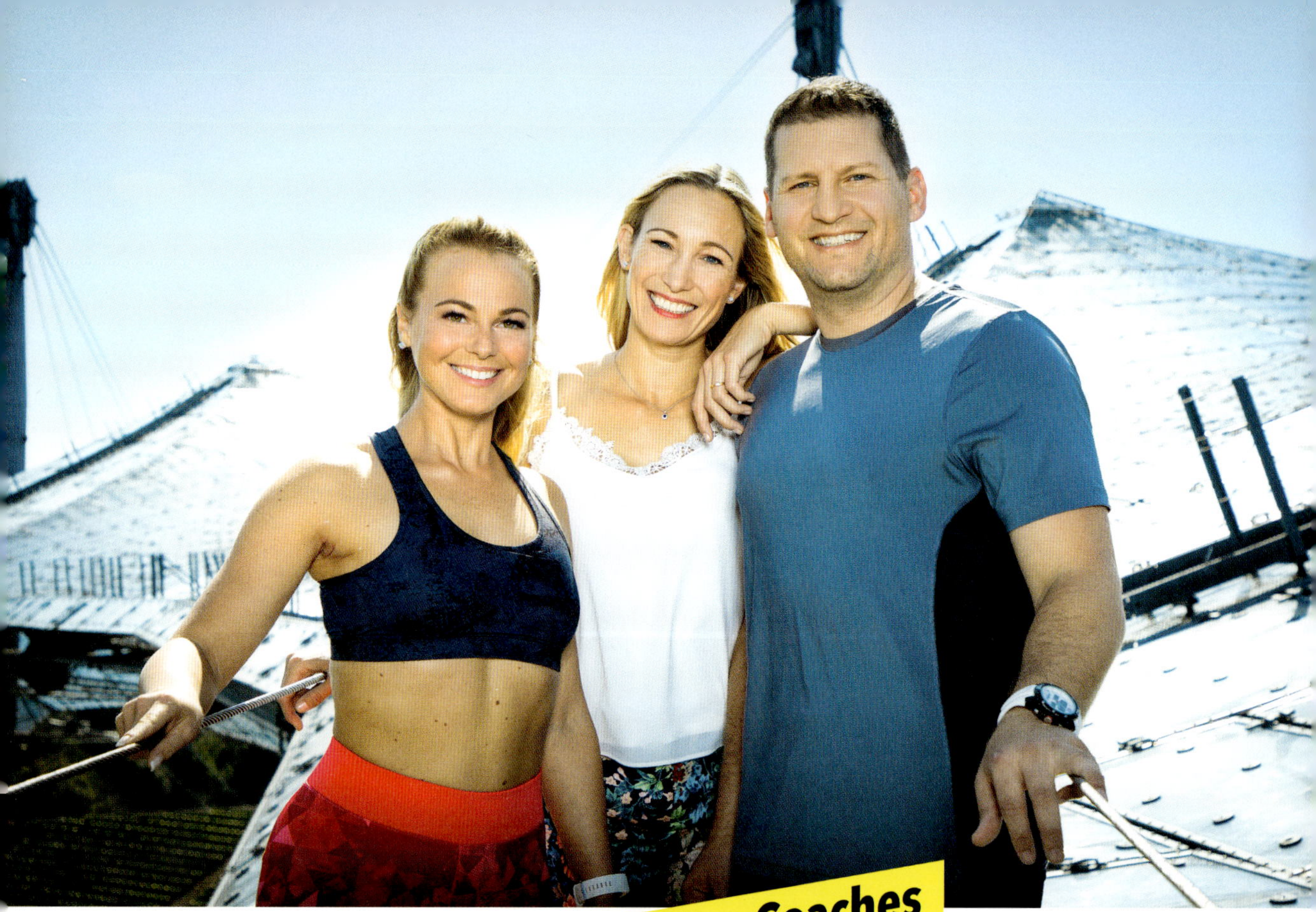

Das sind deine Coaches

Die Coaches Ramin und Mareike und die Moderatorin Chrissi sind dir aus der Sendung bekannt, aber kennst du auch ein paar Hintergrundinfos zu den dreien? Damit du weißt, mit wem du es in den nächsten Wochen immer wieder zu tun hast, bekommst du hier eine Kurzbiografie zu deinen Coaches der nächsten 10 Wochen.

DAS IST DEIN FITNESSCOACH RAMIN ABTIN

Seit 2013 macht der Sportpädagoge und ehemalige Kickbox-Weltmeister Ramin Abtin den Kandidaten im „The-Biggest-Loser"-Camp Feuer unter dem Hintern: „Mir ist es vor allen Dingen wichtig, dass die Kandidaten begreifen, dass sie nicht für das Format abnehmen. In erster Linie machen sie es für sich selbst! Deswegen lege ich auch Wert darauf, dass die Kandidaten das Gelernte auch später im Leben anwenden können. Und vor allen Dingen begreifen, dass der Schlüssel zu einem gesunden Leben in der Kombination aus regelmäßiger Bewegung und ausgewogener Ernährung liegt."

Neben seiner aktiven Sportkarriere absolvierte Ramin außerdem eine Ausbildung zum Sport-

und Gymnastiklehrer. Ramin ist also fachlich topfit – und setzte sein umfangreiches Wissen auch für Kickbox-Weltmeisterin Dr. Christine Theiss ein, die er dreimal für ihre erfolgreichen WM-Kämpfe trainierte.

Beim Training mit den „The-Biggest-Loser"-Kandidaten ist ihm nicht nur Ausdauer wichtig, sondern auch das Vertrauensverhältnis zwischen Kandidat und Coach: „Die richtigen Worte in der richtigen Situation können viel bewirken. Denn: Der stärkste ‚Muskel' in unserem Körper ist der Wille."

DAS IST DEIN ERNÄHRUNGSCOACH MAREIKE SPALECK

Gesundheitscoach und Personaltrainerin Mareike Spaleck ist seit 2016 als Coach bei „The Biggest Loser" mit an Bord. Seit 2012 ist Mareike als Fitnessmodel erfolgreich und wurde gleich in diesem Jahr von der FitForFun zum Fitnessmodel des Jahres gewählt. Zusammen mit ihrem Mann, dem Personal Trainer Siggi Spaleck, entwickelte sie ein eigenes Konzept für ein Personal Training Studio und eröffnete ihr erstes eigenes Fitnessstudio im Mai 2010. Auf ihrem persönlichen Blog gibt sie regelmäßig Abnehm- und Fitnesstipps und stellt ihre gesunden Rezepte vor.

Als Trainerin ist sie nicht nur am Sieg ihrer Kandidaten interessiert: „Es gibt mir eine große innere Befriedigung zu sehen, wie die Kandidaten das Potenzial, das eigentlich schon die ganze Zeit in ihnen ruht, erkennen und nutzen – manche zum ersten Mal im Leben!"

Mareike möchte auch den Zuschauern zu Hause zeigen, wie wichtig es generell ist, ein gesundes Leben zu führen. Nicht jeder schafft es gleich beim ersten Mal. Daher lautet ihr Credo: „Stark sein bedeutet nicht, NIE zu fallen. Stark sein bedeutet, immer wieder aufzustehen."

DAS IST DEIN MOTIVATIONSCOACH DR. CHRISTINE THEISS

Bereits seit 2012 ist Dr. Christine Theiss als Campchefin der Kopf des Teams. Die Ärztin, die 2007 ihr Medizinstudium mit Staatsexamen und Approbation abschloss, hat trotz ihrer großen Liebe zur Medizin diesen Teil ihres Lebens auf Eis gelegt, um sich ganz ihrer sportlichen Laufbahn als Kickboxerin zu widmen. Sie war sieben Jahre lang Profikickboxerin und beendete 2013 nach 40 Profikämpfen ihre Karriere. Von 24 Kämpfen um den Weltmeistertitel konnte Chrissi sage und schreibe 23 gewinnen. Bei den letzten Kämpfen war sie bereits als Moderatorin von „The Biggest Loser" tätig, und bei drei davon stand ihr Ramin Abtin als Trainer zur Seite.
Dass Siegen Teamsache ist, davon ist Chrissi auch im Camp in Andalusien überzeugt: „Abnehmen kann phasenweise sehr zäh sein und erfordert durchgängig Disziplin. Aber wenn der innere Schweinehund doch einmal Oberwasser gewinnt, hilft es, einen ‚Leidenspartner' zu haben, mit dem man das Projekt Gewichtsreduktion gemeinsam angehen kann."

Nach Ende ihrer Sportkarriere ist „The Biggest Loser" ihr größtes Projekt. Daneben steht Chrissi seit 2014 unter anderem auch für „ran Kickboxen" als Ringreporterin und Moderatorin regelmäßig vor der Kamera. Neben diesen Jobs engagiert sie sich ehrenamtlich im „Arbeiter-Samariter-Bund" (ASB). Zum einen als stellvertretende Bundesvorsitzende und zum anderen in der Rettungshundestaffel des „ASB München". Dort ist sie als Hundeführerin, Ausbilderin und stellvertretende Staffelleiterin tätig.

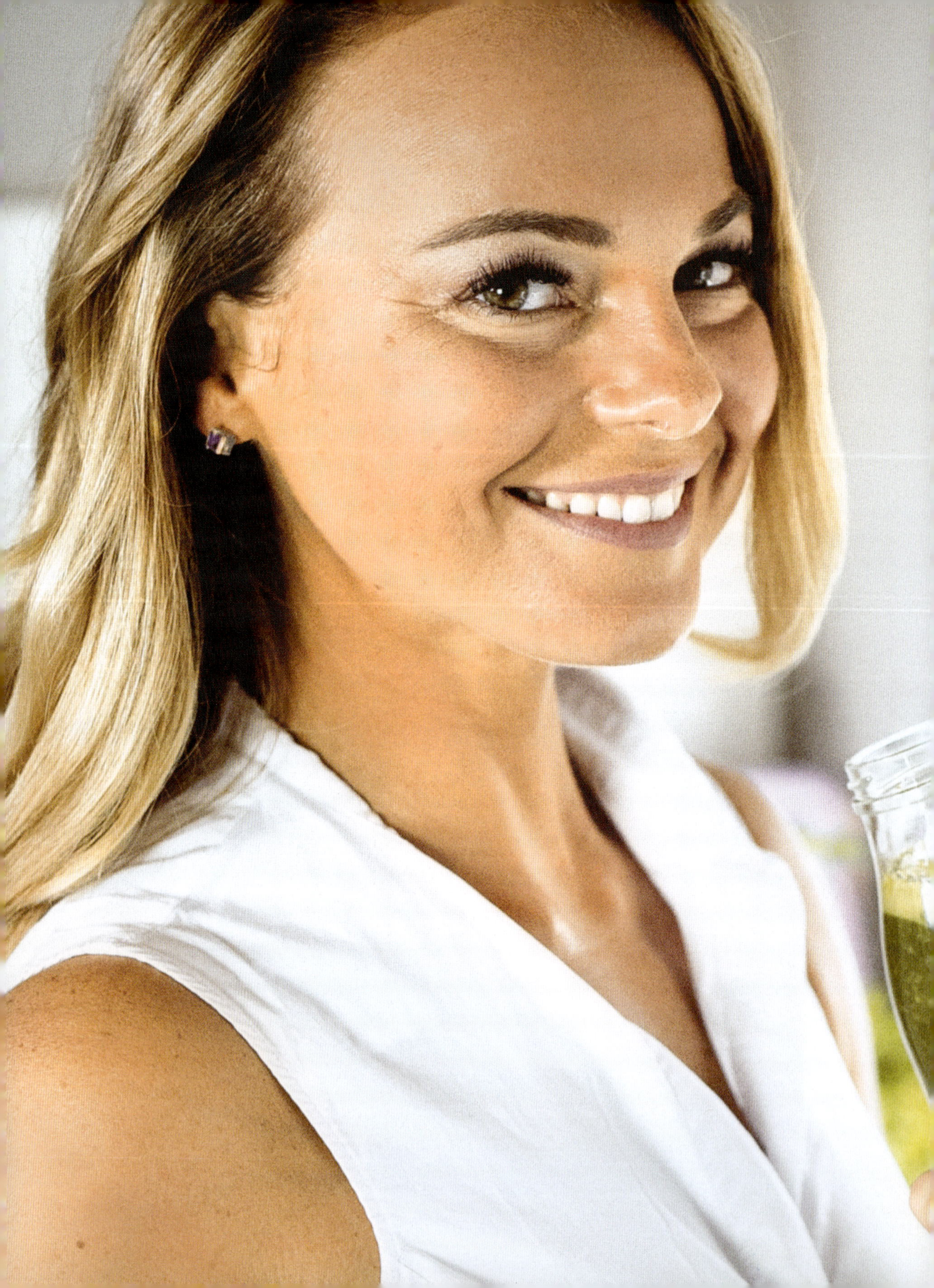

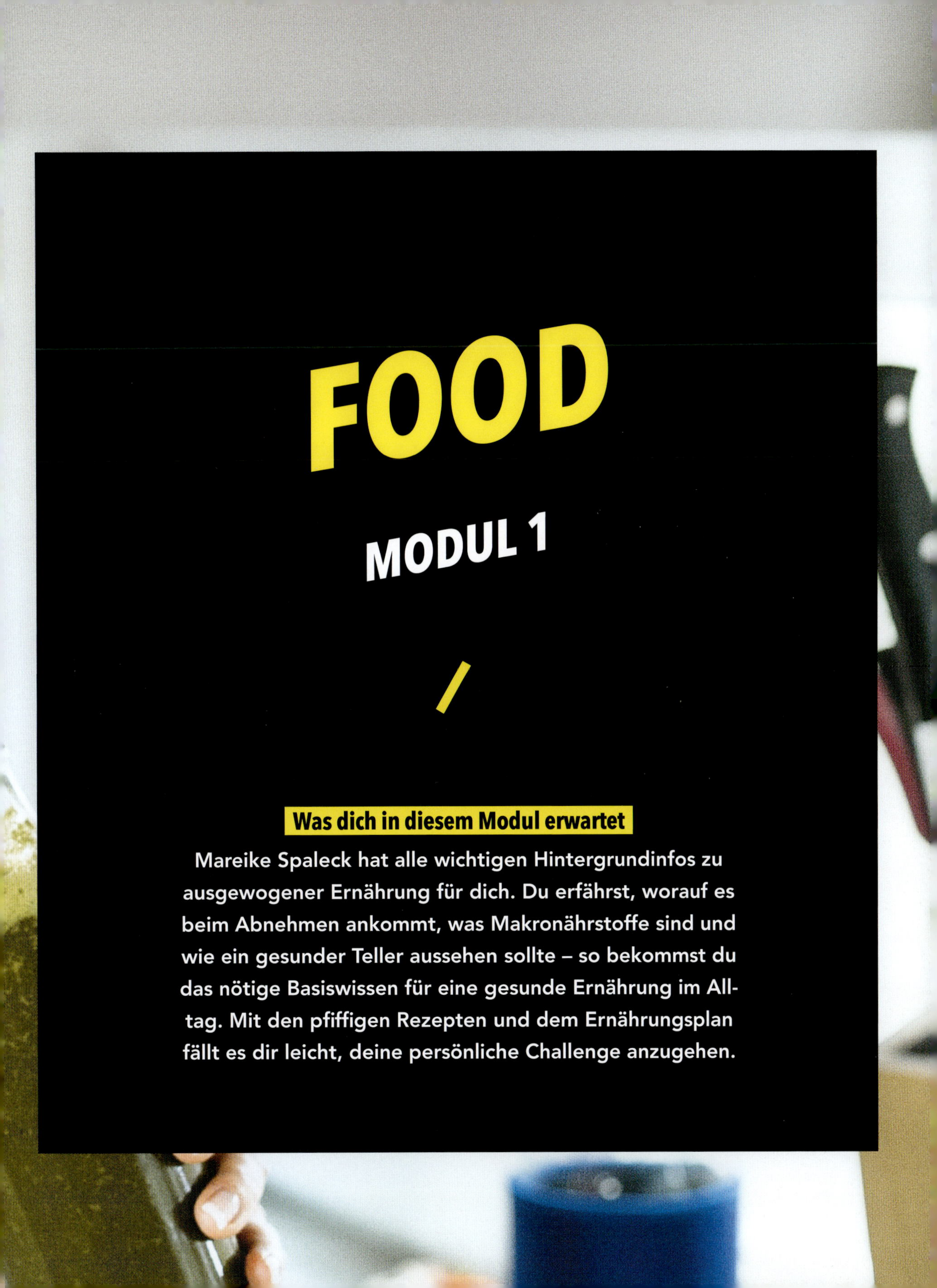

FOOD

MODUL 1

/

Was dich in diesem Modul erwartet

Mareike Spaleck hat alle wichtigen Hintergrundinfos zu ausgewogener Ernährung für dich. Du erfährst, worauf es beim Abnehmen ankommt, was Makronährstoffe sind und wie ein gesunder Teller aussehen sollte – so bekommst du das nötige Basiswissen für eine gesunde Ernährung im Alltag. Mit den pfiffigen Rezepten und dem Ernährungsplan fällt es dir leicht, deine persönliche Challenge anzugehen.

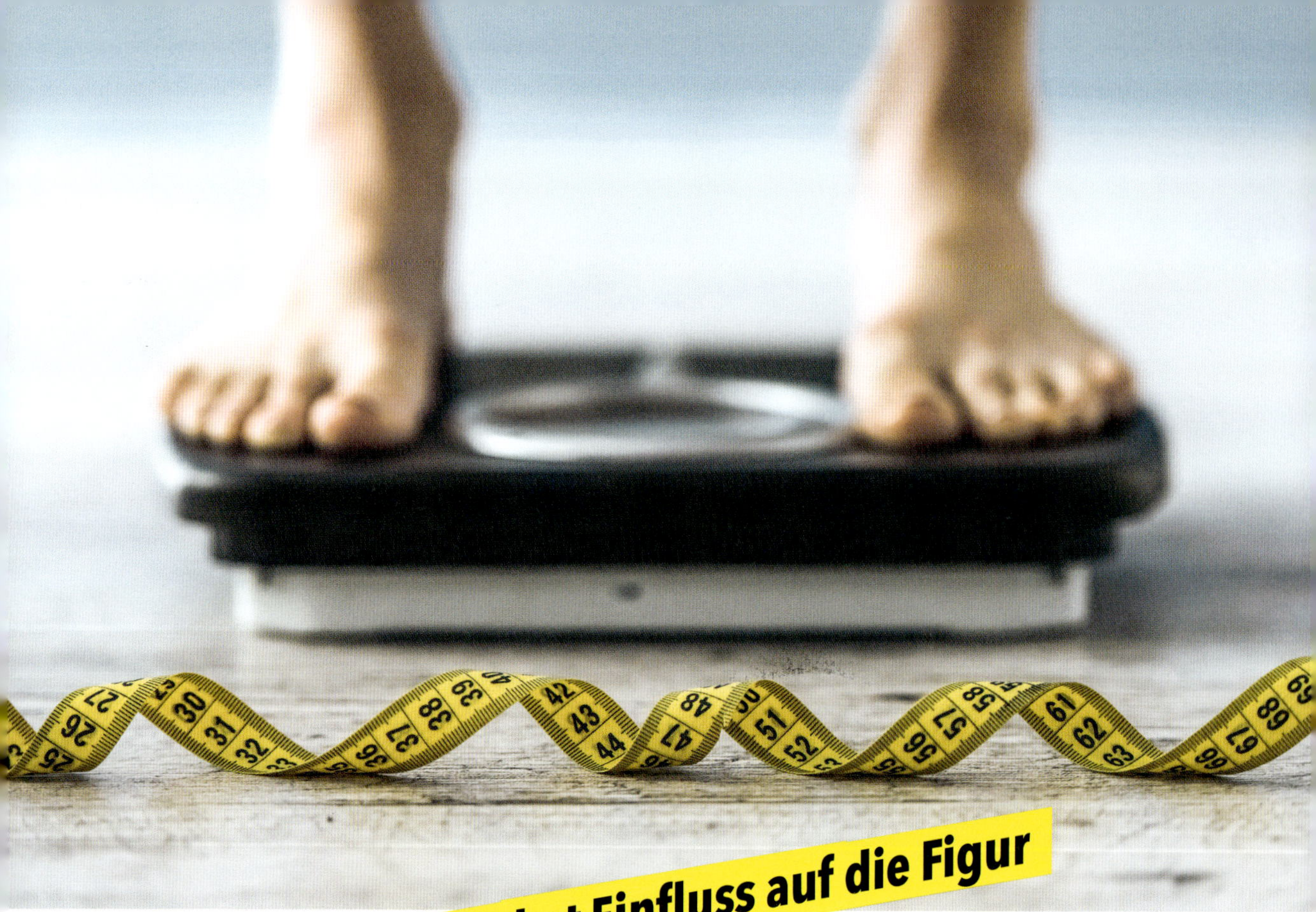

Das alles hat Einfluss auf die Figur

In Deutschland sind über 75 Prozent der Männer und 59 Prozent der Frauen zwischen 29 und 69 Jahren übergewichtig. Auch immer mehr Kinder und Jugendliche leiden an Übergewicht. Du fragst dich, was die Gründe dafür sind? Ich habe dir hier wichtige Aspekte zusammengetragen, über die du Bescheid wissen solltest.

Meistens kommt viel zusammen, bis jemand zu viel auf die Waage bringt. Es gibt oft nicht nur einen einzigen Grund. Übergewicht ist eine komplexe Sache und entsteht aus Umweltumständen, genetischer Veranlagung sowie psychischen und sozialen Faktoren. Last, but not least: Auch das Ernährungs- und Bewegungsverhalten spielt eine wichtige Rolle. Lass uns die einzelnen Aspekte mal genauer anschauen.

ERBANLAGEN

Zuerst werfen wir einen Blick auf die berühmt-berüchtigte Genetik. Was ist dran am Nomaden- oder Ackerbauern-Typ, der verantwortlich für unser jeweiliges Erscheinungsbild sein soll? Jeder Mensch besitzt tatsächlich die Anlagen für einen schlanken oder einen kräftigeren Körperbau. Die genetische Disposition legt fest, wie hoch dein Grundumsatz ist, wie und an wel-

chen Stellen dein Körper Fett einlagert und wie schnell oder eben langsam dein Stoffwechsel funktioniert. Auch ich muss gut auf meine Ernährung achten, denn mein Stoffwechsel ist nicht der schnellste. Auch wenn das bei dir der Fall sein sollte, musst du dich aber trotzdem nicht dem Schicksal ergeben. Mit der richtigen Ernährung kannst du sehr viel steuern und dabei hilft dir ein möglichst gutes Ernährungs-Know-how (ab Seite 17). Wenn du weißt, welche Lebensmittel gesund sind, diese regelmäßig zu dir nimmst und du wieder ein gesundes Hungergefühl entwickelt hast, bist du auf dem richtigen Weg. Dabei helfen dir zusätzlich die einfachen und leckeren Rezepte im Buch, um dein bisheriges Essverhalten von Grund auf zu überdenken und umzustellen (ab Seite 46).

Wenn ich ein Stück Schokolade nur angeschaut habe, ist es schon auf meinen Hüften. Trotzdem habe ich meine Ziele erreicht. Ich zeige dir, wie es geht – und du wirst es auch schaffen!

SCHLAF

Der Schlaf kommt in Stressphasen oft zu kurz und dadurch versuchen wir häufig, die fehlende Energie über Essen zu bekommen. Das funktioniert nur leider nicht – es ist sogar wissenschaftlich erwiesen, dass zu wenig Schlaf dick und träge macht. Schuld daran ist das gestörte hormonelle Gleichgewicht. Jede Stunde weniger Schlaf wirkt sich außerdem negativ auf Typ-2-Diabetes, den Blutdruck und die Cholesterinwerte aus. Kurz gesagt, beeinflusst der Schlaf das Metabolische Syndrom, für viele Übergewichtige traurige Wahrheit.

TIPP

GUTE NACHT!

Allgemein empfohlen werden sieben bis neun Stunden Schlaf täglich, du solltest dabei auch auf regelmäßige Zubettgeh- und Aufstehzeiten achten. Eine gute Schlafhygiene geht so: Besorg dir schönes Bettzeug und lass dich beim Matratzenkauf beraten. Lüfte dein Schlafzimmer vor dem Schlafgehen durch und sorge für eine gute Verdunkelung. Und verzichte im Bett auf TV und Smartphone, wenn möglich nachts das WLAN in der gesamten Wohnung ausschalten!

KRANKHEITEN UND MEDIKAMENTE

Bestimmte Krankheiten oder Medikamente können die Figur beeinflussen. Eine Reihe von Antidepressiva sorgt etwa für zusätzliche Kilos auf den Hüften. In diesen Fällen solltest du vorsichtig vorgehen und deine Gewichtsprobleme unbedingt vorher mit deinem Arzt besprechen.

Eine Schilddrüsenunterfunktion hat eine reduzierte Stoffwechselfunktion zur Folge, eine Gewichtszunahme ist oft das Resultat. Die Unterfunktion lässt sich aber gut vom Arzt medikamentös einstellen – dann steht auch einer Gewichtsabnahme nichts im Weg.

STRESSLEVEL

Ein weiterer wichtiger Faktor ist dein Befinden. In welcher Lebenssituation steckst du gerade? Es leuchtet ein, dass zum Beispiel nach einer Trennung oder bei einem beruflichen Neustart dein Stresslevel sehr hoch ist und dadurch dein Fokus woanders liegt. Es bleibt nicht so viel Zeit, um sich über gesunde Ernährung Gedanken zu machen oder ein Work-out in den Alltag einzubauen. Trotzdem solltest du dir immer Zeit für ein kleines Work-out und ein schnelles gesundes Rezept nehmen! Mehr darüber, wie wichtig es ist, dass du auch in Stressphasen gut auf dich achtest, erfährst in Modul 3 ab Seite 169.

Wenn du fest dran glaubst, dass du es wirklich schaffen kannst, hast du es schon fast geschafft!

MINDSET

Schließlich spielt auch dein Mindset eine große Rolle. Das heißt: Wie groß sind deine mentale Stärke und dein Vertrauen in dich? Denkst du, du musst dich einfach damit abfinden, dick zu sein? Dass du es eh nie schaffst, schlank zu werden? Oder gar, dass du vielleicht auch gar nicht verdient hast, ein buntes und schönes Leben zu führen? Es ist für den Prozess der Challenge in den kommenden Wochen immens wichtig, dass du dir auch immer wieder Gedanken zu deiner Einstellung machst und diese ebenfalls schrittweise veränderst. Diese negativen Glaubenssätze haben nämlich eine große Kraft und wirken wie kilometergroße Steine im Weg. Wie du daran arbeiten kannst, zeigen dir Chrissis Tipps ab Seite 179.

FAZIT

Du siehst also, es gibt Faktoren, die du nicht in der Hand hast. Aber auch damit kann man umgehen lernen und das Beste draus machen. Selbst mit einer eher ungünstigen Veranlagung kannst du mit unserer Life-Change-Challenge super Erfolge erzielen und dann umso stolzer sein, wenn du dein Ziel erreicht hast. Worauf du nämlich in jedem Fall Einfluss nehmen kannst, ist dein Ess- und Bewegungsverhalten. Auf den nächsten Seiten bekommst du eine ganze Menge wichtige Backgroundinfos, Tipps, Rezepte und Pläne, die dich auf deinem Weg in den nächsten 10 Wochen und für die Zeit darüber hinaus begleiten.

SCHLUSS MIT SCHULDGEFÜHLEN!

Du schimpfst öfter mit dir selber, weil du es soweit hast kommen lassen und nicht früher die Reißleine gezogen hast? Es bringt dich nicht weiter, dir dafür Vorwürfe zu machen. Also Schluss damit! Ab sofort übernimmst du Verantwortung für dein Leben und drückst mit der Life-Change-Challenge den Reset-Knopf! Mit diesem Buch hast du einen ersten, sehr wichtigen Schritt in dein neues Leben getan.

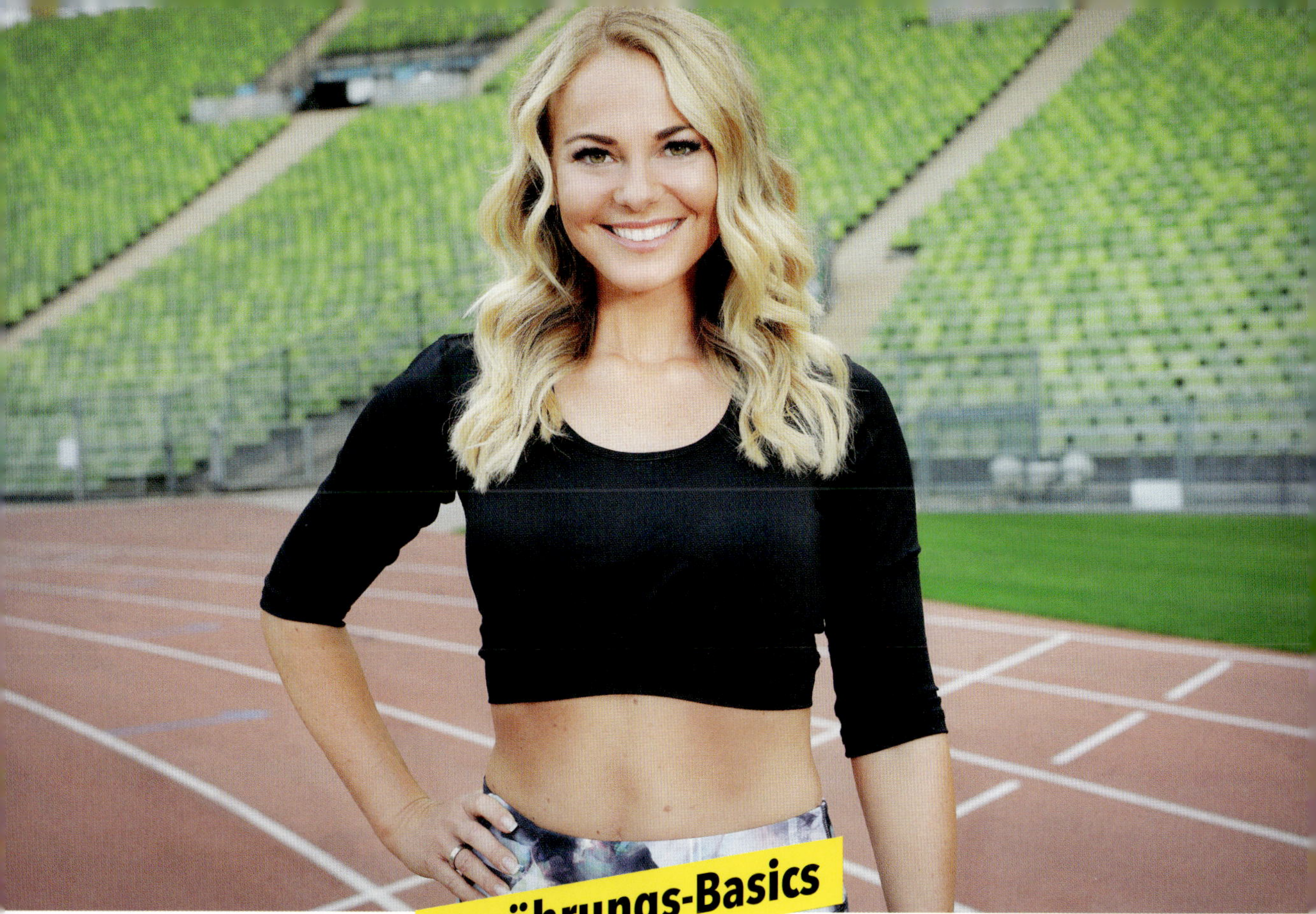

Ernährungs-Basics

Was darf ich denn eigentlich essen und wie viel davon? Sind Nudeln und Brot böse oder soll ich eher Fette meiden? Was bedeutet eigentlich gesunde Ernährung und was ist ungesund? Wenn dir von all diesen Fragen der Kopf schwirrt, bekommst du jetzt darauf meine Antworten.

Vermutlich hast du schon viele Diäten ausprobiert, aber ohne echten, nachhaltigen Erfolg. Sie waren allesamt zu kompliziert, es gab zu viele Regeln und viel zu viele Verbote und No-Gos. Du hattest die besten Vorsätze, aber dann kam der Alltag und die Bequemlichkeit dazwischen. Es ist tatsächlich so: Es braucht viel Mut, Disziplin und Durchhaltevermögen für diesen Weg. Das eine ist die mentale Stärke, über die du von Chrissi im Modul 3 zu Motivation noch viel lesen wirst (siehe ab Seite 170).

Das andere ist das nötige Know-how, denn Abnehmen beginnt zuerst einmal im Kopf. Es ist wichtig, dass du zunächst ein gutes Grundgerüst an Infos über Ernährung hast, damit du die Zusammenhänge besser verstehst und ein Gefühl dafür bekommst, wo du ansetzen kannst. Denn: Du bist kein Sklave deines Essverhaltens, sondern kannst daran arbeiten und es zum Positiven verändern. Ich gebe dir einen guten Überblick über einige wichtige Ernährungsformen sowie die zehn Ernährungsregeln (Seite 32), die dich die nächsten 10 Wochen deiner Challenge begleiten werden – und natürlich auch über diese Zeit hinaus! Für den Anfang macht es Sinn, dass du genau weißt, woran du dich halten musst. Es ist aber superwichtig, dass du nach einer gewissen Zeit das Zepter übernimmst.

Wenn du nichts änderst, ändert sich nichts!

Ich zeige dir, wie du dich selber coachen kannst, damit du auch für die Zeit nach der Challenge gut gerüstet bist.

WAS DEIN KÖRPER ALLES KANN

Der menschliche Körper ist ein echtes Wunderwerk. Hast du dir mal überlegt, was er den ganzen Tag schon allein von sich aus leistet? Er braucht rund um die Uhr Energie – selbst beim Sitzen, Atmen und Schlafen. Als Grundumsatz (Seite 35) wird die Energie bezeichnet, die der Körper für seine Grundfunktionen benötigt. Diese Energie wird meist in Kilokalorien angegeben. Unser Körper bekommt diese Energie aus Lebensmitteln, genauer aus den drei Makronährstoffen Kohlenhydrate, Proteine (Eiweiß) und Fette.

KOHLENHYDRATE

Kohlenhydrate, oft auch Carbs genannt, sind der Sprit für unseren Körper. Sie versorgen über das Blut unser Gehirn und unsere Muskeln. In 1 Gramm Kohlenhydraten stecken 4,1 Kilokalorien. Es gibt Lebensmittel, die überwiegend Einfachzucker enthalten, wie zum Beispiel Traubenzucker (Glukose) oder Fruchtzucker (Fruktose) oder Schleimzucker (Galaktose). Sie gehen direkt in die Blutbahn und werden dort gleich weiterverwertet. Unter Zweifachzucker fasst man Milchzucker (Laktose) und Haushaltszucker (Saccharose) zusammen. Diese Zuckerarten sind vor allem in Süßgetränken, Obst und süßen Backwaren enthalten. Als dritte Zuckerart gibt es die Mehrfachzucker, von denen Stärke die bekannteste ist. Sie ist aus vielen aneinandergereihten Zuckermolekülen zusammengesetzt, die der Körper erst aufspalten muss, um sie nutzen zu können. Diese sind schnell verdaut und machen umso schneller wieder Hunger.

Deshalb ist es besser, wenn du auf das volle Korn setzt und bei Getreideprodukten wie Brot, Nudeln, Reis und Mehl zur Vollkornvariante greifst. Die sind schwerer verdaulich, das heißt, deine Verdauungsorgane sind länger mit ihrer Aufspaltung und Verarbeitung beschäftigt. Dadurch schützen sie dich vor Übergewicht und helfen dir, das Gewicht zu halten. In Lebensmitteln aus Vollkorn sind Ballaststoffe enthalten, du findest diese beispielsweise auch in Obst (mit Schale), Gemüse, Nusskernen und Samen. Die Empfehlung für die Zufuhr von Ballaststoffen liegt bei 30 Gramm am Tag. Ihr Name klingt zwar erst mal nicht so schmeichelhaft. Aber weil sie nicht nur das Risiko für Adipositas, sondern auch für Diabetes Typ 2, Bluthochdruck und Herz-Kreislauf-Erkrankungen senken, sollten sie ab sofort einen Ehrenplatz auf deinem Teller kriegen.

Du siehst also, Kohlenhydrate sind nicht per se zu verteufeln. Es ist einfach wichtig, die richtige Wahl zu treffen und sie gut mit den anderen Makronährstoffen zu kombinieren.

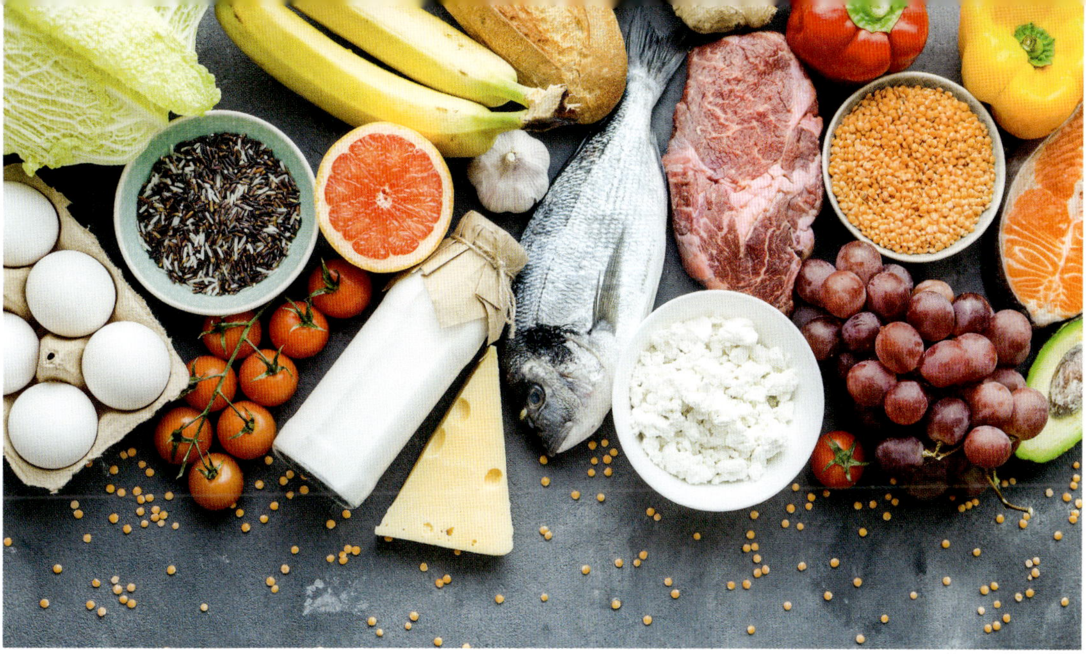

PROTEINE

Proteine (Eiweiß) sind die Bausteine unseres Körpers. Sie werden für den Aufbau von Muskeln, Organen, Knochen benötigt und spielen auch für unser Immunsystem und den Hormonhaushalt eine wichtige Rolle. Wie bei den Kohlenhydraten liefert 1 Gramm Protein 4,1 Kilokalorien. Tierisches Protein gewinnen wir aus Fisch, Fleisch, Milchprodukten und Eiern.

Von zu viel tierischem Eiweiß kann ich dir allerdings nur abraten. Zu viel rotes Fleisch beispielsweise wirkt gesundheitsschädigend. Früher gab es freitags Fisch, sonntags den Braten und ansonsten wurde vegetarisch gegessen. Diese Ernährungsweise war deutlich gesünder. Setze deshalb lieber auf pflanzliches Protein.

HIER MEINE TOP 3 DER PFLANZLICHEN PROTEINQUELLEN:

- *Hülsenfrüchte wie Erbsen, Bohnen, Kichererbsen und Linsen*
- *Nusskerne (in Maßen) und Samen (z. B. Chia- und Hanfsamen)*
- *Weizenalternativen wie Buchweizen, Quinoa, Hafer und Hirse*

TIPP

EIWEISSSHAKES

Bei Eiweißshakes rate ich dir zu denen, die aus pflanzlichem Protein bestehen und nicht auf Molkebasis hergestellt worden sind. Im Optimalfall greifst du auf gekeimte Produkte (Onlinehandel) zurück, weil da die Qualität noch mal höher ist. Die Shakes eignen sich super als Post-Workout-Snack oder wenn dich zwischendurch wirklich mal der Hunger überkommt. Dann mit Wasser anmischen. Wenn du aber Milch gewohnt bist, dann beginne mit einer 50:50 Mischung und reduziere nach und nach den Milchanteil. Denn auch das ist reine Gewohnheit und du sparst noch einige Kalorien ein. Ein Rezept gibt's auf Seite 53.
Man kann mit Proteinpulver auch süße Snacks zaubern, um auch mal seinen süßen Zahn nach der Hauptmahlzeit zu befriedigen oder wenn man eine Süßspeise für einen Geburtstag braucht (das Proteinpulver ersetzt dann das Mehl, da es bindet und Konsistenz und Geschmack gibt).

> *Weiter auf Seite 22*

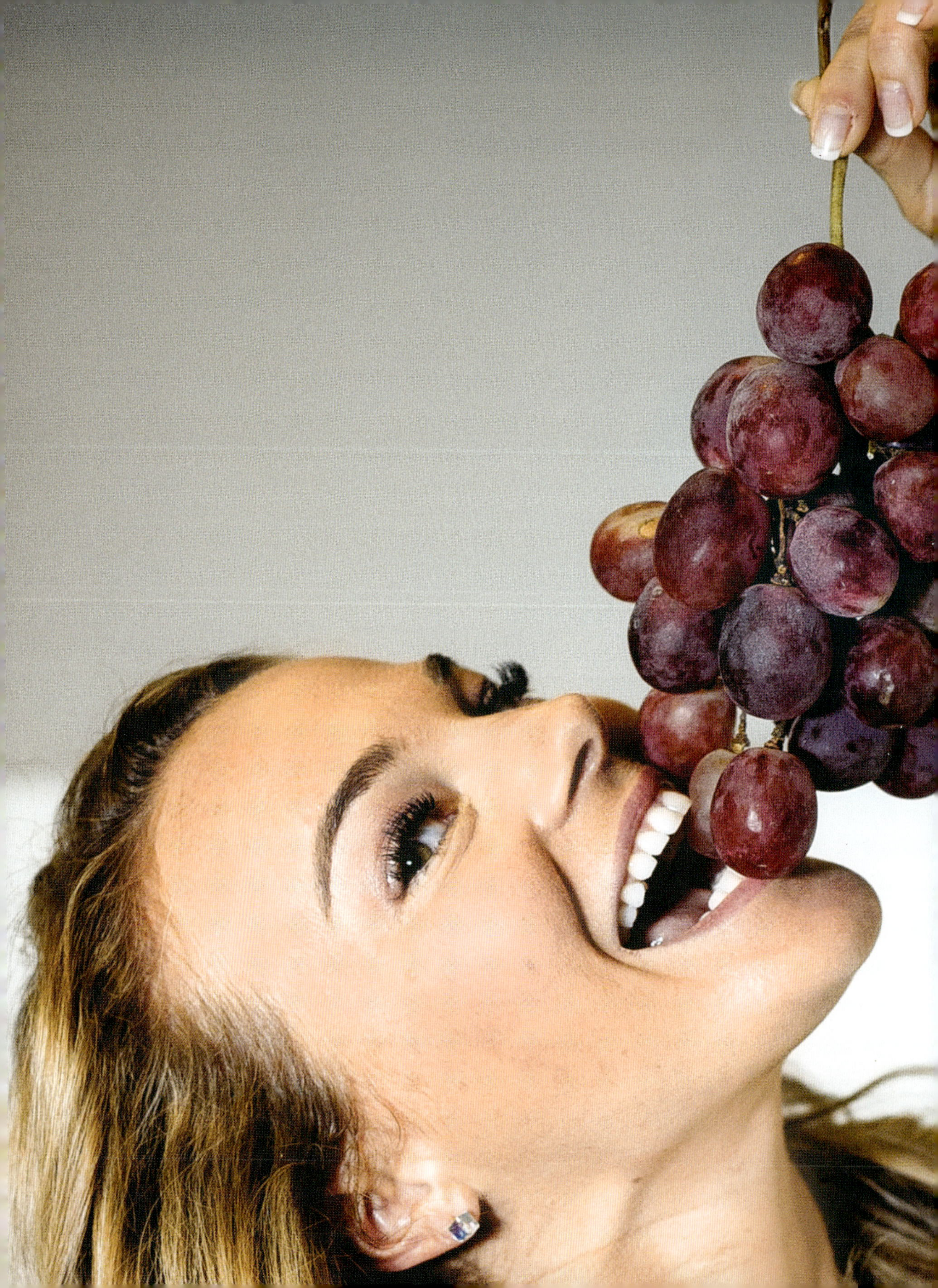

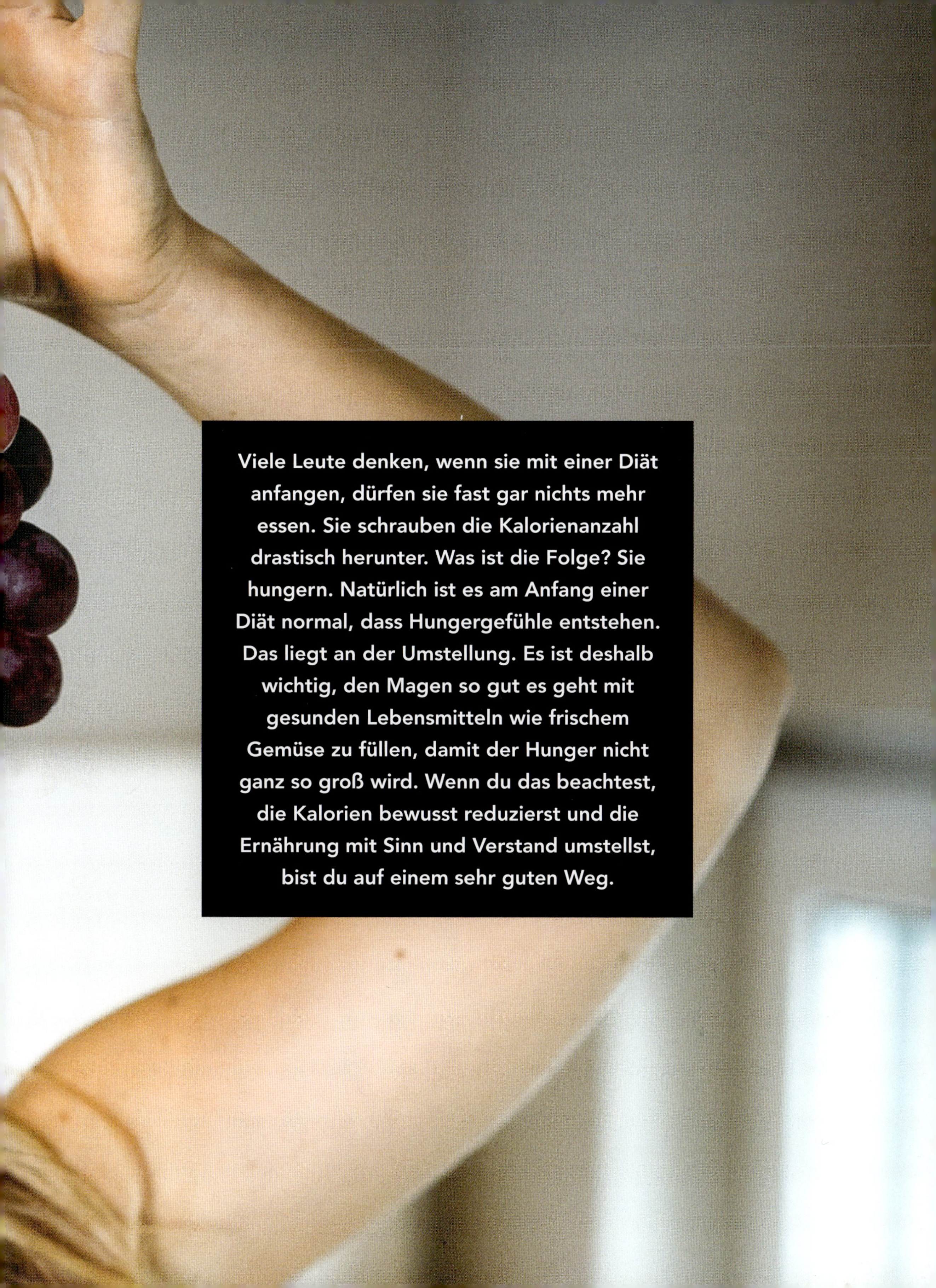

Viele Leute denken, wenn sie mit einer Diät anfangen, dürfen sie fast gar nichts mehr essen. Sie schrauben die Kalorienanzahl drastisch herunter. Was ist die Folge? Sie hungern. Natürlich ist es am Anfang einer Diät normal, dass Hungergefühle entstehen. Das liegt an der Umstellung. Es ist deshalb wichtig, den Magen so gut es geht mit gesunden Lebensmitteln wie frischem Gemüse zu füllen, damit der Hunger nicht ganz so groß wird. Wenn du das beachtest, die Kalorien bewusst reduzierst und die Ernährung mit Sinn und Verstand umstellst, bist du auf einem sehr guten Weg.

Weil Eiweiß so wichtig für unsere Muskeln ist, spielt es in den Rezepten ab Seite 46 eine große Rolle. Wenig aktive Menschen sollten 2,0 Gramm Eiweiß pro Kilo Körpergewicht zu sich nehmen, trainierte Menschen dagegen 2,5 Gramm. Je mehr Sport du machst, desto mehr Eiweiß sollte auf deinem Teller landen. Die Übersicht auf der rechten Seite macht's für dich für den Anfang anschaulich, wie während der Challenge eine gesunde Mahlzeit aussehen sollte.

FETTE

Fette sind zum einen Geschmacksträger, zum anderen sorgen sie dafür, dass unser Körper fettlösliche Vitamine besser aufnehmen kann. Fette haben mehr als doppelt so viele Kilokalorien pro Gramm wie Kohlenhydrate und Eiweiß, nämlich 9,3.

Früher waren Fette der absolute Buhmann, aber die Low-Fat-Bewegung ist zum Glück schon lange vorbei. Weil er sie selbst nicht herstellen kann, benötigt unser Körper Fette sogar dringend als Bausteine für unsere Zellen. Aber es muss schon die richtige Art von Fett sein!

Fette werden unterschieden in:

- Gesättigte Fettsäuren – vorwiegend tierisches Fett wie Butter und Speck, aber auch Kokosfett und Palmöl
- Ungesättigte Fettsäuren – vorwiegend pflanzliches Fett aus Nusskernen, Samen, Olivenöl und Avocados, aber auch Fisch. Fisch enthält zudem Omega-3-Fettsäuren, die sind gut fürs Herz und Hirn und sollten in Maßen regelmäßig auf deinem Teller landen.
- Transfettsäuren – aus industriell verarbeiteten Lebensmitteln wie Margarine, frittierten Kartoffelprodukten (z. B. Chips oder Pommes) oder Fertiggerichten. Für sie gibt es keinen einzigen Beleg dafür, was sie für die Gesundheit nutzen – im Gegenteil, sie schaden dem Körper richtig, wenn man sie in rauen Mengen isst. Sie erhöhen das Risiko für Herzkrankheiten oder Fettstoffwechselstörungen. In den kommenden 10 Wochen solltest du ganz auf sie verzichten und sie auch in der Zeit danach möglichst selten zu dir nehmen.

MIKRONÄHRSTOFFE

Die Stars der Mikronährstoffe sind die Vitamine. Sie braucht unser Körper für den Stoffwechsel. Außer Vitamin D, das mittels UV-Bestrahlung durch die Sonne über die Haut gebildet wird (auch deshalb ist es so wichtig, jeden Tag eine halbe Stunde an der frischen Luft zu spazieren), bekommen wir alle anderen Vitamine über Lebensmittel. Ein Freifahrtschein für reichlich Obst und Gemüse also, das ab sofort regelmäßig auf deinem Speiseplan stehen sollte (siehe Seite 32)! Bei den Vitaminen A, D, E und K braucht der Körper Fett, um sie aufnehmen zu können. Deshalb solltest du zu selbst gemachten Smoothies und Säften immer etwas (aber nur wenig!) Öl hinzufügen oder – so mache ich's – einfach Nüsse, Samen oder etwas Avocado dazu in den Mixer geben. Diese liefern ganz natürliche Fette.

Auch Mineralstoffe sind superwichtig für den Stoffwechsel! Beispielsweise Jod für die Schilddrüse, Eisen für die Blutbildung sowie Zink und Selen für Zellfunktionen. Mineralstoffe stecken, genau wie Vitamine, in allen Lebensmitteln: von Obst und Gemüse über Getreide, Nüsse, Milch bis hin zu Fisch und Fleisch. Je abwechslungsreicher du also isst, desto besser bist du mit allem versorgt.

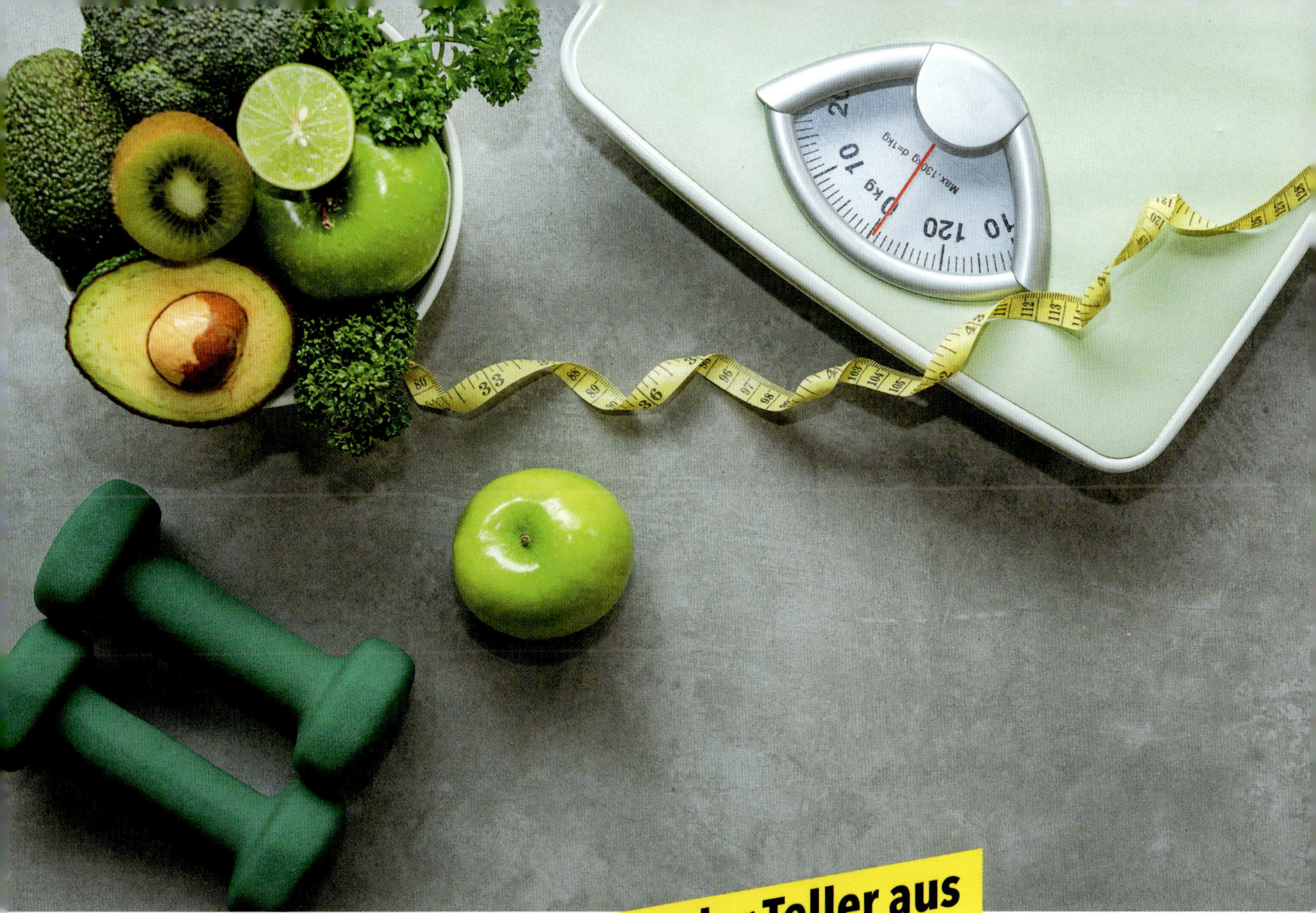

So sieht ein gesunder Teller aus

Damit du siehst, wie die Nährstoffe buchstäblich auf deinem Teller verteilt sein sollten bzw. wie viel du jeden Tag zu dir nehmen darfst, bekommst du hier eine übersichtliche Grafik mit allen wichtigen Fakten zu den Makro-Nährstoffen.

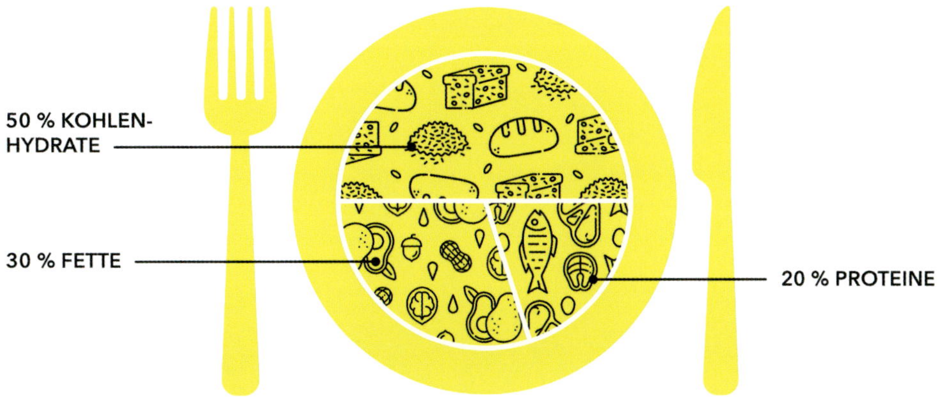

Dein Ernährungsprotokoll

Gewohnheiten lassen sich am besten verändern, wenn man sie einmal richtig wahrgenommen hat. Führe in der Zeit während der Challenge Protokoll, indem du dir diese Doppelseite herauskopierst und täglich alle Beobachtungen notierst. Die Selbstreflexion ist wichtig, damit du merkst, wann, was und wie viel du isst und ob es Zusammenhänge mit deiner Stimmung gibt.

DATUM:

Meine Mahlzeiten:
Getränke:
Meine kcal:
Um ____:____ Uhr Frühstück:
Um ____:____ Uhr Mittagessen:
Um ____:____ Uhr Abendessen:

Meine Work-out:
Um ____:____ Uhr Sporteinheit:

So viele Treppen bin ich gegangen:

Um ____:____ Uhr Pause gemacht

Um ____:____ Uhr Spaziergang:

Diese Entspannungsübung habe ich gemacht:

So viel Schlaf hatte ich heute: ____:____ Stunden

So geht es mir heute:

Das war heute besonders schön:

Ich lobe mich heute für:

Schade finde ich heute:

Ich bin damit so umgegangen:

Habe ich mich heute an den Ernährungsplan gehalten?

Wenn nein, warum nicht?

Habe ich mich heute an den Fitnessplan gehalten?

Wenn nein, warum nicht?

Hatte ich Heißhungerattacken?

Wenn ja, wann, und was habe ich dann getan?

Das hat mir besonders gut geschmeckt:

Das habe ich heute anders gemacht als sonst:

Das habe ich heute ausprobiert:

Wie hat heute das Kochen geklappt?

Das nehme ich mir für morgen vor:

Um ____:____ Uhr habe ich ______ gewogen
(nur 1 x pro Woche wiegen!)

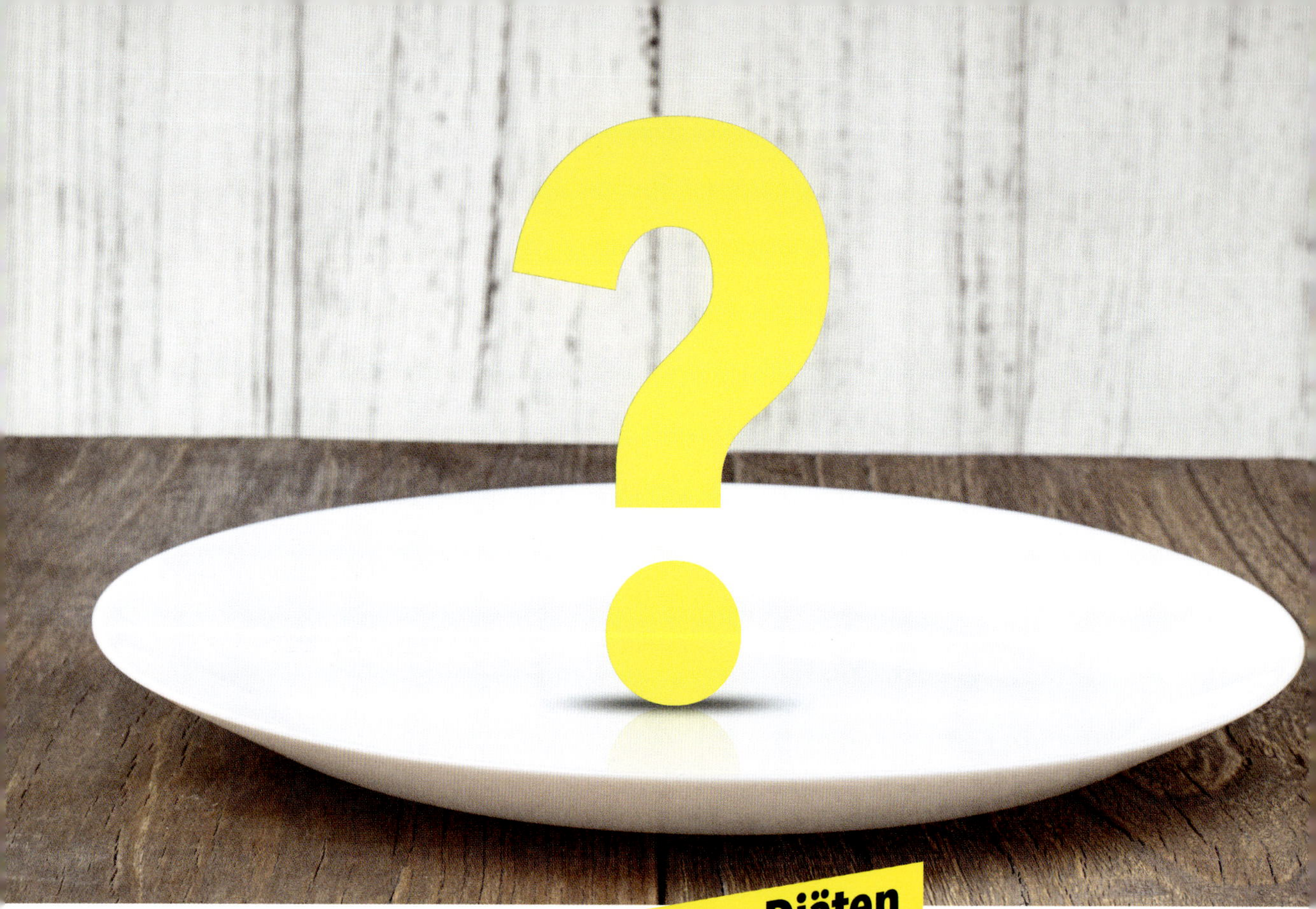

Die Vielfalt an Diäten

Es gibt jede Menge Diäten. Jedes Frühjahr werden wieder neue angeboten und meistens sind es im Kern die üblichen Formen und werden aus Vermarktungsgründen nur anders getauft. Damit du einen groben Überblick über die häufigsten Formen bekommst, stelle ich dir hier ein paar vor. Das soll dir auch für die Zeit nach der Challenge helfen, deinen individuellen Weg zu finden.

LOW CARB

Die Low-Carb-Ernährungsform setzt dabei an, dass Mahlzeiten mit einem hohen Kohlenhydratanteil den Blutzuckerspiegel schon nach kurzer Zeit hochschnellen lassen. Die Folge: ein erneutes Hungergefühl. Weil die meisten Menschen das zusätzliche Mahl nicht über ausreichend Bewegung ausgleichen können, führt das zu Übergewicht. Deshalb wird bei dieser Diät der Kohlenhydrat-Anteil in den Gerichten gesenkt. Durch den geringeren Zuckergehalt greift der Körper auf die eigenen Zuckerdepots zurück: die Glykogenspeicher, die vor allem in der Leber und den Muskeln sitzen. In ihnen ist viel Wasser enthalten, dadurch nimmt man in der Anfangsphase von Low Carb auch schnell ab.

Wenn die Speicher leer sind, geht der Körper ran an den Speck: Er greift seine Fettreserven an und die Pölsterchen beginnen zu verschwinden. Damit man trotzdem satt wird, wird in den Low-Carb-Rezepten der Fettanteil etwas erhöht, und um zu verhindern, dass Muskelschwund eintritt, auch der Proteinanteil angezogen.

Bei einer Low-Carb-Ernährung über einen längeren Zeitraum hinweg musst du allerdings vorsichtig sein, da das viele Eiweiß auf Dauer die Nieren belasten kann. Für Menschen mit Nierenschäden ist sie nicht geeignet.

> *Die Nährstoffverteilung bei einer Low-Carb-Diät kann variieren, sie kann beispielsweise so aussehen: 5 Prozent Kohlenhydrate, 55 Prozent Fett und 40 Prozent Eiweiß.*

DIESE LEBENSMITTEL EIGNEN SICH GUT FÜR EINE LOW-CARB-ERNÄHRUNG:

- *Gemüse*
- *Beeren, Grapefruit, Aprikosen*
- *Nusskerne, Samen*
- *Öle (Kokosöl, Olivenöl, Leinöl)*
- *Eier, Milchprodukte*
- *Fisch und Meeresfrüchte*
- *Fleisch*

EIWEISS-DIÄT

Auf eine proteinreiche Ernährung setzen Sportler besonders gerne, weil sie das Muskelwachstum unterstützt (siehe Seite 22). Da Proteine aber zum einen gut satt machen und die Wärmeproduktion des Körpers anregen, führt die Diät zu einem höheren Gewichtsverlust und schützt außerdem davor, Muskelmasse zu verlieren. Eine Studie hat gezeigt, dass Menschen, die nach einer Diät weiterhin auf eine gute Proteinzufuhr geachtet haben, ihr Gewicht besser halten konnten.

> *Die Nährstoffverteilung bei einer proteinreichen Ernährungsweise kann so aussehen: 30 Prozent Proteine, 40 Prozent Kohlenhydrate, 30 Prozent Fette.*

DIESE LEBENSMITTEL EIGNEN SICH GUT FÜR EINE EIWEISS-DIÄT:

- *Hülsenfrüchte (es gibt auch Pasta, die daraus hergestellt wird)*
- *Gemüse und Salat*
- *Avocado*
- *Eier*
- *Milchprodukte*
- *Fleisch*
- *Fisch und Meeresfrüchte*

(siehe auch meine Top 3 der pflanzlichen Proteinquellen, Seite 19)

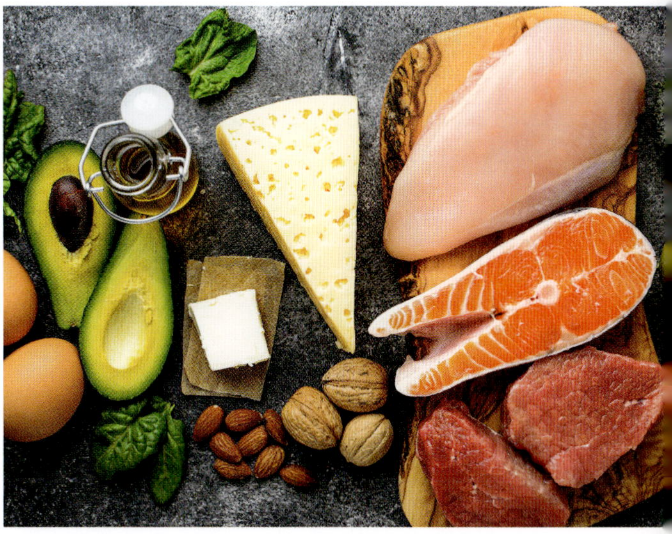

> *Weiter auf Seite 30*

DIE TOP 10
Ernährungsmythen

/

Immer wieder schwirrt durch die Köpfe der Leute ein Halbwissen in Sachen Ernährung. Manchmal liest man auch vermeintliche Tatsachen in den Medien, die sich bei genauer Recherche als Irrtum herausstellen. Hier habe ich einige wahre und falsche Mythen für dich zusammengestellt und möchte dich gleichzeitig dazu motivieren, bei Infos immer genau hinzugucken, ob sie tatsächlich Fakten entsprechen.

FHD (KURZ FÜR „FRISS DIE HÄLFTE") IST EINE GUTE ERNÄHRUNGSMETHODE

Es ist keinesfalls eine gute Idee, einfach immer nur die Hälfte zu essen. Denn: Wenn du die Kalorien halbierst, halbierst du damit auch die gesunden Anteile auf dem Teller, also auch die Ballaststoffe und Vitamine. Es ist kein Konzept, das langfristig zum Erfolg führt.

MARGARINE IST BESSER ALS BUTTER

Margarine ist ein hochverarbeitetes Industrieprodukt. In ihr stecken krankmachende Transfettsäuren (siehe Seite 22). Aber auch Butter besteht aus gesättigten Fettsäuren. Zu viele oder die falschen Fette sind nicht förderlich für unseren Körper. Beides solltest du nur ganz dünn aufs Brot streichen. Wenn du gern Butter verwendest, weil dir sonst das Brot zu trocken ist: Streiche ganz dünn Tomatenmark oder Senf aufs Brot oder gib Gurkenscheiben oder Salatblätter darauf.

ZUCKER KANN DURCH SÜSSSTOFF ERSETZT WERDEN

Das ist richtig. Süßstoff ist eine Alternative zum Süßen anstelle des üblichen Haushaltszuckers, wenn Kalorien eingespart und das Gewicht reduziert werden soll. Der Süßstoff kann dir helfen, den Zuckerentzug zu überbrücken, denn deine Geschmackssinne sind sehr daran gewöhnt. Das wird allmählich besser und du lernst, den ursprünglichen, süßen Geschmack von Obst beispielsweise zu schätzen. Ich emp-

fehle dir aber statt des klassischen Süßstoffs vor allem die pflanzliche Variante aus Stevia. Weil es viele unterschiedliche Stevia-Arten gibt, musst du ein bisschen herumprobieren, bis du tatsächlich „deine" Sorte gefunden hast.

UM GESUND ZU BLEIBEN, BRAUCHT MAN VITAMINPRÄPARATE

Falsch! Es ist immer besser, auf frisches Obst und Gemüse zurückzugreifen, statt sich Pillen einzuwerfen. Die DGE (Deutsche Gesellschaft für Ernährung) hat festgestellt, dass wir in Deutschland sehr gut mit Vitaminen versorgt sind, Mangelerkrankungen kommen selten vor. Im Gegenteil: Es kann sogar schaden, Präparate zu sich zu nehmen. Nur Frauen, die schwanger sind oder werden möchten bzw. stillen sowie Säuglinge sollten die vom Arzt empfohlenen Nährstoffe zusetzen.

KOHLENHYDRATE SIND BÖSE

Kohlenhydrate sind der Sprit für unseren Körper. Es ist ganz wichtig, dass du auf die richtigen Carbs setzt, denn sie sind nicht grundsätzlich schlecht. Weißmehlprodukte lassen unseren Blutzuckerspiegel nach oben schnellen. Deshalb gib immer Vollkorn den Vorzug oder versuch dich auch mal an den gesunden Alternativen, den Pseudogetreidesorten wie Quinoa, Amaranth, Buchweizen und Hirse. Mit der Zeit gewöhnst du dich auch an den Geschmack, gib dir dafür etwas Zeit!

EI ERHÖHT DEN CHOLESTERINSPIEGEL

Früher gab es diese Ansicht, aber sie wurde mittlerweile revidiert. Eier enthalten tatsächlich eine ganze Menge Cholesterin, das sich aber nicht auf den Cholesterinspiegel auswirkt. Viel ausschlaggebender dafür ist die Qualität der zugeführten Nahrungsfette.

FETT MACHT DICK

Nein! Zu Zeiten der Low-Fat-Bewegung war man dieser Ansicht. Das hat sich überholt, wichtig ist aber die Qualität der Fette. Nusskerne und Samen, aber auch Avocados sind ziemlich fetthaltig, jedoch auch supergesund. Diese darfst und solltest du auch in Maßen genießen. Verwende natives Oliven- und Leinöl für die kalte Küche. Für das Anbraten solltest du Rapsöl oder Kokosfett verwenden, aber auch hier mit dem Einsatz von Öl sehr sparsam umgehen.

ZU VIEL SALZ IST UNGESUND

Richtig! Wenn du zu viel Salz verwendest, kann das den Blutdruck erhöhen. Mehr als 6 Gramm Salz am Tag solltest du nicht zu dir nehmen. Besonders Fertigprodukte stecken oft voller Salz. Es gibt so tolle Gewürze, egal ob in frischer Form oder getrocknet – probiere sie aus!

WENN MAN ABENDS ISST, NIMMT MAN ZU

Das kann man so pauschal nicht sagen. In Summe muss die Energiebilanz über den Tag verteilt stimmen. Das heißt: Wenn du tagsüber weniger gegessen hast, kannst und solltest du abends natürlich Nahrung zuführen. Im Camp empfehlen wir den Kandidaten besonders am Anfang, morgens und mittags die Mahlzeiten mit Kohlenhydraten zu kombinieren, unter anderem, damit genug Energie für das Training da ist. Abends gibt es dann spätestens 3 Stunden vor dem Zubettgehen eher leichte Gerichte.

LIGHT PRODUKTE MACHEN SCHLANK

Fett- oder kalorienreduzierte Lebensmittel helfen nicht automatisch beim Abnehmen. Oft isst und trinkt man sogar mehr, weil man ja denkt, dass das Lebensmittel vermeintlich gesünder ist. Und teurer sind sie obendrein. Mein Fazit: Lieber die Normalversion genießen und die dafür in Maßen.

KALORIENZÄHLEN

Beim Kalorienzählen wird, wie der Name so schön sagt, genau angeschaut, was wann gegessen wurde. Es wird täglich abgewogen, gerechnet und kontrolliert und die Ergebnisse in eine App oder ein Notizbuch eingetragen. Grundlage bietet die Errechnung des Tagesbedarfs und die Mahlzeiten werden entsprechend des Kalorienbedarfs geplant (siehe Grundumsatz, Seite 35).

Wenn du anfängst, dich mit gesunder Ernährung zu beschäftigen, macht es wirklich Sinn, genau zu gucken, welche Lebensmittel welche Nährstoffe und welchen Brennwert haben. Im Camp stelle ich immer wieder fest, dass viele Kandidaten wenig Wissen darüber haben. Deshalb kann ich dir nur empfehlen, längere Streifzüge durch den Supermarkt zu machen, dir die einzelnen Lebensmittel mal genauer anzuschauen und dann wirklich die Nährwertangaben zu lesen – von den Fertigprodukten wie Tiefkühlpizza über Marmelade, Aufstriche, Wurst bis hin zu Nudeln, Reis und Co. So erfährst du viel über die Inhaltsstoffe und die Nährwerte jedes Produktes und wirst über kurz oder lang zu deinem eigenen Ernährungscoach.

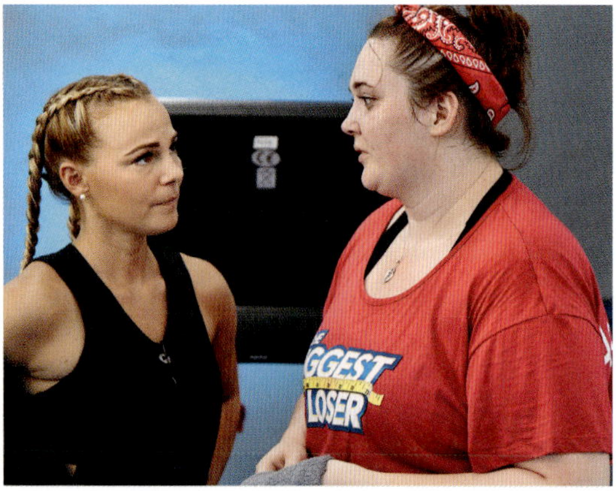

Langfristig gesehen ist Kalorienzählen stressig und kann sogar in Richtung Zwang ausarten. Wiege dich deshalb nur einmal in der Woche und nicht täglich! Mehr darüber erzähle ich dir auf Seite 41. Abgesehen von der Anfangsphase der Challenge halte ich es für besser, keine Kalorien zu zählen und sich lieber ausgewogen, gesund und intuitiv zu ernähren (siehe Interview auf Seite 38).

INTERVALLFASTEN

Fasten an sich ist eine uralte Methode. Unser Körper ist genetisch darauf eingestellt. Es war sehr lange Zeit Realität auf unserem Planeten, nicht ständig alle Nahrungsmittel sofort verfügbar zu haben. Fasten hat in der letzten Zeit ein echtes Revival erlebt und viele Menschen schätzen den tollen Effekt auf die Gesundheit. Es gibt verschiedene Formen, wie beispielsweise die 5:2-Diät, bei dem an 5 Tagen in der Woche normal gegessen wird und an den zwei anderen Tagen sehr kalorienreduziert: Männer dürfen 600 Kilokalorien zu sich nehmen, Frauen 500 Kilokalorien. Beim Heilfasten ernährt man sich etwa 5–7 Tage von etwa 500 Kilokalorien und nimmt diese hauptsächlich in Form von verdünnten Obstsäften und Gemüsebrühe zu sich.

INTERMITTIERENDES FASTEN

Eine andere Methode möchte ich dir gern etwas ausführlicher vorstellen. Das sogenannte intermittierende Fasten basiert auf dem Prinzip, dass 16 Stunden lang eine Essenspause eingelegt wird und lediglich innerhalb eines Zeitraums von 8 Stunden gegessen werden darf. Das heißt beispielsweise: Das Frühstück gibt es um 8 Uhr, mittags eine kleine Mahlzeit und vor 16 Uhr dann das Abendessen. Oder du verzichtest auf das Frühstück, isst um 12 Uhr zu Mittag, nimmst nachmittags einen kleinen Snack zu dir und

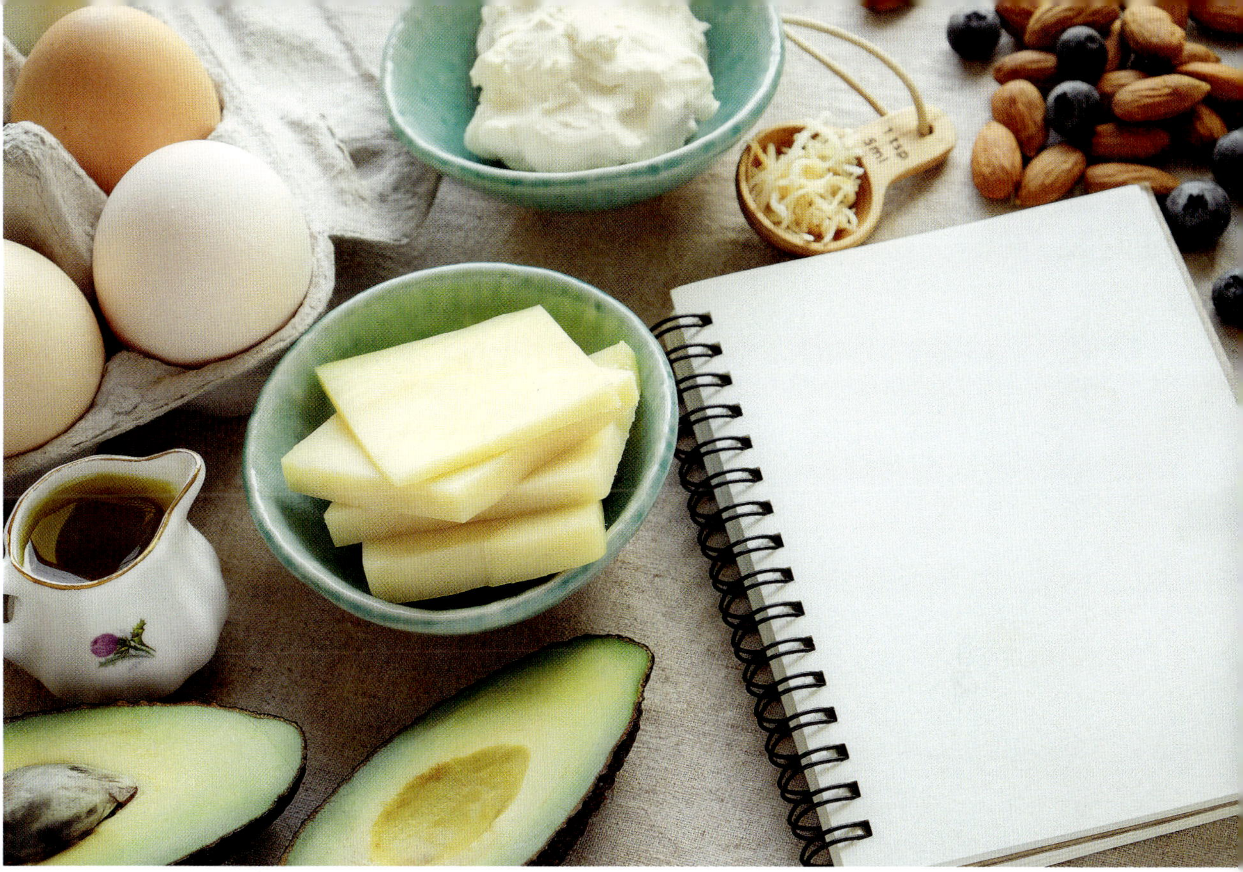

dann vor 20 Uhr das Abendessen. Je nach Frühstücksgewohnheiten und Vorlieben lässt sich das intermittierende Fasten also ganz flexibel in den Alltag einbauen.

Der Vorteil dieser Methode ist, dass der gesamte Organismus über einen längeren Zeitraum entlastet wird. In der gewonnenen Zeit fällt der Körper in einen Jungbrunnen: Die Zellerneuerung wird angeregt, die Fettverbrennung angekurbelt und Entzündungsprozesse werden gestoppt. Das macht den Körper leistungsfähiger, du fühlst dich fitter, aktiver und deutlich wacher. Langfristig gesehen wirkt intermittierendes Fasten gegen viele Zivilisationskrankheiten.

Das Schöne daran ist, dass in den acht Stunden der Genuss Einzug hält. Natürlich darfst du in der Zeit nicht schlemmen, was das Zeug hält, sondern solltest dich schon an drei Mahlzeiten und gesunde Mischkost halten (siehe Seite 32/33). Aber du wirst Hunger deutlicher spüren, den Geschmack der Lebensmittel besser wahrnehmen und auch das Sättigungsgefühl nach den Mahlzeiten wird ein völlig neues sein.

TIPP

Ich bin ein großer Fan dieser Methode und praktiziere sie schon seit einigen Jahren. Möglicherweise ist Intervallfasten eine Methode, die dich auch interessiert. Es ist wichtig, dass du schaust, ob sie für dich passt und sich gut in deinen Alltag integrieren lässt. Wenn du Lust drauf hast, probier's einfach ein paar Tage lang aus. Etwa 4 Wochen machen Sinn, dann wird daraus eine Gewohnheit und so spürst du, ob's für dich funktioniert.

DIE TOP 10
Food-Facts für deine Challenge

Gesunde Ernährung muss nicht kompliziert sein. Im Camp empfehle ich den Kandidaten vor allem die gesunde Mischkost und ein paar weitere Regeln, die sich gut im Alltag umsetzen lassen. Was dabei wichtig ist und du beachten solltest, erfährst du von mir hier und jetzt.

ISS FÜNFMAL AM TAG GEMÜSE UND OBST
Eine deutschlandweite Gesundheitskampagne empfiehlt fünf Portionen Gemüse und Obst am Tag. Heißt: drei Portionen frisches bzw. leicht gegartes Gemüse und zwei Portionen frisches Obst. Die Richtschnur für die Portionsgrößen ist ganz easy, dafür nimmst du einfach deine eigene Hand. Eine Portion davon kann durch ein Glas Obst- oder Gemüsesaft ersetzt werden.

ERNÄHRE DICH ABWECHSLUNGSREICH
Stöbere mal durch die Obst- und Gemüseabteilung im Supermarkt und mach dir zur Challenge, bei jedem Einkauf eine neue Sorte auszuprobieren. Trau dich ruhig auch mal an bisher unbekanntes Obst und Gemüse ran. Falls es zu Beginn noch nicht so schmeckt, lass dir etwas Zeit. Deine Geschmacksknospen müssen sich noch an die Umstellung gewöhnen. Besonders wenn du dich bisher vor allem von Fertiggerichten ernährt hast, sind dir starke Gewürze und Geschmacksverstärker vertraut.

VERMEIDE INDUSTRIE-LEBENSMITTEL
Damit sind Industriezucker und hochverarbeitete Mehlsorten gemeint, wie sie in hellen Brötchen, Kuchen, Süßigkeiten oder Weizenmehlnudeln stecken. Sie lassen den Blutzucker hochschnellen und machen schnell wieder Hunger. Auf Seite 18 habe ich dazu schon einiges erzählt. Setz lieber auf Vollkornprodukte und probier auch mal neue Sorten wie Quinoa, Buchweizen oder Amaranth aus (siehe Rezeptteil ab Seite 46). Mache auch einen Bogen um Fertiggerichte wie Pizza, Currywurst, Lasagne und Co., denn sie sind wahre Kalorienbomben. Außerdem stecken

viele Zusatzstoffe in ihnen, die dem Körper nicht guttun. Je kürzer die Zutatenliste eines Produktes, desto besser!

KOCHE SELBER

Im Rezeptteil bekommst du jede Menge Anregungen für Frühstück, kleine Gerichte und Hauptmahlzeiten. Die Rezepte sind leicht zuzubereiten, schmecken lecker und sind an deinen Kalorienbedarf angepasst. Mit ihnen bist du auch als Einsteiger in die Gesundküche gut bedient. Nur wenn du selber kochst, weißt du auch, was im Gericht steckt!

ISS REGELMÄSSIG UND VERZICHTE AUF ZWISCHENMAHLZEITEN

Es ist wichtig, dass du Frühstück, Mittag- und Abendessen immer zu festen Zeiten einnimmst und dazwischen möglichst eine Pause von jeweils 5 Stunden einhältst. Das bedeutet also einen Verzicht auf Snacks! Diese kleinen Fastenzeiten (siehe Seite 31) benötigt dein Körper, um die aufgenommene Nahrung gut zu verdauen.

PLANE DEINE MAHLZEITEN IM VORAUS

Mit dem Ernährungsplan für die ersten Wochen hast du eine gute Richtschnur für deine Mahlzeiten vorgegeben. Bevor du einkaufen gehst, mach dir eine detaillierte Liste und kaufe wirklich nur das ein. Das sorgt dafür, dass du dich im Supermarktdschungel nicht ablenken lässt.

GENIESSE DEIN ESSEN GANZ BEWUSST

Nimm dir Zeit fürs Kochen und Essen. Im stressigen Alltag oft nicht einfach, ich weiß. Aber nur wenn du dein Essen richtig genießt, stellt sich auch ein echtes Sättigungsgefühl ein. Durch das Schlingen zwischen Tür und Angel oder auf dem Weg zu Bus und Bahn geht jedes Bewusstsein für Nahrung verloren. Versuche also möglichst oft, deine Mahlzeiten zu zelebrieren, setze dich an den schön gedeckten Tisch, lass auf jeden Fall den Fernseher aus und genieße jeden Bissen bis zum Schluss.

VERZICHTE AUF SÜSSIGKEITEN UND DEFTIGEN KNABBERKRAM

Während der 10 Wochen herrscht Nasch- und Knabberverbot – aber auch später solltest du möglichst selten schwach werden. Das ist Teil der Challenge, nimm sie an, auch wenn's erst mal schwerfällt! Verzichte auf leere Kalorien in Form von Süßigkeiten, Chips und Co. Vorschläge für einen gesunden Nachtisch gibt's ab Seite 82.

TRINK VIEL, VERZICHTE ABER KOMPLETT AUF SÜSSGETRÄNKE

Wusstest du, dass Heißhunger oftmals nur Durst ist? Insgesamt solltest du 2 Liter am Tag trinken (das Minimum ist dein Körpergewicht x 0,03). Wenn du viel Sport treibst, solltest du entsprechend mehr trinken. Aber wirklich nur Wasser und ungesüßte Tees. Streiche Softdrinks von deinem Speiseplan und verzichte während der Challenge auch weitestgehend auf Alkohol. Morgens und nachmittags eine Tasse Kaffee oder ein Cappuccino ist okay, aber bitte ohne Zucker!

MACH EINEN BOGEN UM IMBISSBUDEN UND ESSSTÄNDE

Egal, ob auf dem Weg ins oder vom Büro, beim Samstagseinkauf oder in der Mittagspause – lass die Imbissbude links liegen. Das Essen dort ist Gift für die Figur. Genieß die Frühstücksrezepte morgens, damit du einen guten Start in den Tag hast. Im Rezeptteil findest du Gerichte, die sich gut zum Mitnehmen eignen (siehe ab Seite 54). Bereite diese am Vorabend zu, so hast du eine gute Alternative, wenn es in der Kantine keine gesunden Mittagsmahlzeiten gibt.

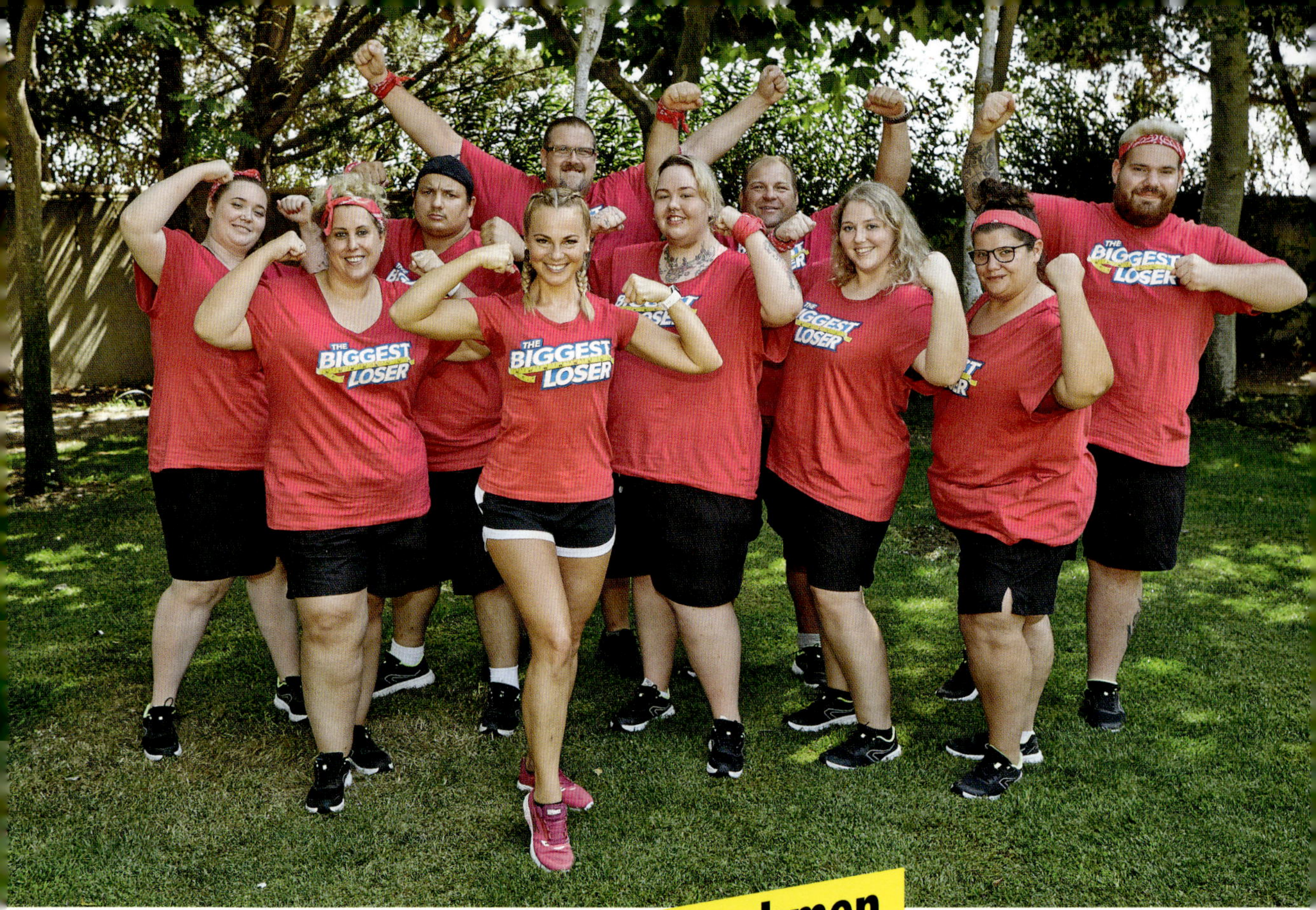

So geht Abnehmen

Es ist ganz simpel und oftmals doch so schwer: Um abnehmen zu können, musst du mehr Energie verbrauchen, als du zuführst. Das bedeutet, dass eine negative Energiebilanz das O und A für den Abnehmerfolg ist. In den nächsten 10 Wochen solltest du dieses Prinzip beachten.

Auf der einen Seite erreichst du das durch die kalorienreduzierten Rezepte ab Seite 46. Auf der anderen verbrennst du Kalorien durch Ramins tolles, aber auch anspruchsvolles Fitnessprogramm ab Seite 140. Das Training ist total wichtig, um dem Jo-Jo-Effekt entgegenzuwirken und dafür zu sorgen, dass du keine Muskelmasse verlierst, sondern Muskeln aufbaust. Diese verbrennen nämlich zusätzlich Kalorien, wie du in Modul 2 noch erfahren wirst. Natürlich verlierst du im Zuge dessen auch Wasser. Deshalb nimmt man am Anfang einer Ernährungsumstellung meistens stark ab. Das sorgt für einen ordentlichen Motivationskick! Man darf sich nur nicht irritieren lassen, wenn es dann nicht mehr in diesem Tempo weitergeht. Außerdem solltest du auch darauf vorbereitet sein, dass dein Gewicht zwischendurch auch stagnieren kann. Das ist ganz normal und kein Grund zur Verzweiflung. Lass dich nicht beirren, sondern halte dich weiterhin an die Rezepte und Fitnessübungen.

Wenn du aus irgendeinem Grund in einer Woche die Rezept- und Fitnesspläne nicht so genau beachtet hast und du deshalb nicht das erhoffte Ergebnis auf der Waage siehst, habe ich einen Tipp für dich: Schiebe einfach die überschüssigen Gramm in die nächste Woche. Heißt, dass du dann noch genauer auf deinen Lifestyle in Sachen Bewegung und Ernährung achten solltest, um das Ende der Challenge nach Plan zu erreichen. Damit du etwas besser verstehst, was beim Abnehmprozess alles reinspielt, möchte ich dir noch ein paar wichtige Punkte zum Kalorienverbrauch erklären.

Die Geschwindigkeit ist egal. Am wichtigsten dabei: Vorwärts ist vorwärts!

DER GRUNDUMSATZ

Dein Körper verbraucht auch Energie, wenn er in Ruhe ist. Sie wird dafür benötigt, alle Körperfunktionen aufrechtzuerhalten. Das bezeichnet man als Ruheenergieverbrauch oder eben Grundumsatz. Er ist abhängig von Geschlecht, Alter, Größe und natürlich auch davon, ob der Stoffwechsel schnell oder langsam funktioniert (siehe ab Seite 15). Um eine ungefähre Ahnung davon zu bekommen, wie hoch dein Ruheenergieverbrauch ist, kannst du von ungefähr 24 Kilokalorien pro Kilogramm Körpergewicht ausgehen. Ein Mann mit 100 Kilo hätte somit einen Ruheenergieverbrauch von etwa 2.400 Kilokalorien am Tag.

DER LEISTUNGSUMSATZ

Natürlich kommt auf den Ruheenergieverbrauch noch der Kalorienverbrauch durch Beruf, Freizeitaktivitäten und sonstige Bewegungen dazu. Allein dadurch kann sich der Energieverbrauch von Menschen mit ähnlichem Körpergewicht ganz erheblich unterscheiden.

Den Wert für diese körperliche Aktivität bezeichnet man als PAL (physical activity level). Für tagtäglich vorwiegend sitzende Menschen, die keinen Sport machen und sich auch ansonsten kaum bewegen, lautet der Faktor 1,4. Für jemanden, der auch einen Bürojob hat, aber mehrmals die Woche 30 bis 60 Minuten Sport

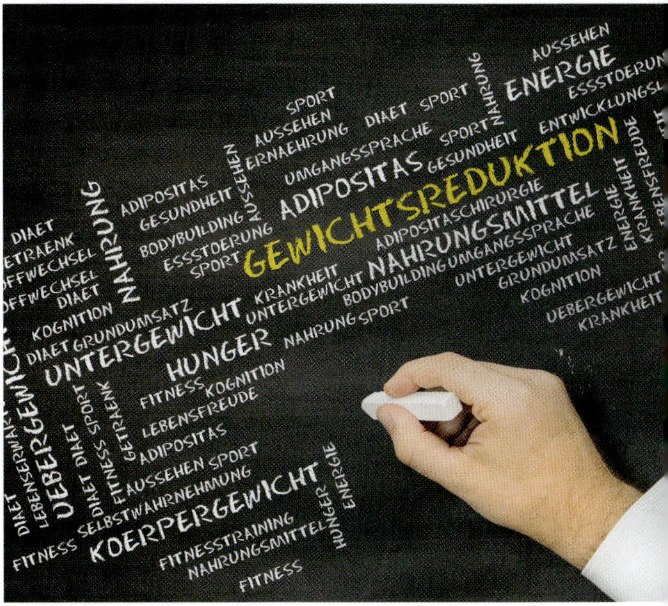

treibt und auch im Alltag aktiv ist, also zum Beispiel die Treppe statt den Lift nimmt, erhöht sich der Wert schon auf 1,7! Das allein spricht doch schon für mehr Bewegung, sei es untertags oder dann die knackige Sporteinheit, findest du nicht auch?

WAS DU MIT DER CHALLENGE ERREICHEN KANNST

Die Challenge ist darauf ausgelegt, dass du bis zu 1 Kilo in der Woche abnehmen kannst. Dabei gehen wir davon aus, dass es sich bei dir um ein deutlicheres Übergewicht handelt – also in etwa ein BMI von 30 oder mehr. Da sich aber nach der klassischen Berechnungsform (siehe Seite 35) bei starkem Übergewicht eine sehr hohe Kalorienmenge ergeben würde, legen wir das Idealgewicht als Maßstab fest, nämlich den BMI von 25.

Das bedeutet, dass eine Frau mit 1,70 Meter Körpergröße und 90 Kilo Körpergewicht, die einen BMI von über 30 hat, idealerweise etwa 72 Kilogramm wiegt. Daraus ergibt sich ein Grundumsatz von 1.728 Kilokalorien. In Kombination mit dem PAL-Wert von 1,7, der wegen Ramins knackigem Sportprogramm hier angesetzt werden kann, beläuft sich der Leistungsumsatz auf etwa 2.938 Kilokalorien. Um das gewünschte 1 Kilo pro Woche abzunehmen, musst du 7.000 Kilokalorien innerhalb einer Woche einsparen. Deswegen sind meine Rezeptvorschläge pro Tag auf insgesamt etwa

DER BODY-MASS-INDEX

Der Body-Mass-Index errechnet sich aus dem Körpergewicht dividiert durch das Quadrat der Körpergröße (kg/m^2). Im Internet findest du dazu Rechner, die auch das Alter berücksichtigen. Hier eine grobe Übersicht für dich. Lass dich aber auch von diesen Werten nicht übermäßig verrückt machen. Ich persönlich sehe den BMI als nicht besonders relevant an. Denn: Ein muskulöser Mann könnte demnach als adipös eingestuft werden, weil er einfach viel Masse für seine Größe hat, aber nicht viel Körperfett. Deshalb ist sein Gewicht aber trotzdem gesund, auch wenn der BMI das anders anzeigen würde. Vor allem die Krankenkassen greifen auf den BMI zurück und bei übergewichtigen Menschen macht er durchaus Sinn. Was zählt, ist dein individuelles Gefühl und wie gesund und zufrieden du dich fühlst.

KLASSIFIKATION	M	W
Untergewicht	<20	<19
Normalgewicht	20-25	19-24
Übergewicht	25-30	24-30
Adipositas	30-40	30-40
massive Adipositas	>40	>40

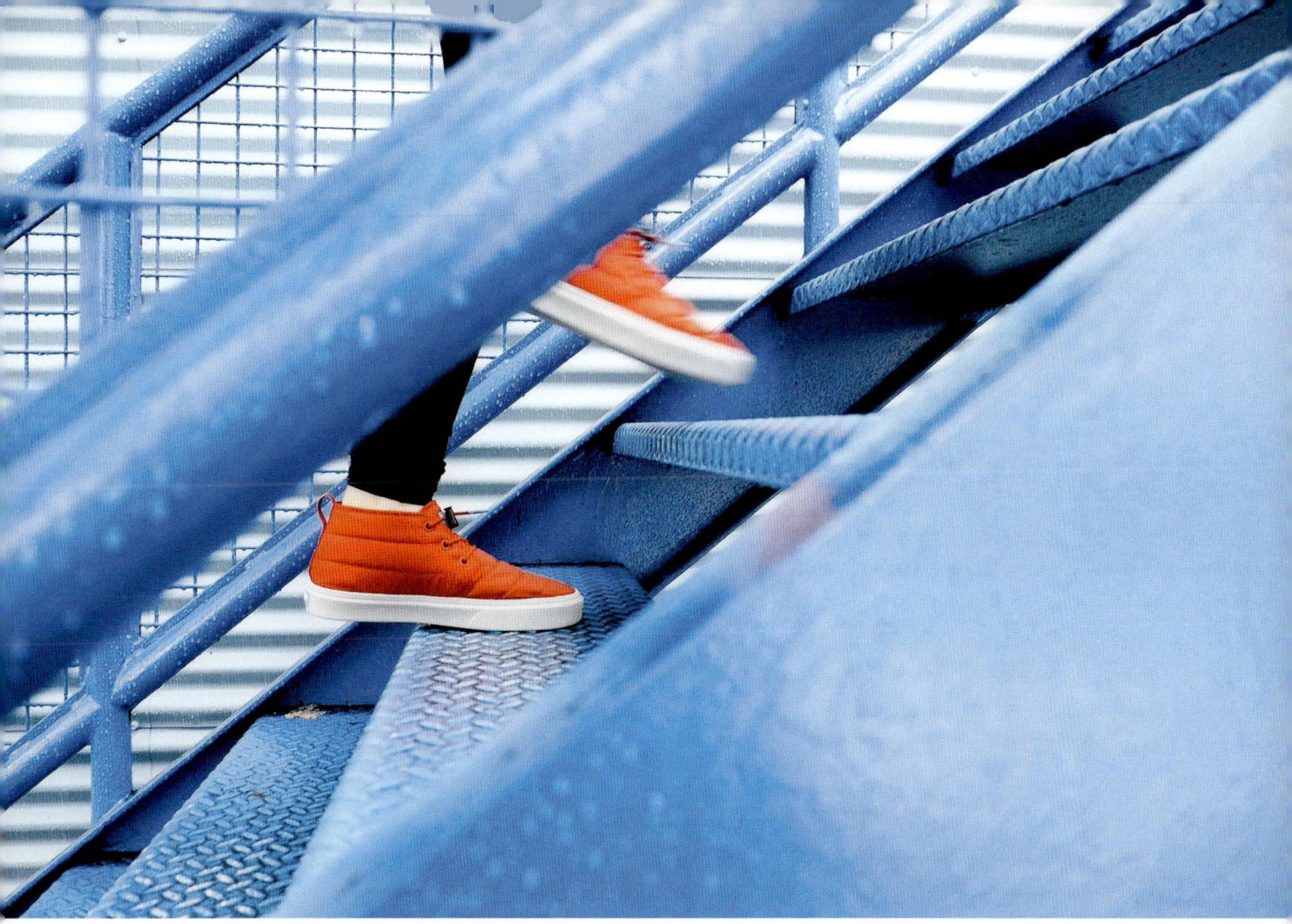

2.000 Kilokalorien ausgelegt (siehe Ernährungsplan, Seite 44/45).

ES LIEGT AN DIR

Ganz wichtig: Wie viel genau du abnimmst, ist aber von Typ zu Typ unterschiedlich und hängt auch von den Faktoren ab, von denen ich weiter vorne schon gesprochen habe (Seite 14/15). Es liegt außerdem ganz bei dir, was genau du erreichen möchtest. Je genauer du dich an die Top-10-Ernährungsregeln von Seite 32/33 hältst und die Fitness- und Rezeptpläne befolgst, desto bessere Ergebnisse sind möglich.

Auch Menschen mit nur leichtem Übergewicht oder die gern die üblichen paar Kilo zuviel auf den Rippen abnehmen möchten, können von der Challenge profitieren. Du könntest dann zum Beispiel nur drei Viertel der Portionen zu dir nehmen. Viele Menschen möchten etwas schlanker, fitter und vitaler werden. Wenn das bei dir der Fall ist, wirst du sicher nicht so stark abnehmen wie jemand, der mehr auf die Waage bringt. Die leckeren Gerichte und das abwechslungsreiche Sportprogramm sind aber in jedem Fall wichtige Bausteine für ein gesundes und leichteres Leben.

Wenn dir etwas wichtig ist, gibt es kein Aber!

MAREIKE

/

Gesunde Ernährung und Cheat Days

Als Gesundheitscoach und Fitnesstrainerin hat sich Mareike Spaleck intensiv mit gesunder Ernährung auseinandergesetzt. Dabei stellte sie ihr eigenes Konzept zusammen, das die besten Aspekte aus den verschiedenen Ernährungsphilosophien vereint.

WAS IST DEIN ERNÄHRUNGSKONZEPT?

Ich habe jahrelang vieles ausprobiert, egal ob Low Carb, High Carb, Low Fat oder Eat Clean. Als ich in der Fitness- und Bodybuilderszene unterwegs war, in der die Ernährung natürlich eine immens wichtige Rolle spielt, habe ich angefangen, das Thema genauer zu hinterfragen. Die meisten Ernährungskonzepte befassen sich hauptsächlich mit der Makronährstoffverteilung. Ich wollte jedoch ein Konzept, das umfassender wirkt. SpaMe ist als Antwort auf die Fragen entstanden: Was muss ich tun, damit meine Zellen richtig arbeiten können? Wie kann ich optimal entgiften? Was kann ich für Anti-Aging und den Säure-Basen-Haushalt tun? Wie dafür sorgen, dass meine Muskulatur optimal auf den Sport reagieren kann? Im Camp arbeite ich mit den Kandidaten damit, wenn sie sich dort schon ein gewisses Know-how angeeignet haben, weil das Konzept etwas fortgeschrittener ist.

WAS IST DIE WIRKUNG VON SPAME?

Viele meiner Klienten berichten, dass Unverträglichkeiten und Unwohlsein damit verschwunden sind. Man wird fitter, schläft besser, bekommt schöne Haut, Nägel und Haare – einfach eine rundum tolle Ausstrahlung. Denn es wirkt sich positiv auf Verdauung und Stoffwechsel aus. Auch die typischen Krankheitszipperlein wie Erkältungen sind damit zurückgegangen. Als ich meine Ernährung daraufhin umgestellt habe, hat sich sogar mein Muskelaufbau verstärkt, was ursprünglich gar nicht beabsichtigt war.

WELCHE LEBENSMITTEL SIND ERLAUBT?

Die Ernährungsform ist sehr pflanzenbasiert, aber nicht komplett vegan. Viel frisches Obst und Gemüse haben einfach eine tolle Auswirkung auf den Körper. Auch deshalb liegt bei SpaMe hierauf der Fokus, in Kombination mit guten Kohlenhydraten aus Vollkornprodukten, gesunden Fetten aus Nusskernen und Samen und pflanzlichem Eiweiß. Es gibt wenig Fleisch und Fisch und gar keine Milchprodukte. Das Maß ist mir hier sehr wichtig.

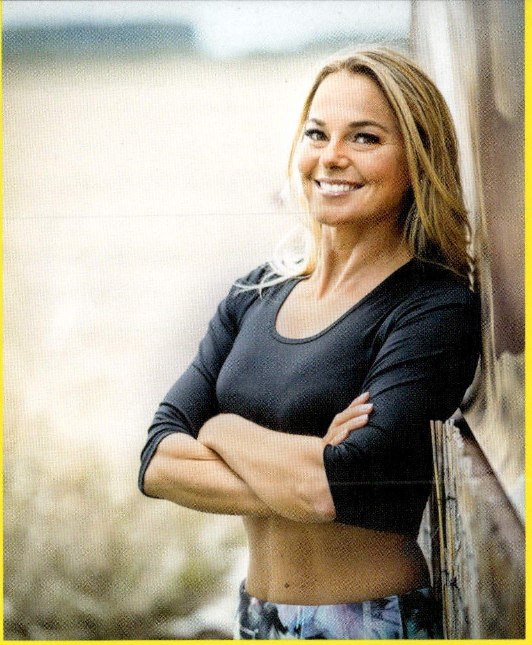

WIE LÄSST SICH DIE ERNÄHRUNGSFORM IN DEN ALLTAG UMSETZEN?

Früher habe ich viel Kalorien gezählt, mein Essen abgewogen und superstrenge Pläne erstellt. Ich habe mich dadurch richtig fremdgesteuert gefühlt. Ich wollte unbedingt den Druck rausnehmen und mich davon losmachen. Deshalb ist SpaMe neben dem Ernährungs- auch ein Bewusstseinscoaching. Es setzt viele Kräfte frei, wenn du Schritt für Schritt zum intuitiven Essen findest – sprich: über den Körper (wieder) spüren lernst, was er wann und wie viel an Nahrung braucht. Deshalb wird nur ein grober Fahrplan vorgegeben, aber du allein entscheidest, was auf deinem Teller landet. Wenn du wirklich verstehst, worum es geht, kannst du dein eigener Coach werden, denn dann weißt du, was dir guttut – und du machst es aus Überzeugung.

WAS HÄLTST DU VON CHEAT DAYS?

Von Cheat Meals oder sogar ganzen Cheat Days halte ich nichts, denn das wird schnell zu einer Völlerei und macht den Abnehmerfolg zunichte. Deshalb gibt's die weder in unserem Camp noch hier in der 10-Wochen-Challenge. Auch auf Dauer ist das keine sinnvolle Idee.
Denk immer daran: Du bist nur so gut, wie dein Kopf mitarbeitet. Nenn mir einen Grund, wie du mit Essen etwas wieder geraderücken kannst! Kein Streit mit dem Freund, kein Ärger mit dem miesepetrigen Chef kann dadurch ungeschehen gemacht werden. Überleg dir lieber, was die Auslöser für deine Gefühle sind und warum du sie mit Essen ausgleichen willst. Geh der Sache richtig auf den Grund. Dabei kann dir das Protokoll von Seite 24/25 helfen. Es ist wichtig, mit sich selbst im Reinen zu sein, dann kannst du das Leben richtig genießen und dabei körperlich und geistig gesund sein.

TIPP

MAL EINE AUSNAHME

Wenn du wirklich mal Lust auf die Tüte Popcorn im Kino hast oder das Eis, dann gönn's dir und genieße es auch wirklich voll und ganz! Wenn du dann wieder zu deinem gesunden Lifestyle zurückkehrst, ist das alles kein Thema. Denn es wäre schade, wenn du dir immer alles nur verbietest. Das macht sehr verbissen. Die Wahrscheinlichkeit, dass du dann bald eine richtige Fressattacke bekommst, steigt stark an. Doch die wird dich nicht befriedigen, sondern zieht eine Menge negative Gefühle nach sich: Reue, Enttäuschung und Wut auf dich selber. Du gerätst dann in eine Negativspirale hinein und die solltest du unbedingt vermeiden.

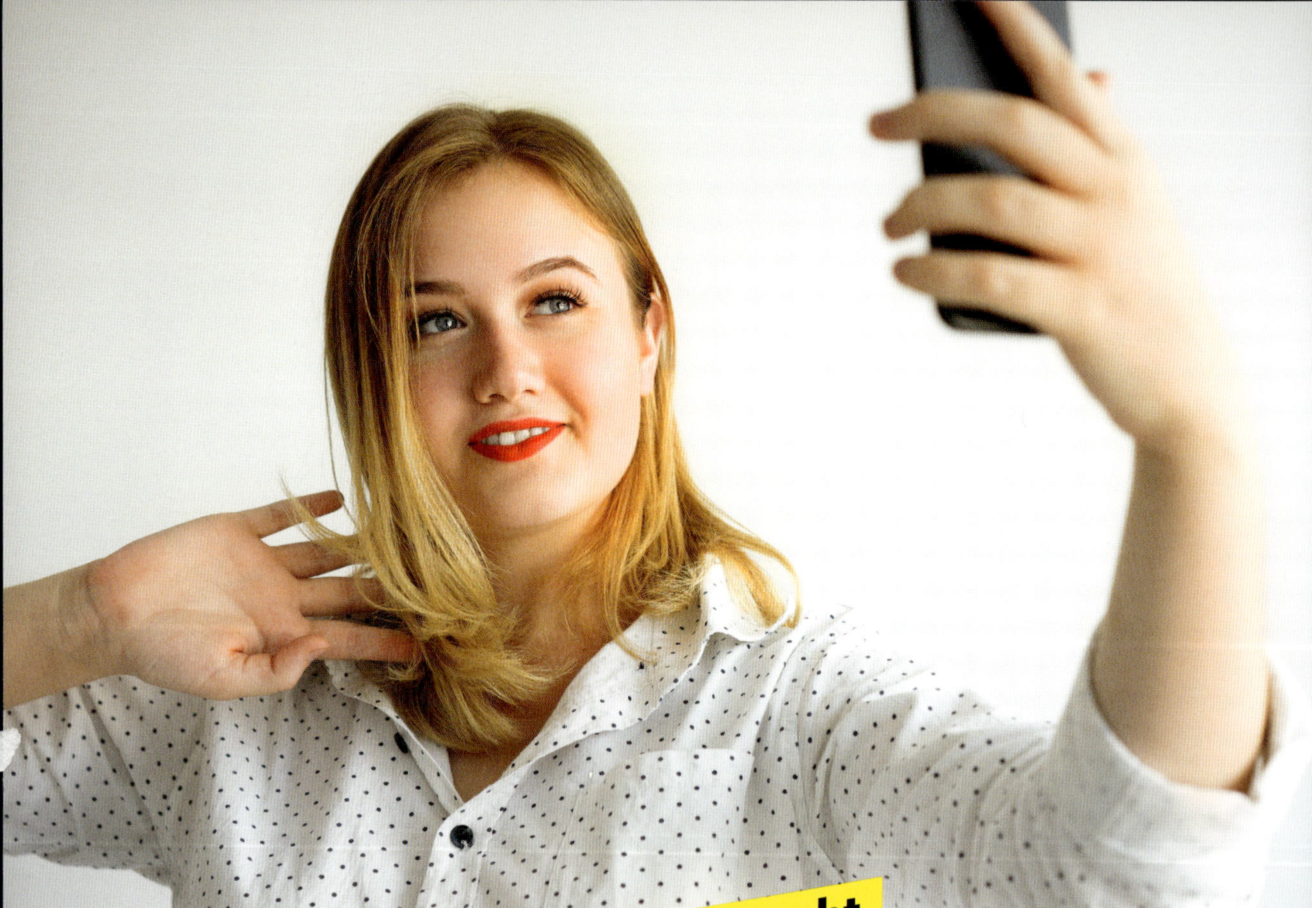

Bevor es losgeht

Du hast alles Wissenswerte rund ums Thema Ernährung verschlungen? Alle Pläne gecheckt, dir die Übungen aus Modul 2 angeschaut und dir Motivationskicks aus Modul 3 geholt? Dann bist du bereit für den großen Tag – den Start der Challenge! Ein paar wichtige Dinge solltest du vorab noch wissen und erledigen.

FÜRS PROTOKOLL

Ein paar wichtige Dinge solltest du vorab noch wissen und erledigen.

DAS MOTIVATIONSSELFIE

Mach ein Foto von dir, in Bikini oder Badehose oder auch in Klamotten, ganz wie du magst. Einmal von vorne und einmal von der Seite. Auch am Ende der Challenge machst du natürlich ebenfalls diese beiden Bilder. Um richtig vergleichen zu können, sollten Licht, Position und am besten auch Kleidung identisch sein.

Die Kandidaten lieben diese Vorher-Nachher-Fotos – zu Recht, denn darauf kann man den Erfolg buchstäblich sehen. Freu dich schon jetzt auf diesen großen Tag. Du kannst sehr stolz auf dich sein, wenn du den Weg gegangen bist!

STARTGEWICHT NOTIEREN

Stell dich auf die Waage und notiere dein Startgewicht. Trag es gleich in das erste Tagesprotokoll ein (siehe Seite 24/25). Eine wichtige Regel ist, dass du dich nur einmal in der Woche wiegen solltest. Und zwar immer am gleichen Tag, ja sogar zur gleichen Uhrzeit. Überlege dir, ob du das morgens oder abends, mit oder ohne Klamotten machen magst. Entscheidend dabei ist, dass die Resultate vergleichbar sind. Trag die Ergebnisse auch immer in das entsprechende Feld ins Tagesprotokoll ein. Widerstehe der Versuchung, dich jeden Tag zu wiegen, das bringt dich nur aus dem Konzept. Unser Gewicht unterliegt natürlichen Schwankungen, es hat nicht allein etwas mit dem Verzehr von Nahrung und Getränken zu tun. Schon das Wetter hat darauf Einfluss!

KÜCHEN-CHECK-UP

Räum deine Küchenschränke aus und gib deine Naschvorräte an Freunde oder Nachbarn weiter. Es ist besser, du sorgst von Anfang an dafür, dass es keine Verführungen gibt. Es ist auch wichtig, dass du alle Zutaten für die ersten Rezepte zu Hause hast, damit du gleich loslegen kannst. Denk immer dran, deine Mahlzeiten gut zu planen (siehe Seite 33), dann gibt's auch keine Ausreden für schnelles Fastfood, weil doch nichts Vernünftiges im Haus ist. Eigentlich ein alter Hut, aber ich sag's trotzdem noch mal: Geh keinesfalls hungrig einkaufen! In dem Zustand kommt dir absolut jedes Lebensmittel wie eine Spitzenidee vor. Was solltest du in deiner Küche noch beachten?

KÜCHENAUSSTATTUNG

Du solltest auf jeden Fall eine beschichtete Pfanne im Haus haben, um Fleisch und Gemüse fettreduziert anbraten zu können. Deshalb ist auch ein Topf mit Dämpfeinsatz von Vorteil. Außerdem benötigst du einen guten Stabmixer, um Saucen, Suppen und Desserts cremig zu pürieren. Für schön cremige Shakes, Smoothies und Smoothie-Bowls ist dir ein guter Mixer eine Hilfe.

SELBST KOCHEN

Der Vorteil am Selbstkochen ist, dass du immer weißt, was in deinem Essen steckt. Lass dir nicht von der Nahrungsmittelindustrie diktieren, was du zu essen hast, sondern bestimme selbst. Wenn du bei einem der Rezepte feststellst, dass du etwas nicht magst, mach dich kundig und ersetze die Zutat einfach. Zucchini lassen sich prima durch Möhren oder Lauch und Kürbis durch Süßkartoffeln, Möhren oder Pastinaken ersetzen. Statt zu Beeren kannst du auch zu Äpfeln und Birnen greifen. Das gilt natürlich auch umgekehrt, hier ist deine Kreativität gefordert.

WEIHE FAMILIE UND FREUNDE EIN

Wenn du deinen Lieben nicht ohnehin schon von deinen Plänen erzählt hast, solltest du es spätestens jetzt am Beginn der Challenge tun. Das ist wichtig, damit sie dich unterstützen und sich nicht wundern, dass dein Ess- und Bewegungsverhalten sich so stark verändert. Lass dich auch nicht davon abbringen, wenn jemand Kritik übt oder deinen Erfolg sogar sabotiert. Das kommt leider hin und wieder vor. Bleib auf deinem Weg und zieh deine Pläne durch!

ESSEN AUSSER HAUS

Ab Seite 54 gibt es Gerichte, die sich besonders gut zum Mitnehmen eignen. Wenn du planst, in ein Restaurant zu gehen, schau dir vorher schon die Menükarte an. So kannst du schon vorab dein Essen auswählen und entscheidest dich dann nicht doch in letzter Minute für einen Figurkiller. Wertvolle Tipps fürs Essen am Büfett gibt's auf Seite 183.

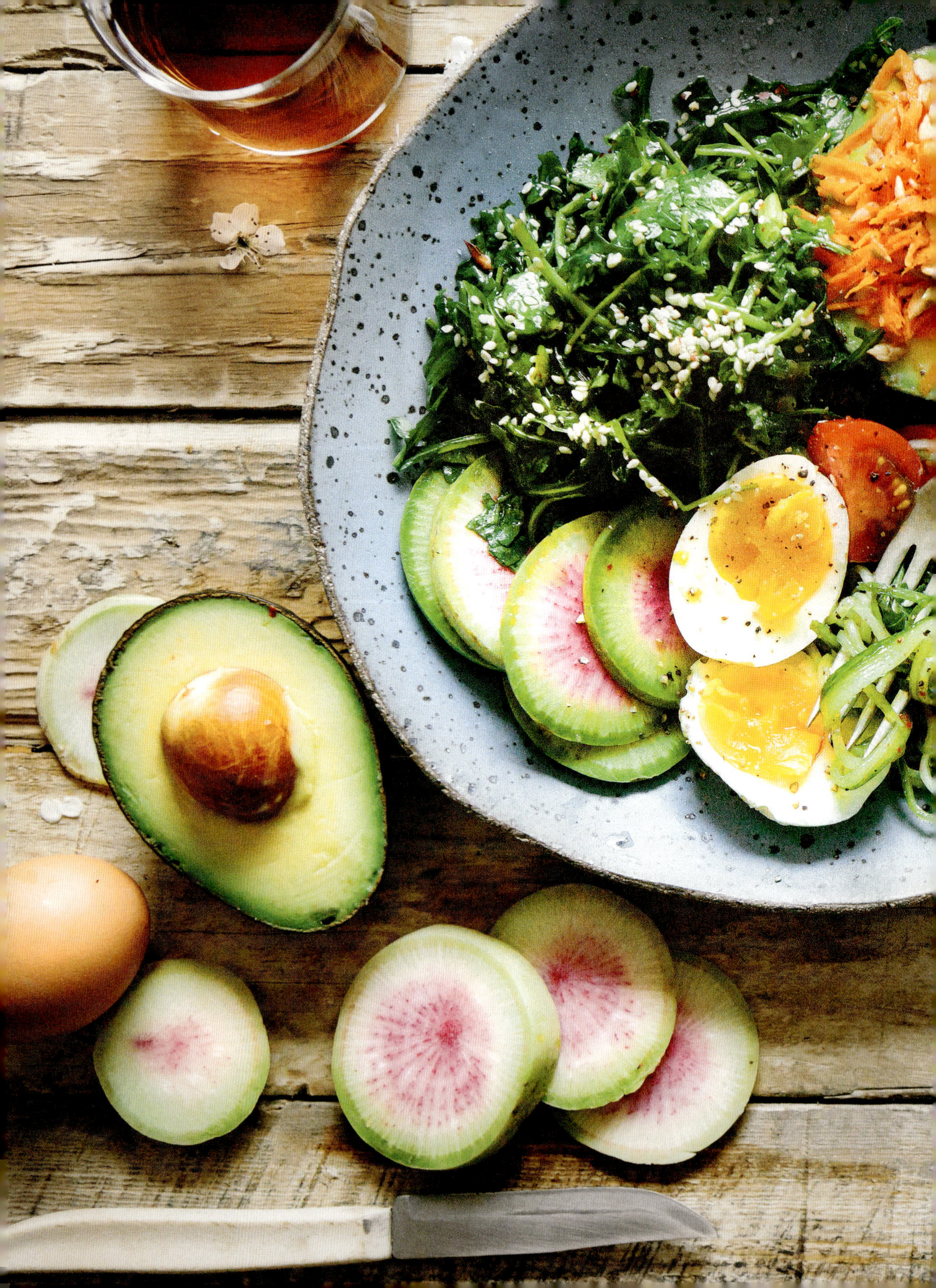

FOOD

DAS SIND DEINE REZEPTE

/

Was dich hier erwartet

Ab jetzt geht es hoch her in deiner Küche! Auf den folgenden Seiten bekommst du eine große Auswahl an Gerichten: von Frühstücksrezepten über Gerichte, die sich gut zum Mitnehmen eignen, und Hauptmahlzeiten bis hin zu einigen süßen und salzigen Rezepten. Sie zeigen, dass gesund und lecker sich absolut nicht widersprechen.

DEIN 2-WOCHEN-PLAN

Mit diesen Rezeptplänen gebe ich dir Vorschläge, wie du Mahlzeiten für eine erfolgreiche Challenge zusammenstellen kannst. Die Mahlzeiten sind zumeist für 2 Personen berechnet – entweder macht dein Partner also mit oder du hast gleich noch eine Portion für den nächsten Tag. Dann den Plan natürlich entsprechend abändern.

Du kannst alle Rezepte im Plan nach Herzenslust tauschen, beachte dabei die Gesamtkalorienanzahl von maximal 2.000 Kilokalorien am Tag (siehe dazu auch Seite 36/37).

Die Rezepte für Frühstück, Lunch und Abendessen ergeben in etwa 1.500 Kilokalorien. Somit hast du pro Tag noch Puffer für zwei normale Tassen Kaffee oder Cappuccino (ohne Zucker

	MONTAG	DIENSTAG	MITTWOCH	DONNERSTAG	FREITAG	SAMSTAG	SONNTAG
Frühstück	*Haferflocken mit Heidelbeeren und Mandeln (Seite 49)*	*Gelbe Smoothie-Bowl (Seite 51)*	*Nussmüsli mit Joghurt und Himbeeren (Seite 48)*	*2 Scheiben Zucchini-Walnussbrot mit Aufstrich (Seite 47)*	*Grüne Smoothie-Bowl (Seite 51)*	*2 Scheiben Zucchini-Walnussbrot mit Aufstrich (Seite 47)*	*Omelett mit Kirschtomaten und Kräutern (Seite 46)*
Mittagessen	*Lunchbox mit Hühnerbrust und Gemüsesticks (Seite 54)*	*Regenbogen-Schichtsalat (Seite 58)*	*Falafel-Wraps mit Bulgur (Seite 57)*	*Schneller Nudelsalat mit Hähnchen (Seite 62)*	*Cremige Kürbissuppe (Seite 67)*	*Vollkornreissalat mit Lachs (Seite 65)*	*Couscoussalat mit Hähnchenspieß (Seite 60)*
Abendessen	*Schnitzel mit Zucchini-Radieschen-Salat (Seite 78)*	*Vietnamesische Sommerrollen mit Erdnusssauce (Seite 68)*	*Kürbisrisotto mit Schinken (Seite 75)*	*Tortilla-Wraps mit Avocado und Thunfisch (Seite 56)*	*Reissalat mit gegrillter Hähnchenbrust (Seite 80)*	*Fenchel-Möhren-Gratin mit Oliven (Seite 74)*	*Polenta-Pizza mit Caponata (Seite 76)*

ergeben sie insgesamt etwa 150 Kilokalorien). Außerdem kannst du notfalls auf den Proteinshake mit Avocado von Seite 53 zurückgreifen, wenn du zwischendurch Hunger bekommst oder nach dem Work-out Nährstoffe benötigst. Falls nicht, kannst du dir auch ab und zu mal eins der gesunden Nachtischrezepte ab Seite 82 zubereiten. Als gesunden Zwischen-Snack eignen sich auch ungesalzene Walnuss-, Mandel- oder Kürbiskerne. Hier sind 25 Gramm pro Tag okay (etwa 150 Kilokalorien). Der Umstieg von Süßgetränken auf Wasser ist so hart? Aromatisiere dein Wasser doch selbst – mit Zitronen-, Limetten- und Orangenscheiben, Beeren oder frischen Kräutern.

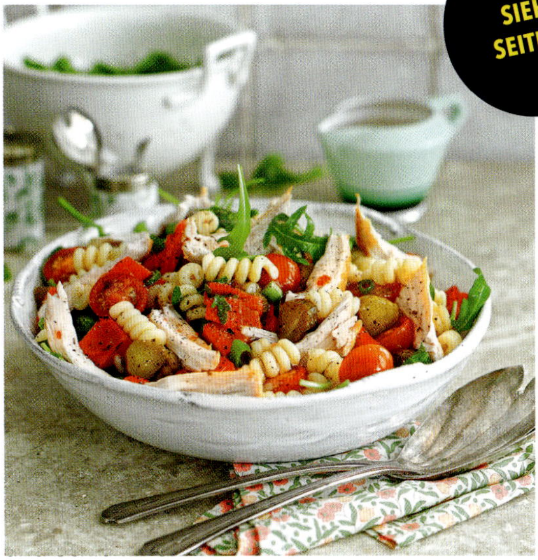

SIEHE SEITE 62

	MONTAG	DIENSTAG	MITTWOCH	DONNERSTAG	FREITAG	SAMSTAG	SONNTAG
Frühstück	*2 Scheiben Zucchini-Walnussbrot mit Aufstrich (Seite 47)*	*Rosa Smoothie-Bowl (Seite 50)*	*2 Scheiben Zucchini-Walnussbrot mit Aufstrich (Seite 47)*	*Omelett mit Paprika und Frühlingszwiebel (Seite 46)*	*Haferflocken mit Himbeeren und Walnüssen (Seite 49)*	*Rote Smoothie-Bowl (Seite 50)*	*Pancakes mit Blaubeeren (Seite 52)*
Mittagessen	*Rote Linsennudeln mit Buchweizen (Seite 63)*	*Quinoa-Bowl mit Roastbeef (Seite 61)*	*Brokkoli-Suppe (Seite 67)*	*Sandwich mit Gurke, Feta und Hummus (Seite 55)*	*Chili-con-Carne-Salat (Seite 64)*	*Pita-Wraps mit Huhn (Seite 69)*	*Quinoasalat mit Avocado (Seite 59)*
Abendessen	*Pilzpfanne mit Tofu (Seite 72)*	*Grünes Thai-Curry mit Huhn (Seite 71)*	*Zucchini-Spaghetti mit Fleischbällchen (Seite 77)*	*Gemüsefrikadellen mit Hummus (Seite 73)*	*Zitronenfisch mit Zucchini (Seite 81)*	*Hähnchen-Gemüse-Eintopf (Seite 70)*	*Steakpfanne mit Avocado-Kartoffel-Püree (Seite 79)*

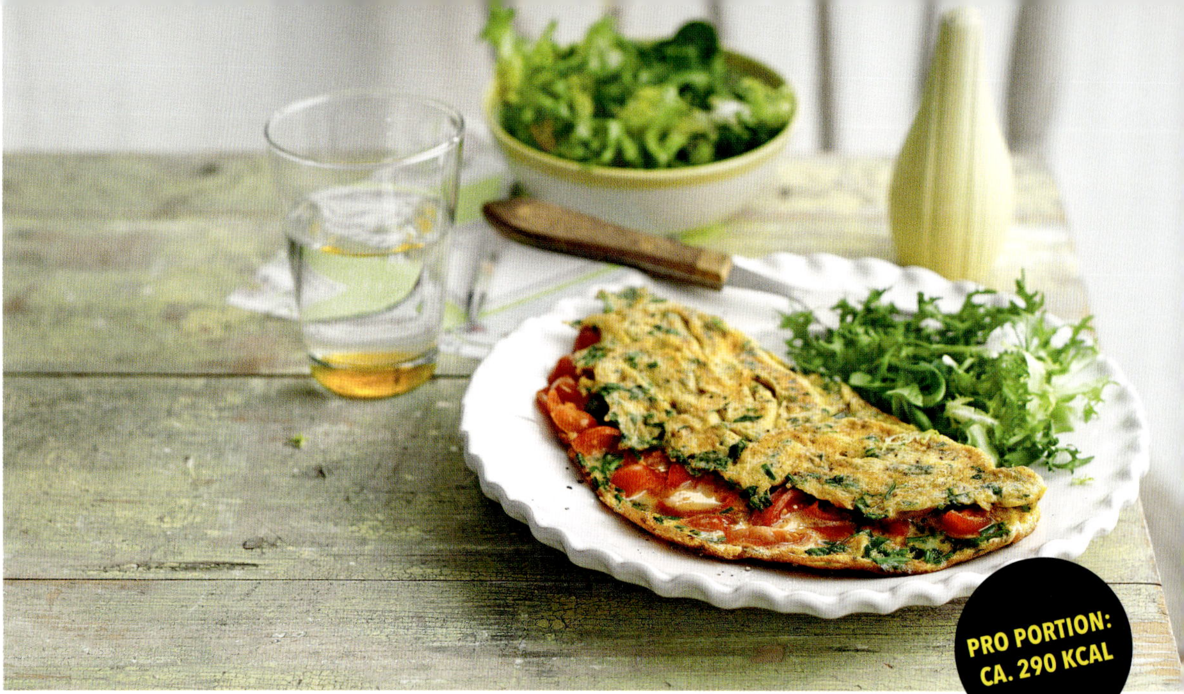

PRO PORTION: CA. 290 KCAL

Omelett mit Kirschtomaten und Kräutern

Für 2 Personen • Zubereitungszeit: 20 min • 18,5 g EW 20,5 g F 7 g KH

½ Zwiebel
200 g Kirschtomaten
1 Handvoll Kräuter (z. B. Petersilie, Kerbel, Basilikum)
5 Eier
Salz
schwarzer Pfeffer aus der Mühle
etwas Olivenöl zum Braten

1 *Die Zwiebel schälen und fein würfeln. Die Tomaten waschen und in Spalten schneiden.*

2 *Die Kräuter waschen, trocken schütteln, die Blätter von den Stielen abzupfen und fein hacken. Mit den Eiern, Salz und Pfeffer verquirlen.*

3 *Eine beschichtete Pfanne mit etwas Öl auspinseln. Die Hälfte der Zwiebeln darin anbraten und die Hälfte der Tomaten dazugeben und kurz mitgaren. Die Hälfte der Eiermasse darübergießen und 3–4 Minuten stocken lassen.*

4 *Das Omelett auf der Unterseite golden bräunen lassen und dann falten. Auf einen Teller gleiten lassen und warm halten. Das zweite Omelett mit den restlichen Zutaten ebenso zubereiten. Auf einen Teller geben und mit dem ersten Omelett servieren.*

Tipp: Bereite das Rezept doch auch mal mit 1 klein gewürfelten Paprikaschote und 1 klein geschnittenen Frühlingszwiebel zu.

Zucchini-Walnuss-Kastenbrot

Für 1 Kastenform bzw. für 12 Scheiben • Zubereitungszeit: 30 min + 50 min Backzeit • 4,5 g EW 8,5 g F 12 g KH

etwas Pflanzenöl und Dinkelvollkornmehl für die Form
1 Zucchini (ca. 250 g)
100 g Walnusskerne
½ Päckchen Trockenhefe
200 g Dinkelvollkornmehl
50 g gemahlene Walnusskerne
Salz

1 Den Backofen auf 180 °C Umluft vorheizen. Eine Kastenform mit wenig Öl auspinseln und darin etwas Mehl gleichmäßig verteilen. Überschüssiges Mehl wieder herausklopfen.

2 Die Zucchini waschen, putzen und grob raspeln. Die Nusskerne grob hacken. 150 ml lauwarmes Wasser, Hefe, Mehl, gemahlene Walnusskerne und ½ TL Salz gut verrühren. Zucchini und Nusskerne unterheben. Bei Bedarf noch etwas Wasser hinzufügen.

3 Den Teig in die Backform füllen und im Ofen etwa 50 Minuten backen. Dabei Stäbchenprobe machen: Bleibt an einem Holzstäbchen kein Teig mehr kleben, ist das Brot fertig. Das Brot aus dem Ofen nehmen, abkühlen lassen, aus der Form stürzen und auf einem Kuchengitter vollständig auskühlen lassen.

Tipps fürs deftige Frühstück mit 2 Scheiben Brot: Jede Scheibe entweder dünn mit Senf oder Meerrettich bestreichen und nach Belieben mit 50 g Forelle oder 2 Scheiben Lachsschinken oder Serrano-Schinken belegen. Für einen Zitronenquark 100 g Magerquark, 1 EL fein geschnittenen Schnittlauch, 1 TL Zitronensaft, etwas abgeriebene Schale von 1 Bio-Zitrone und etwas Salz gut verrühren. Für einen Basilikum-Frischkäse 125 g griechischen Joghurt (0,2 % Fett) mit 1 Handvoll fein geschnittenem Basilikum und etwas Salz verrühren.

PRO SCHEIBE: CA. 145 KCAL

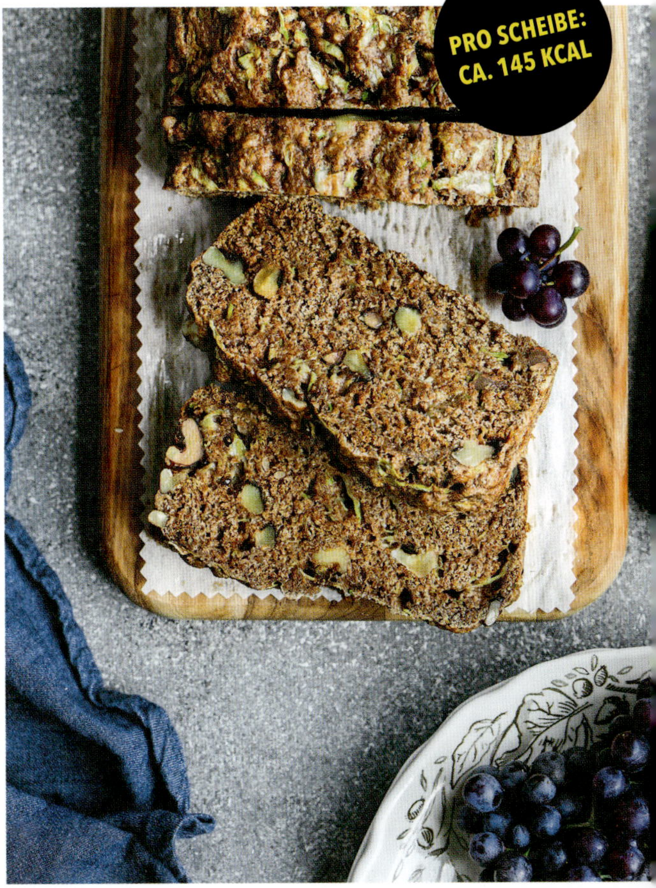

Nussmüsli mit Joghurt und Himbeeren

Für 2 Personen • Zubereitungszeit: 15 min. + 50 min. Backzeit • 17 g EW 13 g F 47,5 g KH

Für das Müsli:
100 g Hirseflocken
40 g Nusskerne nach Belieben (z. B. Cashew-, Haselnuss-, Mandel- oder Walnusskerne)
10 g getrocknete Cranberrys

Für den Joghurt:
75 g Himbeeren
200 g Naturjoghurt (1,5 % Fett)

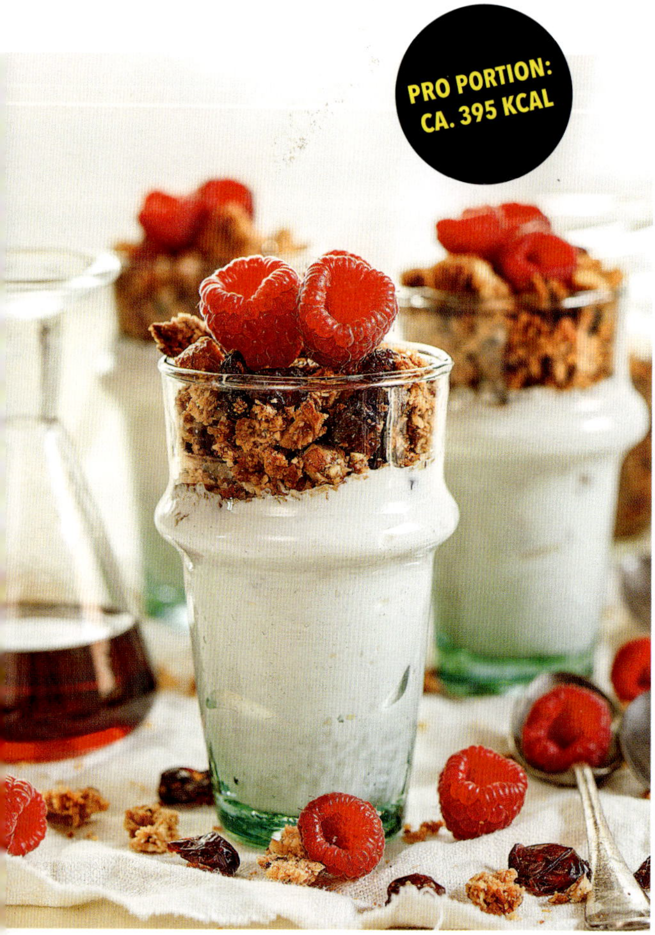

1 *Den Backofen auf 120 °C Umluft vorheizen. Alle Zutaten für das Müsli vermengen, auf einem Backblech mit Backpapier verteilen und im Ofen etwa 50 Minuten backen. Dabei hin und wieder herausnehmen und wenden.*

2 *Das Müsli abkühlen lassen und ggf. zerbröckeln. In einem großen Glas mit Schraubverschluss aufbewahren.*

3 *Für den Joghurt die Himbeeren verlesen, waschen und trocken tupfen. Den Joghurt in Gläser verteilen, mit jeweils 3–4 EL Müsli auffüllen und die Himbeeren darüber verteilen.*

Tipp: *Mach vom Müsli gleich eine mehrfache Menge und bewahre es in einem Einmachglas auf. Wenn du dein Müsli etwas dunkler geröstet haben möchtest, erhöhst du die Backofentemperatur um 20–30 °C. Dabei öfter wenden bzw. kontrollieren und die Garzeit etwas verkürzen. Die Nussmischung kannst du variieren und erhältst so jedes Mal einen anderen Geschmack.*

Haferflocken mit Blaubeeren und Mandeln

Für 2 Personen • Zubereitungszeit: 10 min • 14,5 g EW 13,5 g F 44 g KH

375 ml Milch
½ Vanilleschote
1–2 EL Honig
1 Msp. gemahlener Zimt
62,5 g kernige Haferflocken
75 g Blaubeeren
½ Handvoll rote Weintrauben (kernlos)
30 g Mandelkerne

1 *Die Milch mit der aufgeschlitzten Vanilleschote, dem Honig und Zimt aufkochen lassen. Die Haferflocken einstreuen und unter Rühren 5–10 Minuten ausquellen lassen. Es sollte ein cremiger Brei entstehen, nach Bedarf noch etwas Milch nachgießen.*

2 *Die Blaubeeren verlesen, vorsichtig waschen und trocken tupfen. Die Weintrauben waschen und klein schneiden.*

3 *Die Vanilleschote aus dem Brei nehmen und entsorgen. Den Haferbrei auf Schüsseln verteilen und mit den Früchten und Mandeln bestreut servieren.*

Tipp: Das Porridge kannst du auch mit anderen Beeren wie Himbeeren oder Erdbeeren zubereiten. Wenn keine Saison herrscht, ist TK-Ware immer eine gute Idee. Keine Mandelkerne da? Dann einfach zu Hasel- oder Walnüssen greifen.

PRO PORTION: CA. 375 KCAL

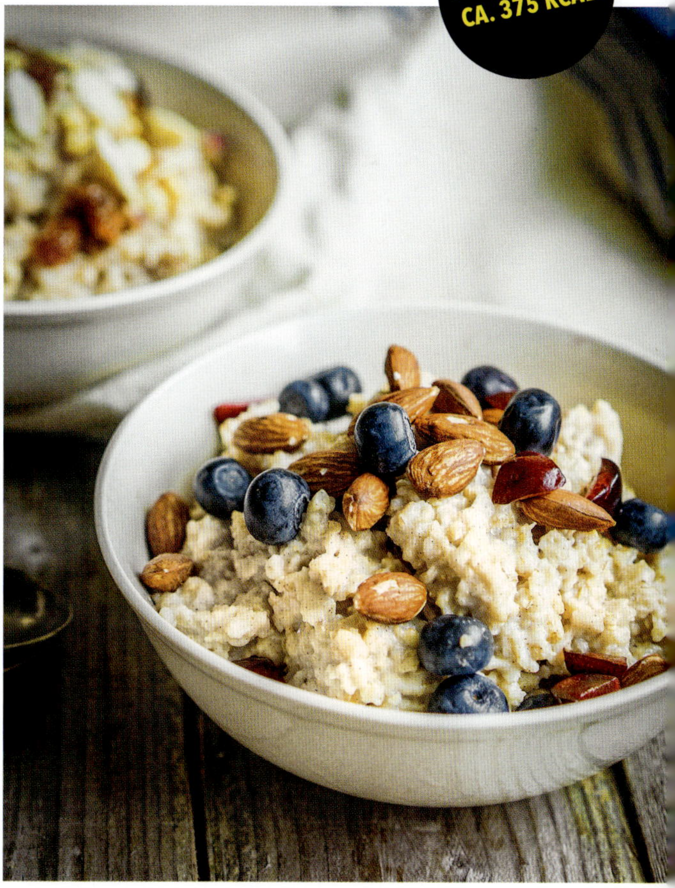

Vier Smoothie-Bowls

Rote Smoothie-Bowl

Für 2 Personen • Zubereitungszeit: 10 min

8 g EW 10 g F 38 g KH

500 g Wassermelone
250 g Erdbeeren
Saft von 1 Orange
2 EL Haferflocken
½ TL Rosinen
2 EL Mandelkerne
Minzeblättchen zum Garnieren

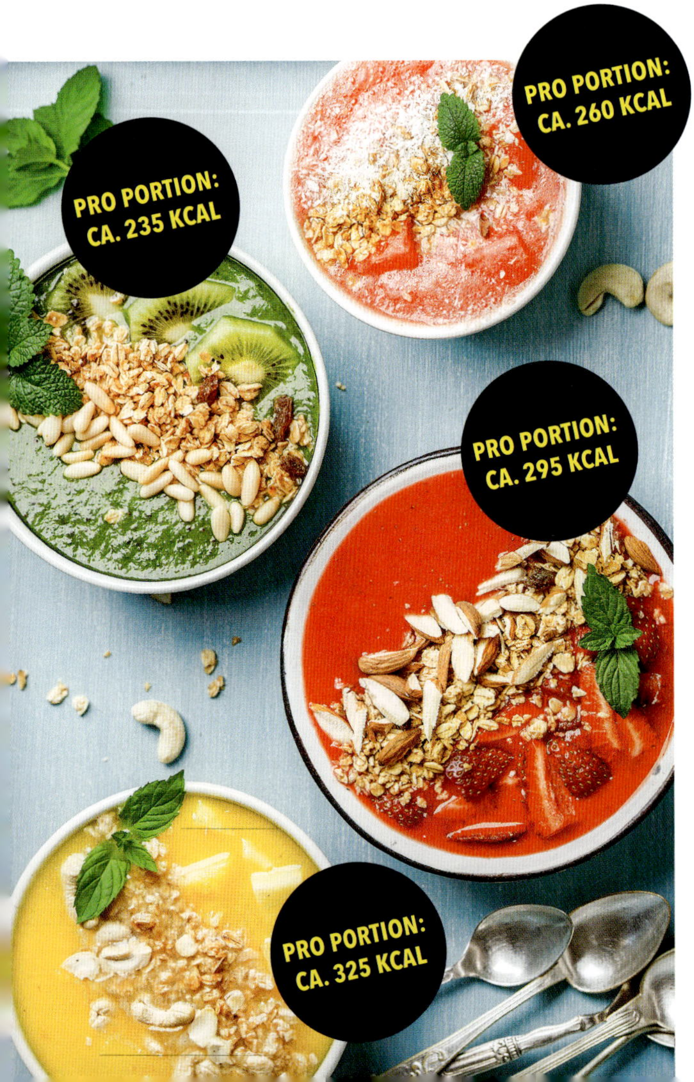

1 *Wassermelone schälen, entkernen und das Fruchtfleisch grob würfeln. Erdbeeren vorsichtig waschen, trocken tupfen und putzen. 8 schöne Beeren vierteln und beiseitelegen.*

2 *Übrige Erdbeeren halbieren und mit Melonenstücken und Orangensaft im Mixer fein pürieren. Bei Bedarf etwas Wasser hinzufügen.*

3 *In Schalen füllen. Mittig einen Streifen Haferflocken aufstreuen und Rosinen darauf verteilen. Mandelkerne längs vierteln und als Streifen danebenstreuen. Bowls mit Erdbeeren und Minzeblättchen garniert servieren.*

Rosa Smoothie-Bowl

Für 2 Personen • Zubereitungszeit: 10 min

4,5 g EW 3 g F 51 g KH

1 kg Wassermelone
Saft von 1 Limette
100 ml Kokosmilch (1,5 % Fett)
1 EL Haferflocken
1 EL Kokosflocken
Zitronenmelisseblättchen zum Garnieren

1 *Wassermelone schälen, die Kerne entfernen und drei Viertel des Fruchtfleischs grob würfeln. Restliches Melonenfruchtfleisch in 1,5–2 cm große Würfel schneiden und für die Garnitur beiseitestellen.*

2 *Übrige Wassermelonenstücke mit Limettensaft, Kokosmilch und 50 ml Wasser im Mixer fein pürieren. Bei Bedarf etwas Wasser hinzufügen.*

3 *In Schalen füllen und mittig einen Streifen Haferflocken aufstreuen. Kokosflocken als Streifen danebenstreuen. Smoothie-Bowls mit Melonenstücken und Melisseblättchen garniert servieren.*

Gelbe Smoothie-Bowl

Für 2 Personen • Zubereitungszeit: 10 min

8 g EW 13,5 g F 38 g KH

350 g Ananas
½ reife Mango
½ Banane
1 EL Limettensaft
Saft von ½ Orange
125 g Naturjoghurt (1,5 % Fett)
75 ml Kokosmilch
2 EL zarte Haferflocken
1 EL Cashewkerne
Minzeblättchen zum Garnieren

1 *Ananas halbieren, schälen, putzen und zu zwei Dritteln grob würfeln. Übriges Drittel erst in Scheiben, dann in etwa 1,5 cm große Stücke schneiden. Mango schälen, das Fruchtfleisch vom Stein schneiden und grob würfeln.*

2 *Banane schälen, in Stücke schneiden und mit Limettensaft beträufeln. Früchte mit dem restlichen Limettensaft, Orangensaft, Joghurt und Kokosmilch im Mixer fein pürieren. Bei Bedarf etwas Wasser hinzufügen.*

3 *Smoothie in Schalen füllen und mittig einen Streifen Haferflocken aufstreuen. Cashewkerne grob hacken und als Streifen danebenstreuen. Bowls mit Ananasstücken und Minzeblättchen garniert servieren.*

Grüne Smoothie-Bowl

Für 2 Personen • Zubereitungszeit: 10 min

8 g EW 13 g F 20 g KH

2 Kiwis
1–2 Handvoll junger Spinat
¼ kleine Ananas
½ Orange
½ Banane
½ EL Zitronensaft
125 g Naturjoghurt (1,5 % Fett)
75 ml Kokosmilch
2 EL Haferflocken
2 TL Pinienkerne
1 EL Rosinen
Zitronenmelisseblättchen zum Garnieren

1 *Kiwis schälen, eine davon in dünne Scheiben schneiden und beiseitelegen. Die andere Kiwi grob würfeln. Spinat waschen, verlesen und abtropfen lassen. Ananas schälen, vom Strunk befreien und grob würfeln. Orange schälen und in Stücke teilen. Banane schälen, in Stücke schneiden und mit Zitronensaft beträufeln.*

2 *Spinat und Früchte mit Joghurt und Kokosmilch im Mixer fein pürieren. Bei Bedarf etwas mehr oder weniger Kokosmilch verwenden.*

3 *In Schalen füllen, mittig einen Streifen Haferflocken aufstreuen und die Rosinen darüber verteilen. Pinienkerne als Streifen danebenstreuen. Bowls mit Kiwischeiben und Melisseblättchen garniert servieren.*

Tipp: Das gilt für alle vier – mit den übrigen Zutaten zauberst du dir am nächsten Tag einfach eine weitere Smoothie-Bowl!

Pancakes mit Blaubeeren

Für 2 Personen • Zubereitungszeit: 35 min • 5 g EW 12,5 g F 50,5 g KH

15 g Butter
110 ml Mandeldrink
1 Ei
½ EL geschroteter Leinsamen
1 Prise gemahlener Zimt (nach Belieben)
Salz
1 reife Banane
90 g Weizenvollkornmehl
½ TL Natron
1 TL Backpulver
etwas Pflanzenöl
100 g frische Blaubeeren
1–2 EL Agavensirup

1 *In einer Pfanne die Butter schmelzen und mit Mandeldrink, Ei, Leinsamen, Zimt und 1 Prise Salz verrühren. Die reife Banane mit einer Gabel zerdrücken und zur Masse geben. Dann das Mehl mit Natron und Backpulver mischen und nach und nach einrühren.*

2 *Eine beschichtete Pfanne mit dem Pflanzenöl auspinseln und für jeden Pancake eine Kelle Teig hineingeben. Von jeder Seite etwa 2 Minuten goldbraun braten, aus der Pfanne nehmen und warm halten.*

3 *Inzwischen die Blaubeeren verlesen, vorsichtig waschen und trocken tupfen. Die Pancakes auf Teller stapeln, mit den Blaubeeren anrichten und mit etwas Agavensirup beträufelt servieren.*

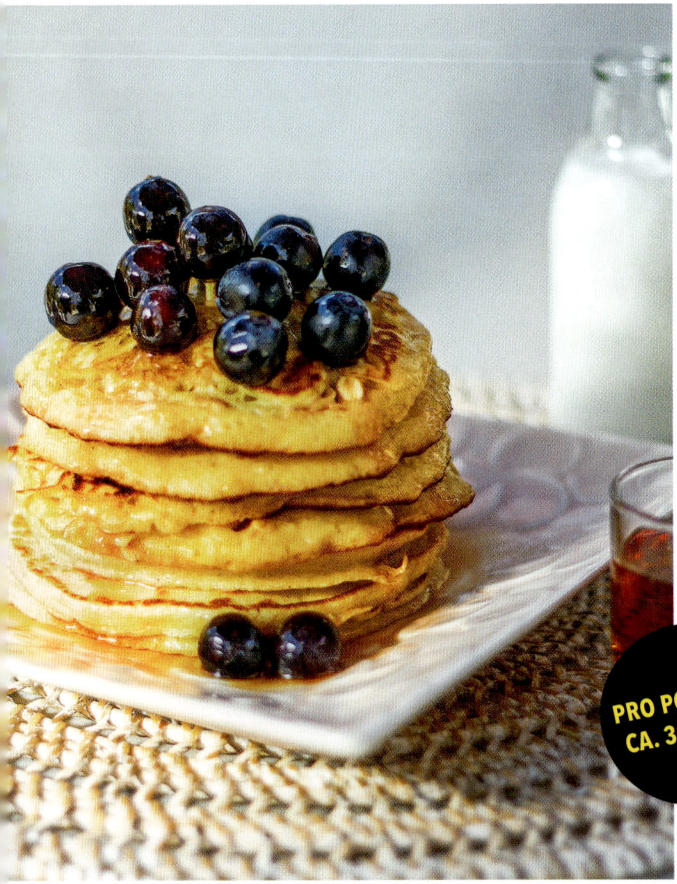

PRO PORTION: CA. 345 KCAL

Proteinshake mit Avocado

Für 2 Personen • Zubereitungszeit: 5 min • 7,5 g EW 13 g F 10,5 g KH

½ Avocado
½ Banane
250 ml Mandeldrink
1 EL Vanille-Proteinpulver
40 g Mandelmus
2 EL Haferflocken

1 *Den Avocadokern entfernen und Avocado schälen. Die Banane ebenfalls schälen.*

2 *Die Avocado und die Banane mit Mandeldrink, Vanille-Proteinpulver, Mandelmus, Haferflocken und 25–50 ml Wasser, je nach gewünschter Konsistenz, in einem großen Standmixer auf höchster Stufe 2 Minuten cremig mixen. Bei Bedarf noch etwas Wasser hinzufügen.*

3 *Den Proteinsmoothie mit Mandeln und Avocado in Gläser füllen und servieren.*

Tipp: Dieser Shake eignet sich nicht nur als Frühstück, sondern auch als Drink nach dem Work-out.

PRO PORTION: CA. 200 KCAL

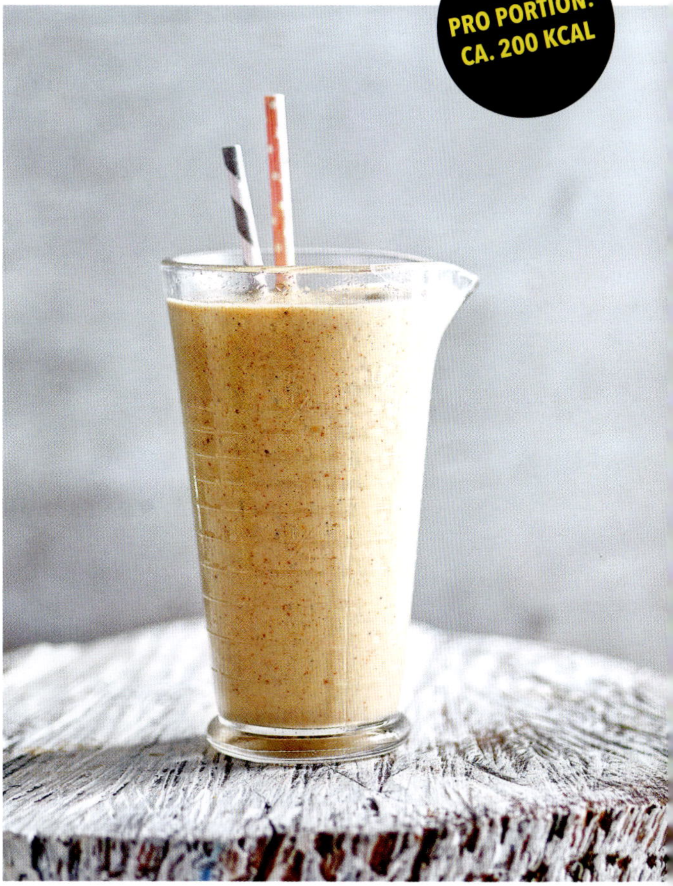

Lunchbox mit Hühnerbrust und Gemüsesticks

Für 2 Personen • Zubereitungszeit: 30 min • 7 g EW 33 g F 32 g KH

90 g Couscous, schnellkochend
2 Hähnchenbrustfilets (à ca. 160 g)
250 ml Gemüsebrühe
Salz
2 Möhren
1 Zucchini
50 g Endiviensalat
¼ Kopf Radicchio
40 g Haselnüsse
3 EL Olivenöl
Saft und Abrieb von ½ Bio-Orange
1–2 TL Balsamico Bianco
mittelscharfer Senf
schwarzer Pfeffer aus der Mühle

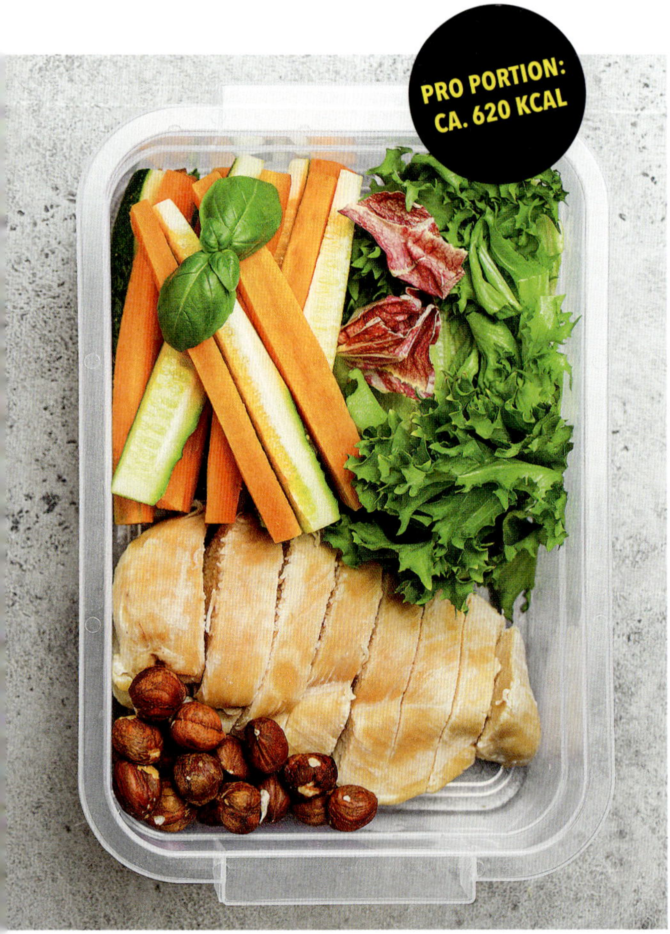

1 *Couscous nach Packungsanleitung garen. Hähnchenbrüste waschen und trocken tupfen. Gemüsebrühe aufkochen, salzen, Hitze reduzieren, Fleisch einlegen und unter dem Siedepunkt etwa 15 Minuten garen. Herausnehmen und auskühlen lassen.*

2 *Möhren und Zucchini waschen, Möhren schälen und beides in 8–10 cm lange Stifte schneiden. Beide Salate verlesen, in mundgerechte Stücke zupfen, waschen und trocken schütteln.*

3 *Lunchboxen mit jeweils einer quer zur Faser geschnittenen Hähnchenbrust, der Hälfte der Gemüsesticks, der Hälfte vom Salat und der Hälfte der Haselnüsse füllen.*

4 *Für das Dressing 2 EL Olivenöl, Saft und Abrieb der Orange, Essig und etwas Senf verquirlen, mit Salz und Pfeffer würzen und in ein Fläschchen füllen. Couscous mit 1 EL Olivenöl, Salz und Pfeffer abschmecken und in eine zweite Box füllen.*

5 *Vor dem Verzehr das Dressing aufschütteln und über den Salat und das Fleisch geben.*

Tipp: Anstelle der Möhren und Zucchini kannst du natürlich auch Paprika und Gurke in deine Lunchbox packen. Greife auch mal zu Feldsalat, Rucola, Chicorée oder Römersalat.

Sandwich mit Gurke, Feta und Hummus

Für 2 Personen • Zubereitungszeit: 20 min • 26 g EW 26,5 g F 68 g KH

150 g Kichererbsen (aus der Dose)
1 EL Olivenöl
Abrieb und Saft von ½ Bio-Zitrone
¼ TL gemahlener Kreuzkümmel
Salz
schwarzer Pfeffer aus der Mühle
½ Gurke
1 Handvoll bunte Kresse
4 Scheiben Vollkornbrot (à 70 g)
125 g Feta

1 *Kichererbsen in ein Sieb abgießen und abtropfen lassen. Zusammen mit dem Olivenöl, dem Abrieb und dem Saft der Zitrone in einem Mixer fein pürieren. Mit Kreuzkümmel, Salz und Pfeffer abschmecken.*

2 *Die Gurke waschen, längs halbieren und in Stifte, entsprechend der Länge der Brotscheiben, schneiden. Kresse waschen und trocken schütteln.*

3 *Den Hummus auf jede Scheibe Brot gleichmäßig aufteilen. Dann auf je eine Scheibe etwas Feta bröseln, die Gurkenstifte auflegen, nochmals etwas Feta daraufbröseln, Kresse darauf verteilen und mit einer zweiten Scheibe Brot als Deckel – mit dem Hummus nach unten – abschließen.*

4 *Beide Sandwiches auf diese Weise belegen. Nach Belieben in Butterbrotpapier gewickelt zum Lunch mitnehmen oder gleich verzehren.*

Tipp: Das Sandwich kannst du natürlich anstelle der Gurken auch mit Tomatenscheiben, fein geschnittenen Möhren oder Paprikaschoten belegen. Würze den Hummus jedesmal unterschiedlich – probier es auch mal mit Curry oder Koriander aus.

PRO PORTION: CA. 650 KCAL

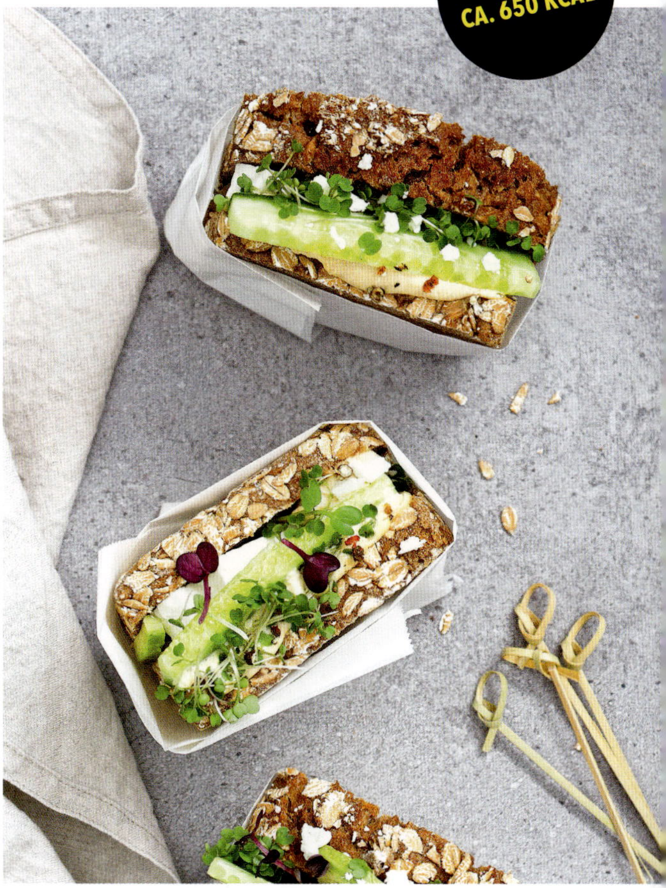

Tortilla-Wraps mit Avocado und Thunfisch

Für 2 Personen • Zubereitungszeit: 30 min • 33 g EW 17 g F 65 KH

150 g Thunfisch (aus der Dose)
1–2 TL Olivenöl
Salz
schwarzer Pfeffer aus der Mühle
1 Prise Chiliflocken
200 g rote Bohnen (aus der Dose)
1 kleine rote Zwiebel
1 ½ Avocados
4 Blätter Kopfsalat
4 Vollkorn-Tortilla-Fladen (à ca 50 g)

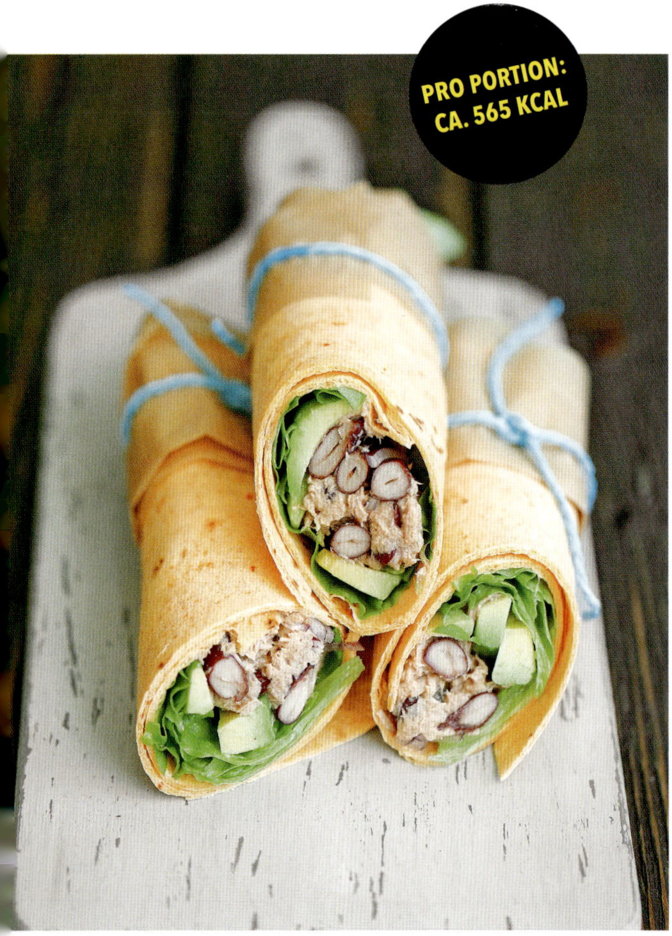

1 *Den Thunfisch in ein Sieb abgießen und abtropfen lassen. Zusammen mit Olivenöl, Salz, Pfeffer und Chiliflocken im Mixer grob zu einer Paste mixen.*

2 *Die Bohnen in ein Sieb abgießen, abbrausen und abtropfen lassen. Die Zwiebel schälen und in feine Würfel schneiden. Bohnen und Zwiebelwürfel zum Thunfisch geben und noch einmal mit Salz und Pfeffer abschmecken.*

3 *Die Avocados halbieren, den Kern entfernen, die Avocados schälen und anschließend in Spalten schneiden. Den Kopfsalat waschen und trocken schleudern.*

4 *Die Tortilla-Fladen auf einer Arbeitsfläche auslegen und je mit 2 Blättern Kopfsalat belegen. Die Thunfisch-Bohnen-Masse mittig, längs mit etwa 3 cm Abstand zum Rand, auf dem Salat platzieren. Die Avocadospalten anlegen, die Enden der Fladen einschlagen und fest zu Wraps aufrollen.*

5 *Zum Mitnehmen in Lunchboxen aufbewahren oder sofort servieren.*

Falafel-Wraps mit Bulgur

Für 2 Personen • Zubereitungszeit: 30 min • 16,5 g EW 23 g F 55 g KH

Für die Falafeln:
100 g Bulgur
100 g Kichererbsen (aus der Dose)
1 Knoblauchzehe • 2 Schalotten
½ Handvoll Petersilie
½ TL gemahlener Koriander
½ TL gemahlener Kreuzkümmel
½ TL Backpulver • 1 Msp. Natron
1 Ei
1 ½ EL Kichererbsenmehl
Salz • schwarzer Pfeffer aus der Mühle
Weizenkeimöl zum Frittieren

Für die Taschen:
75 g Naturjoghurt (1,5 % Fett)
Salz • Pfeffer aus der Mühle
2 Pitataschen
1 Tomate, fein gewürfelt
½ rote Zwiebel, fein gewürfelt
1 EL gehackte Petersilie
rote Weintrauben, nach Belieben

1 *Bulgur nach Packungsanleitung garen. Inzwischen Kichererbsen in ein Sieb abgießen und abtropfen lassen. Knoblauch und Schalotten schälen und fein würfeln. Petersilie waschen, trocken schütteln und grob hacken.*

2 *Knoblauch, Schalotten und Petersilie mit Gewürzen, Backpulver, Natron, Ei und Mehl zu den Kichererbsen geben und zu einer feinen Paste mixen. Mit Salz und Pfeffer kräftig würzen.*

3 *Die Masse in 8 Portionen teilen und zu kleinen Patties formen. Weizenkeimöl etwa 1 cm hoch in eine tiefe Panne geben und auf etwa 170 °C erhitzen. Falafel darin nach und nach etwa 4–5 Minuten knusprig frittieren, herausnehmen und auf Küchenpapier gut abtropfen lassen.*

4 *Joghurt salzen und pfeffern. Brot in einer Grillpfanne anrösten. Taschen öffnen, Bulgur darin verteilen, Falafeln hinzufügen, mit Tomatenwürfeln und Zwiebeln bestreuen. Mit Petersilie garnieren und nach Belieben mit Trauben servieren.*

PRO PORTION: CA. 515 KCAL

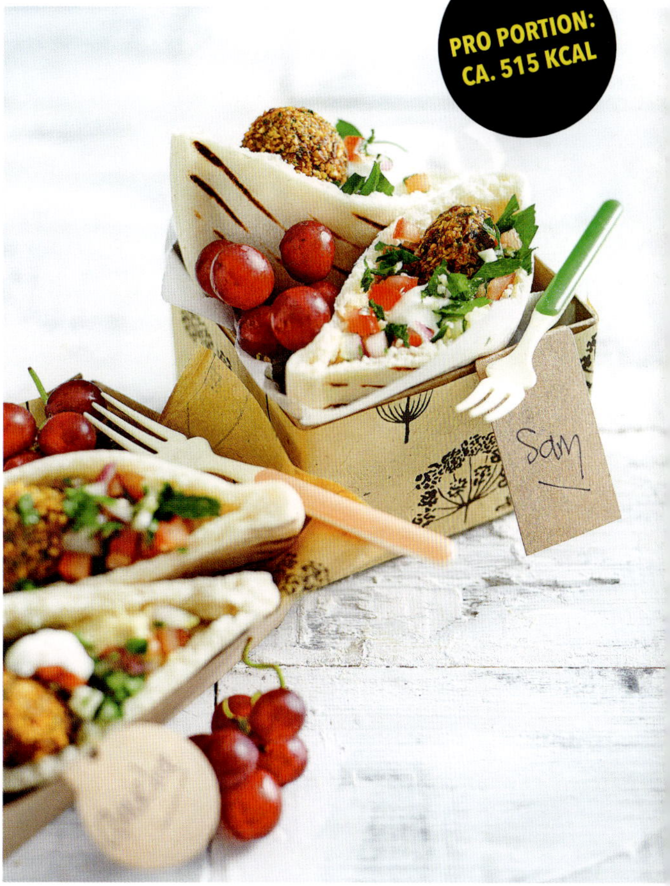

Regenbogen-Schichtsalat mit Buttermilchdressing

Für 2 Personen • Zubereitungszeit: 30 min • 24,5 g EW 31 g F 30,5 g KH

Für das Buttermilch-Dressing:
½ Zitrone
60 ml Buttermilch
50 g Naturjoghurt (1,5 % Fett)
½ EL Mohn
Salz • schwarzer Pfeffer aus der Mühle

Für den Salat:
2 Eier (Größe S)
40 g Pekannüsse
2 Scheiben Frühstücksspeck
100 g Babyspinat
90 g Rotkohl
125 g Kirschtomaten
40 g schwarze Oliven (ohne Stein)
½ orange Paprikaschote
150 g Mais
40 g Emmentaler, gerieben
4 Scheiben Vollkorntoast

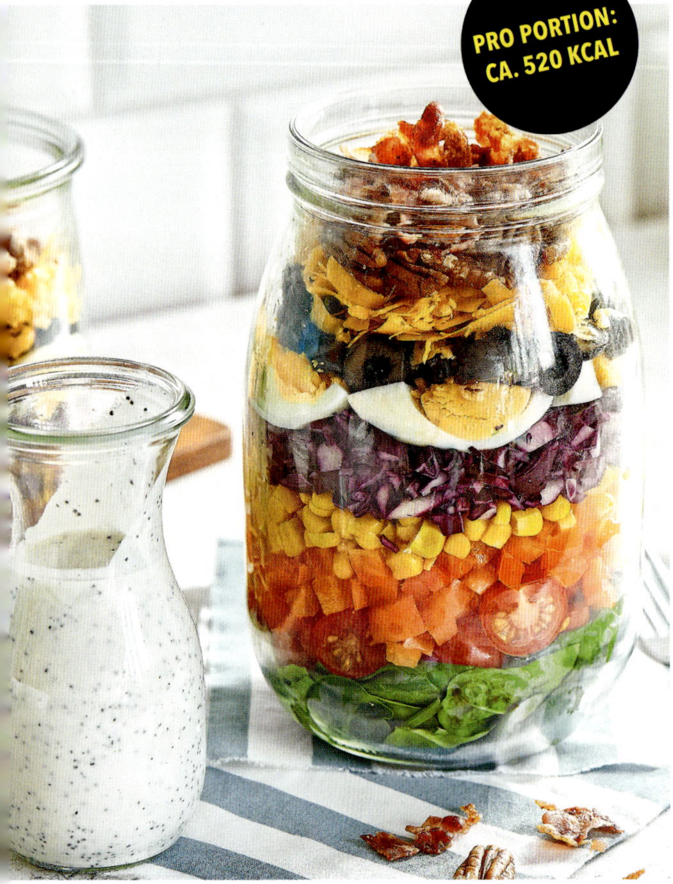

PRO PORTION: CA. 520 KCAL

1 *Für das Dressing die Zitrone auspressen. Zitronensaft mit den anderen Zutaten mischen. Dressing in ein Fläschchen füllen.*

2 *Für den Salat Eier etwa 7 Minuten kochen und kalt abschrecken. Pekannüsse in einer Pfanne ohne Öl 3–4 Minuten rösten. Speck in einer beschichteten Pfanne bei mittlerer Hitze 6–7 Minuten knusprig braten. Auf Küchenpapier gut abtropfen und abkühlen lassen, dann zerbröseln.*

3 *Spinat waschen und trocken schütteln. Kohl putzen und in feine Streifen schneiden. Tomaten waschen und halbieren. Oliven in ein Sieb abgießen, abtropfen lassen und in Scheiben schneiden. Paprika halbieren, entkernen, waschen und klein würfeln. Eier schälen und vierteln. Mais in ein Sieb abgießen und abtropfen lassen.*

4 *Alle Salatzutaten nacheinander in einem Einmachglas übereinanderschichten. Mit dem geriebenen Käse bestreuen und mit einer Schicht Frühstücksspeck und Pekannüssen abschließen.*

5 *Vor dem Verzehr das Dressing aufschütteln und über den Salat geben. Dazu je 2 Scheiben Vollkorntoast reichen.*

Quinoasalat mit Avocado

Für 2 Personen • Zubereitungszeit: 30 min • 16 g EW 26,5 g F 64,5 g KH

125 g gemischte Quinoa (hell und dunkel)
1 ½ Avocados
40 getrocknete Soft-Tomaten
1 EL Kapern
½ Handvoll Basilikum
einige Minzeblätter
Salz • schwarzer Pfeffer aus der Mühle
1 ½ EL Pistazien (natur)
2 EL Olivenöl
1 EL Balsamico Bianco
Saft und Abrieb von 1 Bio-Zitrone
2 Scheiben Graubrot

1 *Quinoa nach Packungsanleitung garen. Avocados halbieren, entkernen, schälen und würfeln. Getrocknete Tomaten grob hacken. Quinoa, Avocado, Tomaten und Kapern vermischen.*

2 *Basilikum und Minze waschen, trocken schütteln, Blätter abzupfen und jeweils drei Viertel davon fein hacken, den Rest zum Garnieren zur Seite legen. Gehackte Kräuter zur Quinoa geben, alles mit Salz und Pfeffer würzen und gut miteinander vermengen.*

3 *In Einmachgläser geben, mit Pistazien bestreuen und mit restlichen Kräuterblättchen garnieren.*

4 *Olivenöl mit Essig, Zitronensaft und -abrieb, Salz und Pfeffer verrühren und in ein kleines Fläschchen abfüllen. Vor dem Verzehr das Dressing aufschütteln und über den Quinoasalat geben. Dazu passt je 1 Scheibe frisches Graubrot.*

PRO PORTION: CA. 580 KCAL

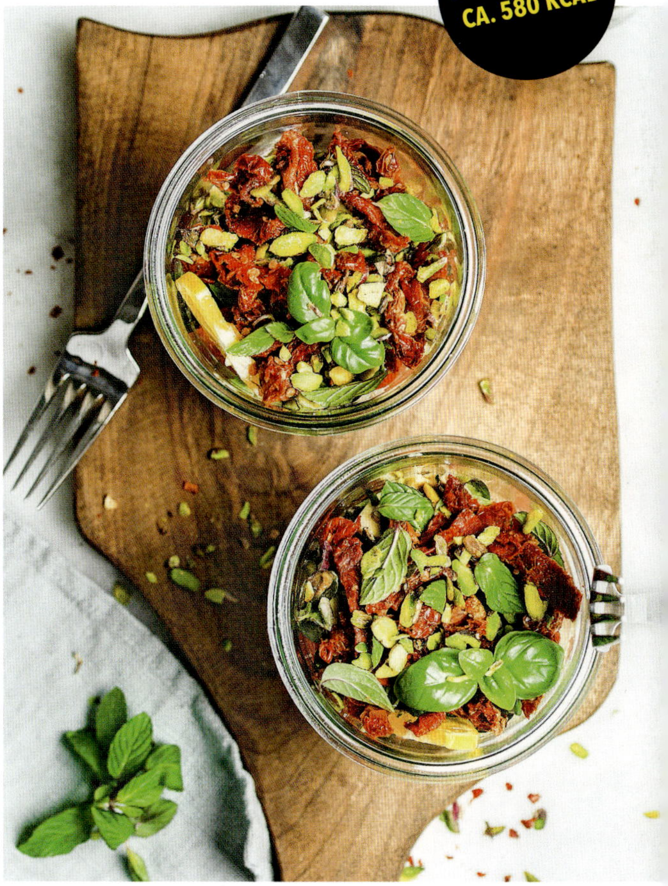

Couscoussalat mit Hähnchenspießen

Für 2 Personen • Zubereitungszeit: 35 min • 45 g EW 20,5 g F 56,5 g KH

300 g Hähnchenbrustfilet
Salz • schwarzer Pfeffer aus der Mühle
2 EL Olivenöl
18 g Rosinen
150 g Couscous
½ Zwiebel
1 Knoblauchzehe
½ TL gemahlener Kreuzkümmel
½ TL Bio-Orangenschale
½ Orange
½ Handvoll Korianderblätter
einige Minzblätter
Kerne von ½ Granatapfel

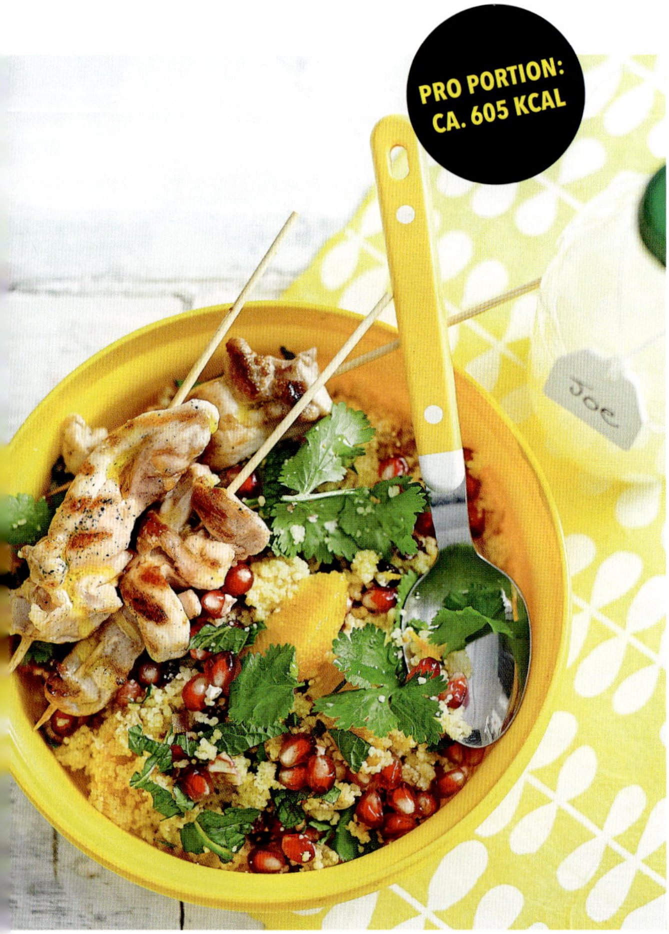

1 *Fleisch kalt abwaschen, trocken tupfen und in Streifen schneiden. Hähnchenstreifen auf 6 Holzspieße stecken und mit Salz und Pfeffer würzen. In einer Pfanne 1 EL Olivenöl erhitzen und die Spieße 3 Minuten von jeder Seite braten.*

2 *Rosinen in heißem Wasser einweichen, bis sie aufquellen, dann abgießen. Couscous nach Packungsanleitung garen und dann mit der Gabel etwas auflockern.*

3 *Zwiebel und Knoblauch schälen und in feine Würfel schneiden. Restliches Öl in einer Pfanne erhitzen und die Zwiebelwürfel darin 3 Minuten anbraten. Knoblauch, Kreuzkümmel und Orangenschale hinzufügen. Zwiebel-Knoblauch-Mischung zum Couscous geben.*

4 *Die Orange schälen, filetieren und den Saft dabei auffangen. Den restlichen Saft auspressen. Filets, Saft und Rosinen zum Couscous geben und mit Salz und Pfeffer würzen.*

5 *Kräuter waschen, trocken schütteln und grob hacken. Mit den Granatapfelkernen zum Couscous geben, mit Salz und Pfeffer abschmecken. In Lunchboxen füllen und Spieße darauflegen.*

Tipp: Schneide den Granatapfel in einer Schüssel mit kaltem Wasser auf und löse darin die Kerne heraus.

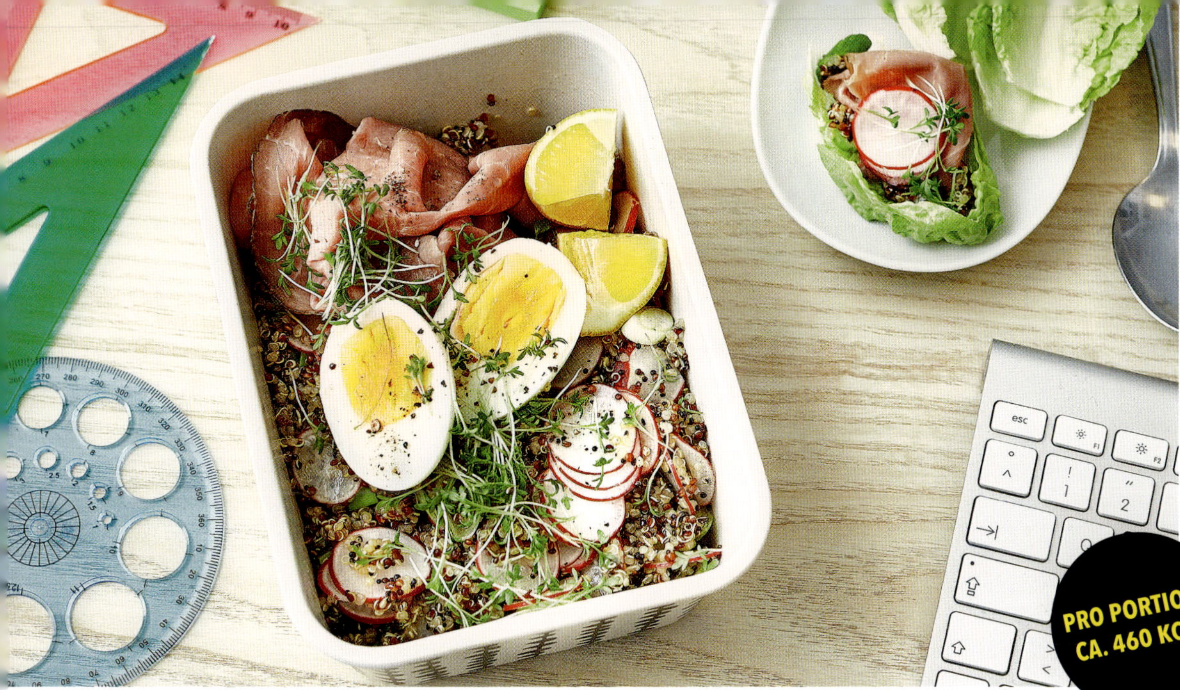

Quinoa-Bowl mit Roastbeef

Für 2 Personen • Zubereitungszeit: 30 min • 21 g EW 17,5 g F 51,5 g KH

100 g gemischte Quinoa (hell und dunkel)
2 Eier
3–4 Radieschen
1 Handvoll Kresse
Salz
schwarzer Pfeffer aus der Mühle
1 ½ EL Olivenöl
4–6 Blätter Romana-Salat
60 g Roastbeef, gegart
½ Bio-Zitrone
2 Scheiben Dinkel-Vollkornbrot

1 *Quinoa nach Packungsanleitung garen. Die Eier in kochendem Wasser etwa 7 Minuten garen. Herausnehmen, abschrecken, auskühlen lassen und anschließend pellen.*

2 *Die Radieschen putzen, waschen und in feine Scheiben schneiden. Die Kresse waschen und trocken schütteln. Die Quinoa sorgfältig mit den Radieschen mischen und mit Salz und Pfeffer würzen. Zuletzt das Olivenöl hinzufügen und alles miteinander vermengen.*

3 *Den Salat in Blätter teilen, waschen und trocken schütteln. Erst seitlich Salat, dann Quinoa in die Lunchboxen geben. Das Roastbeef auf die Lunchboxen aufteilen.*

4 *Die Zitrone heiß waschen und trocken reiben, dann längs vierteln und noch einmal quer halbieren. Je 2 Zitronenstücke mit dazulegen. Alles mit der Kresse bestreuen, die Eier halbieren und oben daraufgeben. Dazu passt je 1 Scheibe Dinkel-Vollkornbrot.*

Schneller Nudelsalat mit Hähnchen

Für 2 Personen • Zubereitungszeit: 20 min • 39 g EW 22,5 g F 66 g KH

175 g Vollkornspiralnudeln
Salz
200 g Brathähnchen, gegart (kalt)
60 g eingelegte Paprikaschoten
2 Essiggurken
100 g Kirschtomaten
½ Handvoll Rucola
1 Frühlingszwiebel
2 EL Balsamico Bianco
½ TL flüssiger Honig
1 ½ EL Olivenöl
schwarzer Pfeffer aus der Mühle

PRO PORTION: CA. 640 KCAL

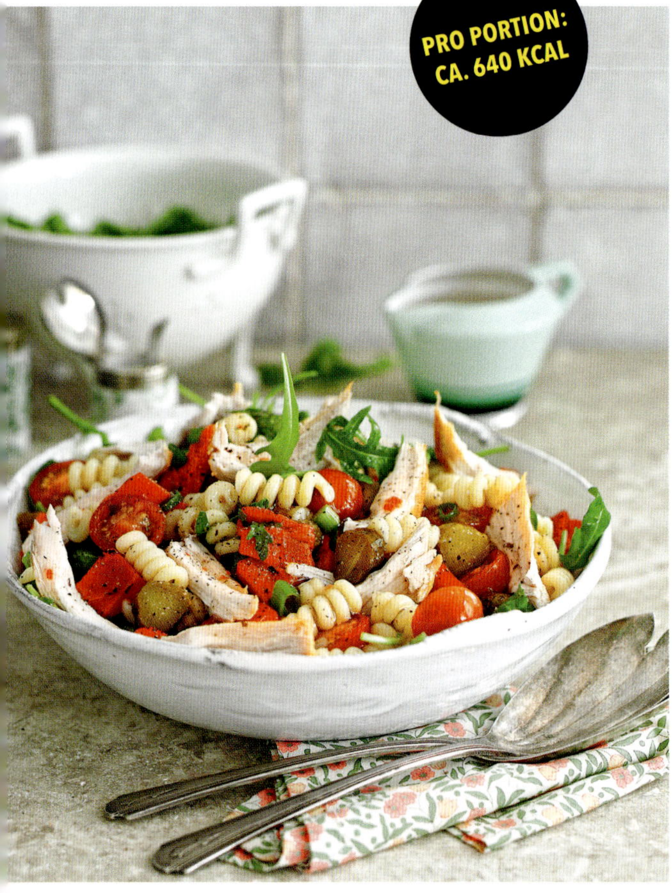

1 *Die Nudeln in Salzwasser nach Packungsanleitung garen. Inzwischen das Hähnchen in Streifen schneiden. Paprika und Gurken abtropfen lassen, die Paprika in kleine Stücke und die Gurken in Scheiben schneiden.*

2 *Die Tomaten waschen und halbieren. Den Rucola waschen, trocken schütteln und bei Bedarf kleiner zupfen. Die Frühlingszwiebel waschen, putzen und in Ringe schneiden.*

3 *Für das Dressing den Balsamico mit Honig, Öl, Salz und Pfeffer verrühren. Die Nudeln in ein Sieb abgießen und abtropfen lassen. Mit Tomaten, Rucola und Frühlingszwiebeln und zuletzt dem Dressing vermengen, alles mit Salz und Pfeffer abschmecken und in Lunchboxen geben oder gleich verzehren.*

Rote Linsennudeln mit Buchweizen

Für 2 Personen • Zubereitungszeit: 20 min + 10 min Garzeit • 30 g EW 16,5 g F 61 g KH

225 g rote Linsennudeln
Salz
100 g gelbe Kirschtomaten
1 Möhre
1 Schalotte
1 Knoblauchzehe
1–2 EL Buchweizen
2 EL Olivenöl
½ TL gemahlene Kurkuma
1 EL Tomatenmark
50 ml passierte Tomaten
schwarzer Pfeffer aus der Mühle
Chilipulver
Sprossen zum Garnieren

1 *Linsennudeln in Salzwasser nach Packungsanleitung garen. Kirschtomaten waschen und halbieren. Möhre schälen und fein raspeln. Schalotte und Knoblauch schälen und fein hacken.*

2 *In einer Pfanne ohne Fett den Buchweizen bei mittlerer Hitze kurz rösten, dann beiseitestellen. Das Öl in derselben Pfanne erhitzen und die Schalotte sowie den Knoblauch darin kurz anbraten und mit Kurkuma bestreuen.*

3 *Tomatenmark hinzufügen und kurz mitbraten, dann die passierten Tomaten unterrühren. Alles mit Salz, Pfeffer und Chilipulver würzen und noch etwa 10 Minuten köcheln lassen. Möhren und Tomaten untermischen und noch 1–2 Minuten mitgaren.*

4 *Die Nudeln abgießen, dabei etwas Kochwasser auffangen. Die Pasta abtropfen lassen und mit dem Buchweizen unter die Sauce mischen. Bei Bedarf noch etwas Kochwasser unterrühren. Die Linsennudeln zum Mitnehmen kurz abkühlen lassen, in Lunchboxen füllen und die Sprossen daraufgeben.*

PRO PORTION: CA. 520 KCAL

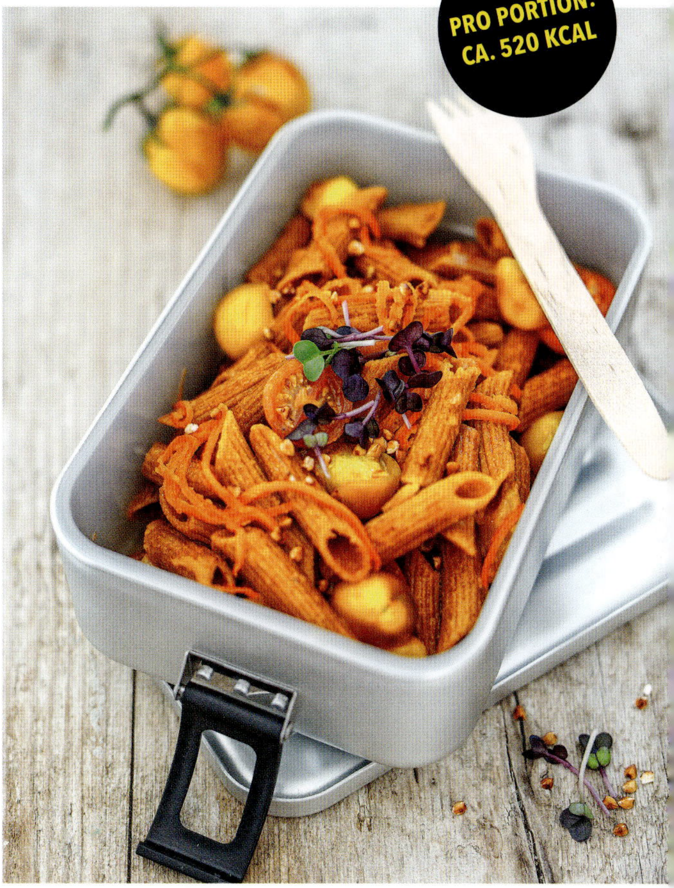

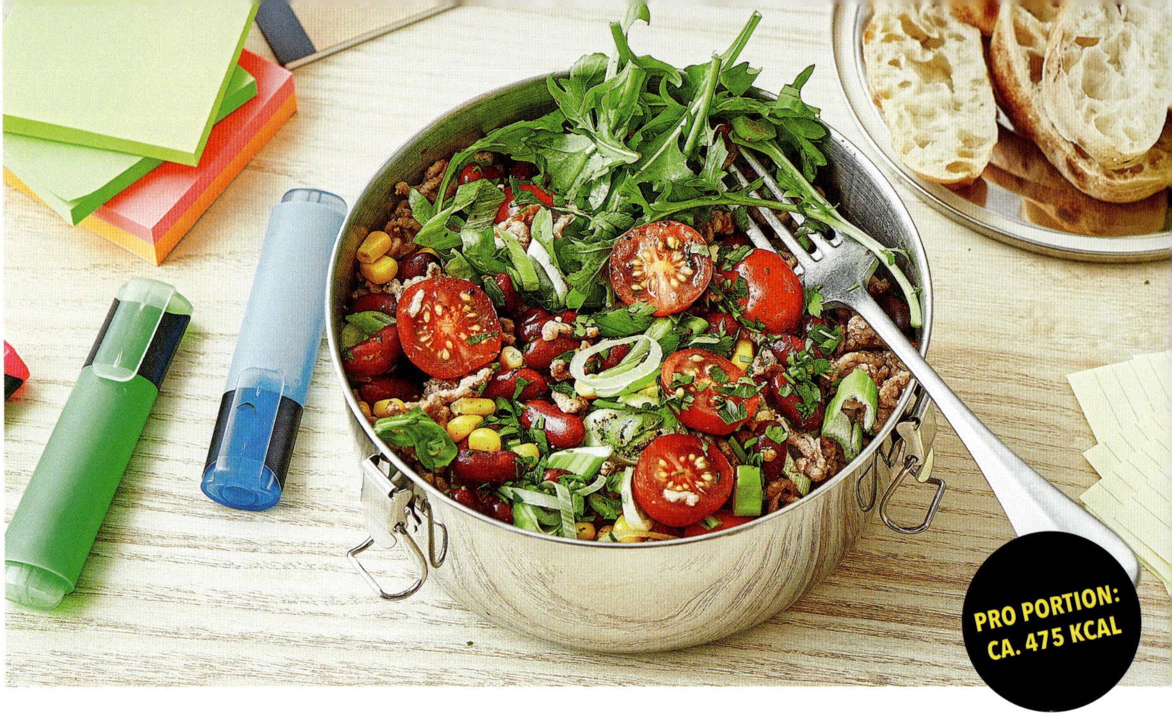

Chili-con-Carne-Salat

Für 2 Personen • Zubereitungszeit: 30 min • 25 g EW 19,5 g F 46 g KH

100 g gemischtes Hackfleisch
½ TL gemahlener Kreuzkümmel
½ TL Cayennepfeffer
Salz
schwarzer Pfeffer aus der Mühle
5 Kirschtomaten
1 Frühlingszwiebel
150 g Kidneybohnen (aus der Dose)
40 g Mais (aus der Dose)
1 Handvoll Rucola
1 Bio-Limette
1 EL Olivenöl
½ EL Balsamico Bianco
½ Handvoll Petersilie
4 Scheiben Dinkel-Ciabatta

1 *Das Hackfleisch in einer heißen beschichteten Pfanne ohne Öl etwa 7–8 Minuten anbraten. Mit Kreuzkümmel, Cayennepfeffer, Salz und Pfeffer würzen.*

2 *Die Kirschtomaten waschen, halbieren und zum Hackfleisch geben. Die Frühlingszwiebel waschen und schräg in feine Ringe schneiden. Kidneybohnen und Mais in ein Sieb abgießen und abtropfen lassen. Zusammen mit den Frühlingszwiebeln zum Hackfleisch geben. Den Rucola waschen, trocken schütteln und ebenfalls zum Hackfleisch hinzufügen.*

3 *Für das Dressing die Limette heiß waschen und trocknen. Die Schale fein abreiben, den Saft auspressen und mit Olivenöl und Balsamico in ein Fläschchen füllen.*

4 *Die Petersilie waschen, grob hacken und zum Chili-con-Carne hinzufügen. Alles gut durchmischen und in Lunchboxen füllen. Vor dem Verzehr das Dressing aufschütteln und über den Salat geben. Dazu je 2 Scheiben Dinkel-Ciabatta reichen.*

Vollkornreissalat mit Lachs

Für 2 Personen • Zubereitungszeit: 35 min • 16,5 g EW 23 g F 56 g KH

Für den Salat:
125 g Vollkornreis
Salz
1 Stängel Petersilie
1 Stängel Dill
110 g Lachsfilet (ohne Haut)
1 Bio-Zitrone
1 EL Olivenöl
2 Eier
4 Radieschen
½ Handvoll Kresse
schwarzer Pfeffer aus der Mühle

Für das Dressing:
30 ml Olivenöl • 20 ml Aceto Balsamico

1 *Reis in Salzwasser nach Packungsanleitung garen. Kräuter waschen und trocken schütteln. Blätter und Spitzen abzupfen und grob hacken. Fisch waschen und trocken tupfen. Zitrone heiß waschen und trocknen. Schale fein abreiben und Saft auspressen. Lachs mit Zitronenschale, -saft und Olivenöl 10 Minuten marinieren.*

2 *Eier in kochendem Wasser 7 Minuten garen. Abschrecken, auskühlen lassen und pellen. Einen Topf mit passendem Siebeinsatz etwa 3 cm hoch mit Wasser füllen und dieses kräftig salzen. Lachs auf den Siebeinsatz legen und darin etwa 7 Minuten dämpfen. Herausnehmen, etwas abkühlen lassen und klein zupfen.*

3 *Radieschen putzen, waschen und in feine Stifte schneiden. Kresse waschen und trocken schütteln. Eier vierteln. Reis mit Salz und Pfeffer leicht würzen.*

4 *Einmachgläser bereitstellen und zuerst Reis etwa 1–2 cm hoch einschichten, dann Lachs und gehackte Kräuter drauf verteilen. Je ein halbes Ei darauflegen und eine weitere Schicht Reis oben daraufgeben. Die andere Hälfte der Eier darauflegen, Radieschen auf alle Gläser verteilen und Kresse über alles streuen.*

5 *Für das Dressing Olivenöl und Essig in ein kleines Fläschchen füllen. Vor dem Verzehr aufschütteln und über den Salat geben.*

PRO PORTION: CA. 500 KCAL

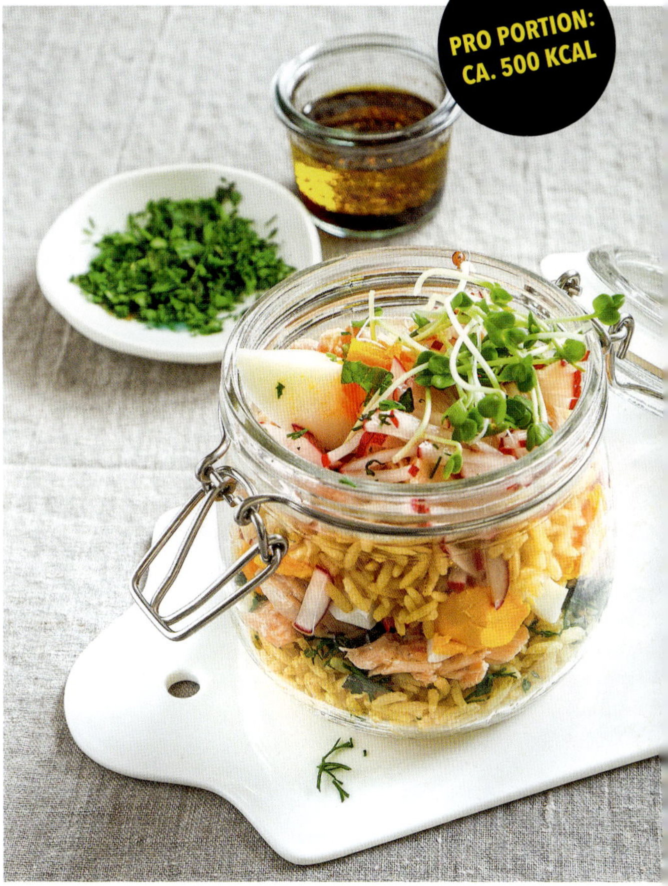

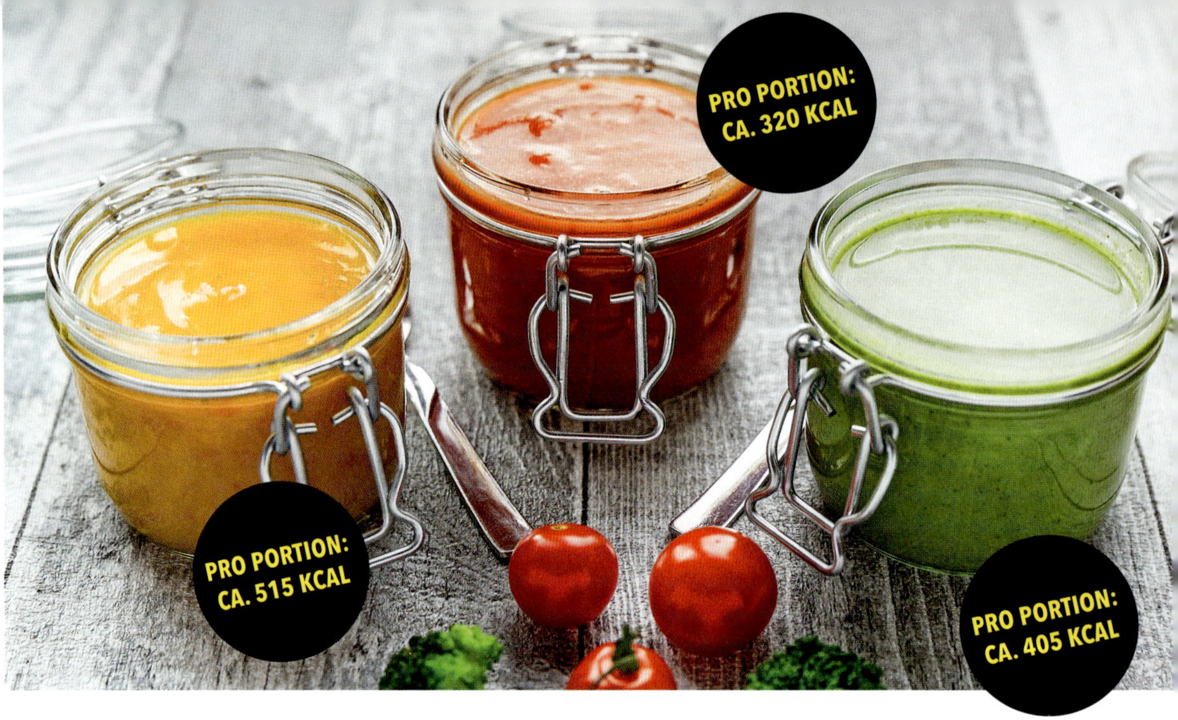

Dreierlei Suppe

Tomatensuppe mit Dinkelcroûtons

Für 4 Personen • Zubereitungszeit: 20 min + 35 min Kochzeit • 8 g EW 13 g F 34 g KH

3 Zwiebeln • 2 Knoblauchzehen
1 Kartoffel
1 EL Olivenöl
2 EL Rohrohrzucker
2 Handvoll Basilikum
120 ml Weißwein
150 g Kirschtomaten
400 g geschälte Tomaten (aus der Dose)
800 ml Gemüsebrühe
1 Zweig Thymian • 1 Lorbeerblatt
Salz • schwarzer Pfeffer aus der Mühle

Außerdem:
200 g Dinkelbrot
1 EL Olivenöl
1 Zweig Rosmarin

1 *Zwiebeln und Knoblauch schälen und würfeln. Kartoffel waschen, schälen und würfeln. Olivenöl in einem Topf erhitzen und alles darin 5–6 Minuten anbraten. Mit Zucker bestreuen und leicht karamellisieren lassen.*

2 *Basilikum waschen, trocken schütteln, grob hacken, dazugeben und mit Weißwein ablöschen. Etwas reduzieren lassen. Kirschtomaten waschen und mit geschälten Tomaten hinzufügen. Gemüsebrühe angießen. Thymian und Lorbeerblatt waschen und dazugeben. Bei mittlerer Hitze etwa 35 Minuten köcheln lassen. Mit Salz und Pfeffer würzen.*

3 *Lorbeerblatt und den Thymianzweig herausnehmen, Suppe pürieren und abschmecken. Brot von der Rinde befreien und würfeln. In einer Pfanne mit Olivenöl und Rosmarin rösten. Auf Küchenpapier geben, auskühlen lassen und separat abfüllen. Suppe in Einmachgläser füllen und Croûtons vor dem Verzehr darauf verteilen.*

Cremige Kürbissuppe

Für 4 Personen • Zubereitungszeit: 30 min + 30 min Kochzeit • 13 g EW 13,5 g F 69,5 g KH

400 g Hokkaidokürbis
2 Zwiebeln
300 g Kartoffeln
1 Möhre
3 EL Olivenöl
Salz
2 EL Ingwer, gerieben
1 Sternanis
200 ml Weißwein
1 l Gemüsefond
2 Zweige Thymian
1 Lorbeerblatt
schwarzer Pfeffer aus der Mühle
1 EL Butter
8 Scheiben Vollkornbrot

1 *Hokkaidokürbis waschen und mit Schale in etwa 2 cm große Stücke schneiden. Zwiebeln schälen und würfeln. Kartoffeln schälen, waschen und würfeln. Möhre schälen und grob würfeln. In einem Topf Olivenöl erhitzen und das Gemüse darin etwa 6 Minuten anbraten. Mit Salz würzen.*

2 *Ingwer und Sternanis hinzufügen und mit Weißwein ablöschen. Etwas reduzieren lassen und Gemüsefond angießen. Thymian und Lorbeerblatt waschen, hinzufügen und bei mittlerer Hitze etwa 30 Minuten köcheln lassen.*

3 *Anis, Lorbeerblatt und Thymianzweige entfernen. Die Suppe mit Butter fein pürieren. Mit Salz und Pfeffer abschmecken, in Einmachgläser füllen und je 2 Scheiben Vollkornbrot dazu reichen.*

Feine Brokkolisuppe

Für 4 Personen • Zubereitungszeit: 30 min + 30 min Kochzeit • 10,5 g EW 12,5 g F 50,5 g KH

300 g Brokkoli • Salz
200 g Kartoffeln • 1 Möhre
2 Zwiebeln
1 EL Olivenöl
200 ml Weißwein
800 ml Gemüsebrühe
schwarzer Pfeffer aus der Mühle
frisch geriebene Muskatnuss
1 TL Kümmel
1 Msp. Cayennepfeffer
180 g Gerstengraupen
1 EL Butter
8 Scheiben Dinkel-Vollkornbrot

1 *Brokkoli waschen und in sehr kleine Röschen teilen. In kochendem Salzwasser etwa 3–4 Minuten blanchieren, in ein Sieb abgießen und abtropfen lassen. Kartoffeln, Möhre und Zwiebeln schälen und klein würfeln.*

2 *Olivenöl in einem Topf erhitzen und das Gemüse darin 6–8 Minuten anbraten. Mit 1 TL Salz bestreuen. Mit Weißwein ablöschen, etwas reduzieren lassen und Gemüsebrühe angießen. Gewürze unterrühren und die Suppe etwa 30 Minuten köcheln lassen.*

3 *Gerstengraupen nach Packungsanleitung in Salzwasser bissfest garen, in ein Sieb abgießen und abtropfen lassen. Die Suppe mit Butter und Brokkoli pürieren und abschmecken. Gerstengraupen und Suppe in Einmachgläser füllen und je 2 Scheiben Brot dazu reichen.*

Tipp: Friere die Suppe in Portionen ein, als Vorrat, wenn's schnell gehen muss.

Sommerrollen mit Erdnusssauce

Für 2 Personen bzw. für 4 Stück • Zubereitungszeit: 35 min • 27,5 g EW 40 g F 19,5 g KH

Für die Rollen:

12 rohe Garnelen (küchenfertig)
4 große Blätter Mangold
1 Mini-Salatgurke • 1 Möhre
100 g Rotkohl
50 g Bambussprossen
½ Handvoll Pfefferminzstiele
2–3 Stiele Koriander
4 große Blätter Reispapier
Salz • schwarzer Pfeffer aus der Mühle

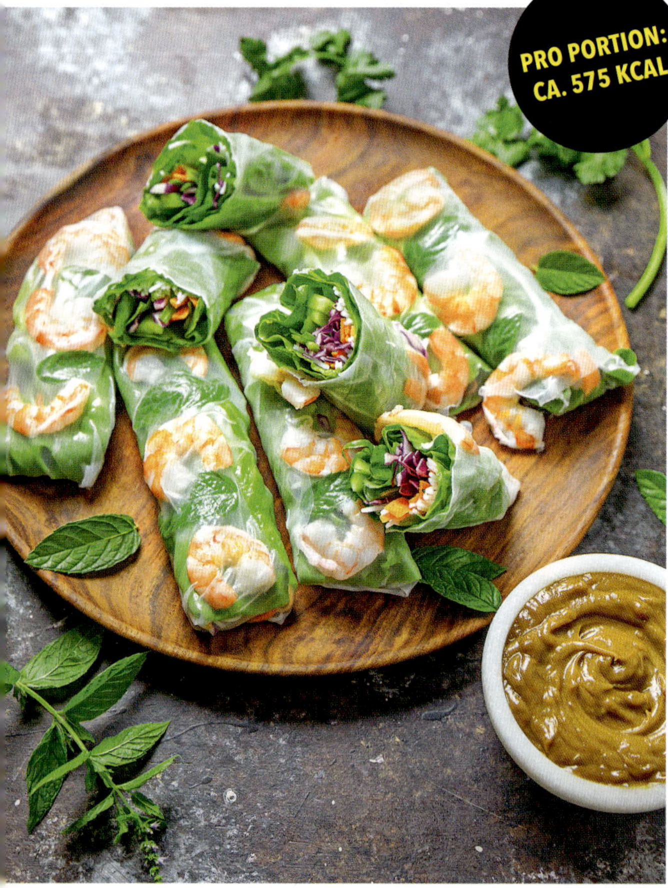

PRO PORTION:
CA. 575 KCAL

Für die Sauce:

½ Bio-Limette
150 g Erdnüsse (natur)
½ EL Sojasauce • Salz

1 *Garnelen kalt waschen und abtropfen lassen. In kochendem Wasser 2 Minuten blanchieren und abtropfen lassen. Mangold putzen und waschen und in kochendem Wasser etwa 1 Minute blanchieren. In Eiswasser abschrecken.*

2 *Gurke waschen, längs vierteln, entkernen und in 5 mm breite Stifte schneiden. Möhre schälen und in 5 mm breite Stifte schneiden. Rotkohl putzen, die äußeren Blätter entfernen, waschen und in feine Streifen schneiden. Sprossen waschen. Pfefferminz- und Korianderstiele waschen, trocken schütteln und Blätter abzupfen.*

3 *Reispapier mit kaltem Wasser befeuchten, auf sauberen Küchentüchern ausbreiten und 1–2 Minuten quellen lassen. Jeweils ein Blatt Mangold mittig darauflegen. Gurken- und Möhrenstifte, Rotkohlstreifen und Bambussprossen längs darauf anordnen. Je drei Garnelen und drei Minze- und Korianderblätter auf das Gemüse legen. Mit etwas Salz und Pfeffer würzen und einrollen.*

4 *Für die Sauce Limette heiß waschen und trocknen. Schale fein abreiben und Saft auspressen. Erdnüsse mit 50 ml Wasser, Sojasauce, Limettenabrieb und -saft fein pürieren. Salzen und in ein Schälchen geben. Die Rollen auf einer Platte legen, die übrigen Kräuter darüber streuen und mit Erdnusssauce servieren.*

Pita-Wraps mit Huhn

Für 2 Personen • Zubereitungszeit: 45 min • 45 g EW 13,5 g F 63,5 g KH

250 g Hähnchenbrustfilets
Salz
schwarzer Pfeffer aus der Mühle
¼ TL Cayennepfeffer
¼ TL gemahlener Kreuzkümmel
¼ TL gemahlener Koriander
1 EL Olivenöl
125 g Kichererbsen (aus der Dose)
125 g Naturjoghurt
50 g Buchweizen, gegart
1 Bio-Limette
4 Pitafladenbrote
½ Handvoll Rucola
1 EL Dillspitzen

1 *Hähnchenbrustfilets waschen und trocken tupfen. Mit Salz, Pfeffer, Cayennepfeffer, Kreuzkümmel und Koriander würzen. In einer Pfanne ½ EL Olivenöl erhitzen und Hähnchenbrustfilets auf jeder Seite etwa 6 Minuten anbraten. Herausnehmen und beiseitestellen.*

2 *Kichererbsen in ein Sieb abgießen, abtropfen lassen und zwei Drittel mit Joghurt, Buchweizen und restlichem Olivenöl mischen. Limette heiß waschen und trocknen. Schale fein abreiben und Saft auspressen. Joghurt mit Salz, Pfeffer sowie Limettenabrieb und -saft abschmecken.*

3 *Pitafladenbrote in einer Pfanne trocken von jeder Seite etwa 2 Minuten leicht anrösten. Hähnchenbrustfilets in kleine Würfel schneiden und zum Joghurt geben. Rucola waschen, trocken schütteln, grob hacken und hinzufügen.*

4 *Auf die Fladenbrote die Mischung verteilen und auf Rechtecke aus hellem Backpapier legen. Mit dem Papier zu Wraps einrollen. Nach Belieben mit Küchengarn zusammenbinden und mit restlichen Kichererbsen und Dillspitzen garniert servieren.*

PRO PORTION: CA. 570 KCAL

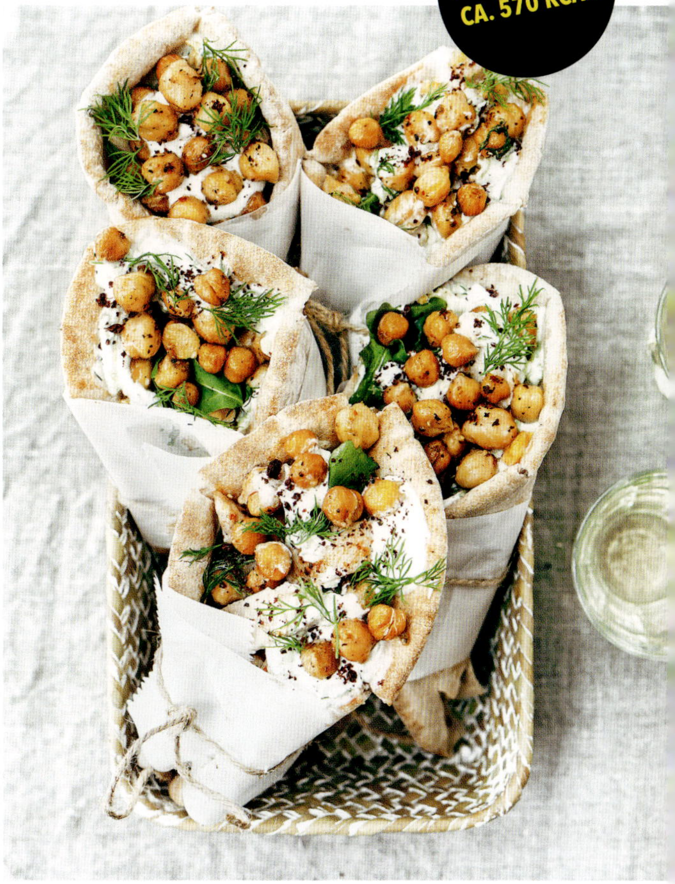

Hähnchen-Gemüse-Eintopf

Für 2 Personen • Zubereitungszeit: 30 min + 45 min Garzeit • 37 g EW 22 g F 64,5 g KH

250 g Hähnchenschenkel (ohne Knochen)
1 EL Mehl zum Bestauben
1 EL Olivenöl
1 kleine Zwiebel
1 kleine Knoblauchzehe
1 Möhre • 1 Kartoffel
1 Stange Staudensellerie
50 ml Weißwein
200 ml Gemüsebrühe
1 Lorbeerblatt • 1 Zweig Thymian
1 Zucchini • 90 g grüne Bohnen
1 Tomate, grob gewürfelt
50 ml Sahne (15 % Fett)
1–2 TL grober Senf
150 g Dinkel-Muschelnudeln
Salz

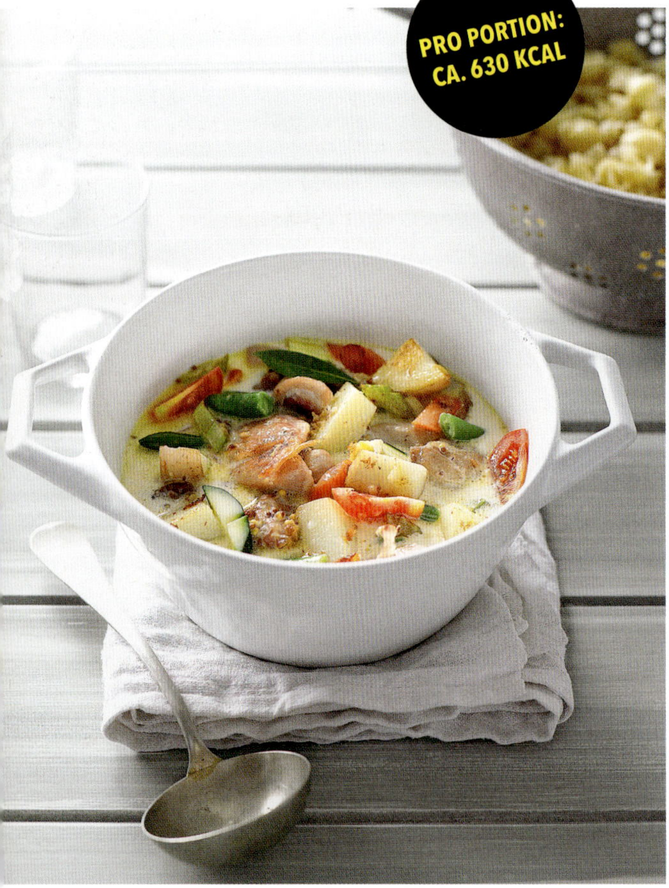

PRO PORTION: CA. 630 KCAL

1 *Fleisch waschen, trocken tupfen und in 2 cm große Stücke schneiden. Mit Mehl bestauben, abklopfen und nach und nach in 2 TL Öl in einem großen Topf anbraten und herausnehmen.*

2 *Zwiebel und Knoblauch schälen und klein würfeln. Möhre und Kartoffel schälen und grob würfeln. Sellerie waschen und in Scheiben schneiden. Restliches Öl im Topf erhitzen und das Gemüse darin 5 Minuten anbraten.*

3 *Fleisch hinzufügen und mit Wein ablöschen. Reduzieren lassen und Brühe angießen. Lorbeerblatt und Thymianzweig waschen und hinzufügen. Aufkochen lassen, Hitze reduzieren und alles etwa 30 Minuten abgedeckt köcheln lassen.*

4 *Inzwischen Zucchini waschen, längs halbieren und in Scheiben schneiden. Bohnen putzen, waschen und halbieren. Tomate waschen, Stielansatz entfernen und grob würfeln. Nach etwa 30 Minuten Zucchini, Bohnen, Tomate, Sahne, Senf zum Eintopf geben und weitere 15 Minuten garen.*

5 *Nudeln nach Packungsanleitung bissfest garen. Thymian und Lorbeer entfernen und den Eintopf mit Salz abschmecken. Nudeln abgießen, abtropfen lassen und zum Eintopf servieren.*

Grünes Thai-Curry mit Huhn

Für 2 Personen • Zubereitungszeit: 35 min + 30 min Kochzeit • 32 g EW 45 g F 52 g KH

250 g Hähnchenschenkelfleisch (ohne Knochen)
1–2 EL Erdnussöl
1 Zwiebel
1 cm Ingwer
1 cm Galgant
½ Stängel Zitronengras
1 EL grüne Currypaste (nach Belieben)
50 ml Weißwein
2 EL Sojasauce • 1–2 EL Fischsauce
100 g Vollkornreis • Salz
1 Stange Lauch
150 g grüne Bohnen
1 kleine rote Chilischote
150 ml Gemüsebrühe
2 Stiele Thai-Basilikum
200 ml Kokosmilch

1 *Hähnchenfleisch waschen, trocken tupfen und in grobe Stücke schneiden. 1 EL Erdnussöl in einem großen Topf erhitzen und das Fleisch darin hell anbraten, wieder herausnehmen.*

2 *Zwiebel, Ingwer und Galgant schälen und klein würfeln. Zitronengras mit dem Messerrücken anklopfen und aufbrechen. Alles mit der Currypaste im Topf oder Wok etwa 2–3 Minuten im restlichen Öl leicht anbraten. Mit Wein, Soja- und Fischsauce ablöschen und köcheln lassen.*

3 *Reis in kochendem Salzwasser nach Packungsanleitung bissfest garen. Inzwischen Lauch putzen, halbieren, gründlich waschen und quer in 8–10 cm lange Stücke schneiden. Bohnen putzen, waschen und zusammen mit dem Lauch in das Curry geben. Chilischote quer halbieren, entkernen, waschen und in Ringe schneiden. Die Hälfte in den Topf geben, Fleisch hinzufügen und die Brühe angießen. Etwa 15 Minuten unter gelegentlichem Rühren leicht köcheln lassen. Reis in ein Sieb abgießen und abtropfen lassen.*

4 *Thai-Basilikum in kochendem Wasser kurz blanchieren und in Eiswasser abschrecken. Mit Kokosmilch fein pürieren. Durch ein Sieb in den Topf gießen. Curry 15 Minuten köcheln lassen, Zitronengras entfernen und salzen. Mit Thai-Basilikum und Chili garnieren und mit Reis servieren.*

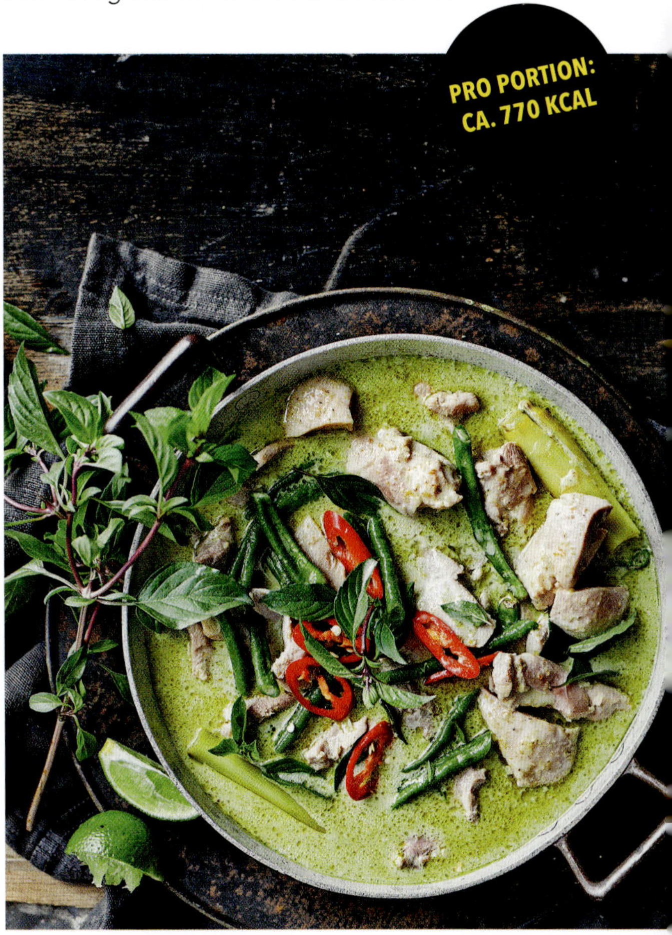

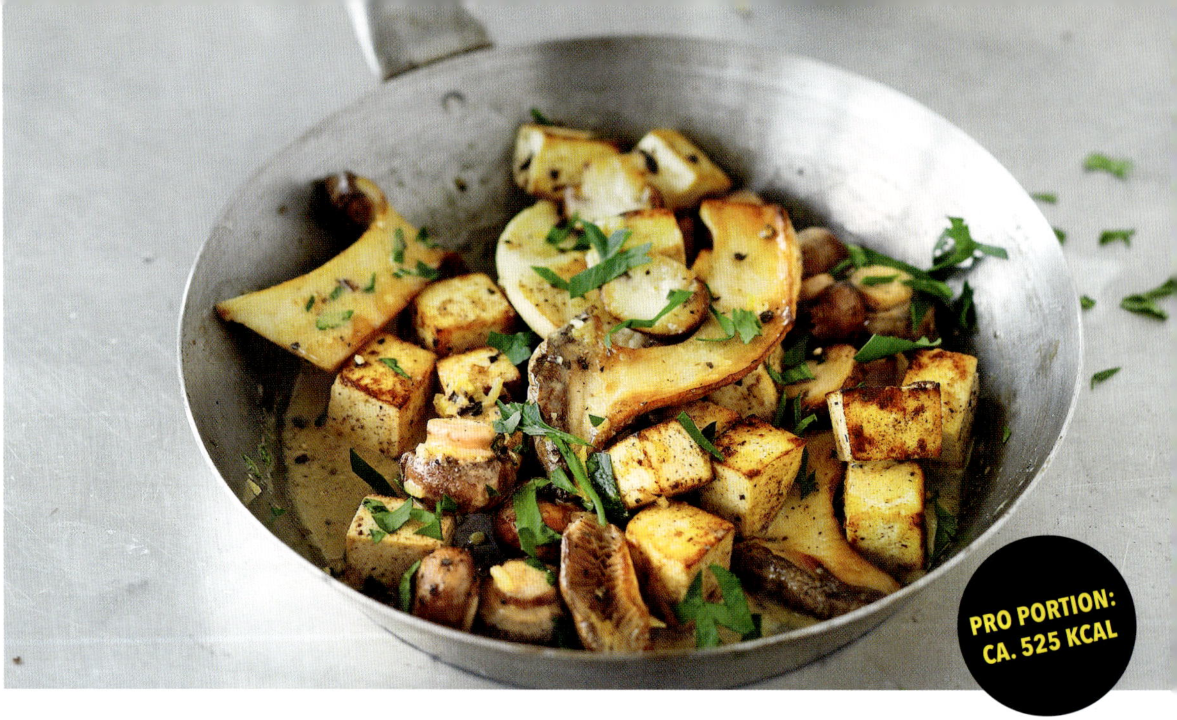

Pilzpfanne mit Tofu

Für 2 Personen • Zubereitungszeit: 40 min + 2 h Marinierzeit • 31 g EW 15 g F 63,5 g KH

200 g Tofu (natur)
½ EL Zitronenabrieb
½ EL Zitronensaft
4–5 TL Dijon-Senf
100 ml Orangensaft
Salz • Cayennepfeffer
150 g Gerstengraupen
½ EL Butter
Pfeffer aus der Mühle
½ Bund Petersilie
1 kleine Knoblauchzehe
300 g gemischte Pilze (z. B. Shiitakepilze, Austernpilze, Rötelritterlinge, Champignons)
1 EL Olivenöl

1 Tofu in 1 cm große Würfel schneiden. Zitronenabrieb, -saft, Senf und Orangensaft verrühren und mit Salz und Cayennepfeffer würzen. Tofu zur Marinade geben und abgedeckt für 2 Stunden in den Kühlschrank stellen.

2 Gerstengraupen in kochendem Salzwasser nach Packungsanleitung bissfest garen. In ein Sieb abgießen, abtropfen lassen und mit Butter, Salz und Pfeffer abschmecken. Petersilie waschen und trocken schütteln. Blätter abzupfen und grob hacken. Knoblauch schälen und fein würfeln.

3 Pilze putzen, in mundgerechte Stücke schneiden und in einer Pfanne ohne Fett kurz anbraten. Öl und Knoblauch zugeben. Tofuwürfel aus der Marinade nehmen, abtropfen lassen und ebenfalls zu den Pilzen geben.

4 Alles unter gelegentlichem Rühren anbraten und Marinade hinzufügen. Petersilie untermischen und mit Salz und Pfeffer abschmecken. Mit den Graupen servieren.

Gemüsefrikadellen mit Hummus

Für 4 Personen • Zubereitungszeit: ca. 25 min • 13 g EW 22 g F 57,5 g KH

Für die Puffer:
700 g Kartoffeln (vorwiegend festkochend)
3 Möhren
1 Zucchini
80 g Dinkelvollkornmehl
2 Eier
Salz
frisch geriebene Muskatnuss

Für den Hummus:
400 g Kichererbsen (aus der Dose)
3 EL Olivenöl
Salz
schwarzer Pfeffer aus der Mühle

6 EL Weizenkeimöl
1 Zitrone
Rucolablätter zum Garnieren

1 *Kartoffeln und Möhren schälen und raspeln. Zucchini putzen, waschen und ebenfalls raspeln. Gemüse mit Mehl mischen und Eier hinzufügen. Mit Salz und Muskatnuss würzen.*

2 *Für den Hummus die Kichererbsen in ein Sieb abgießen, abtropfen lassen und zusammen mit dem Olivenöl und 50 ml Wasser cremig pürieren. Mit Salz und Pfeffer würzen.*

3 *Aus der Kartoffelmasse kleine, flache Rösti formen. Weizenkeimöl in einer Pfanne erhitzen und die Rösti darin von jeder Seite etwa 6 Minuten braten. In der Zwischenzeit die Zitrone waschen, trocknen und in Spalten schneiden.*

4 *Die Rösti auf Teller verteilen und mit dem Rucola garnieren. Die Zitronenspalten dazulegen und den Hummus dazu reichen.*

Tipp: Die Puffer lassen sich auch wunderbar einfrieren. Der Hummus hält sich ein paar Tage gut im Kühlschrank.

PRO PORTION: CA. 505 KCAL

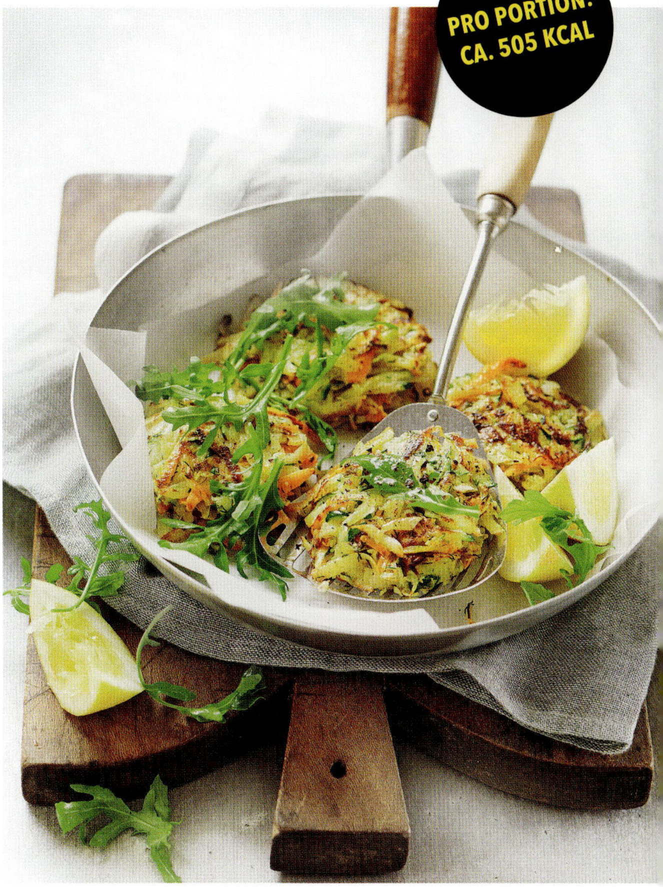

Fenchel-Möhren-Gratin mit Oliven

Für 2 Personen • Zubereitungszeit: 40 min + 25 min Backzeit • 11,5 g EW 20 g F 79,5 g KH

1 große Knolle Fenchel
3–4 Möhren
Salz
50 g Knollensellerie
½ EL grüne Oliven (ohne Stein)
½ EL schwarze Oliven (ohne Stein)
3 EL Olivenöl
1 Bio-Orange
frisch geriebene Muskatnuss
grobes Meersalz • weißer Pfeffer
½ EL gehackter Thymian
50 g Weißbrot
30 g Parmesan, gerieben
175 g Vollkornreis
1–2 Zweige Thymian

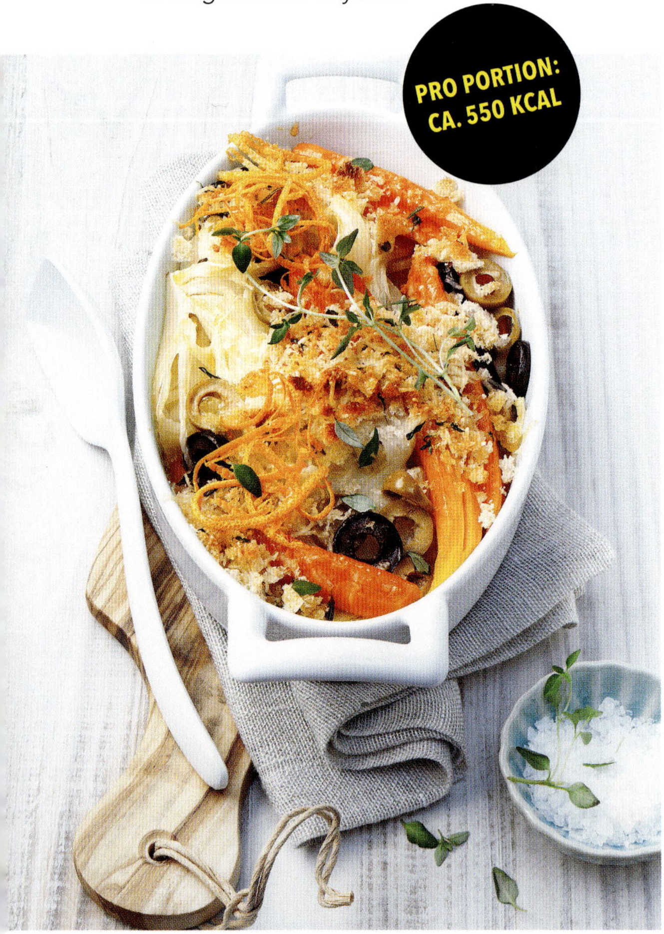

1 *Fenchel waschen und putzen, dabei den Strunk nicht abschneiden. Fenchel in etwa 1 cm dicke Scheiben schneiden. Möhren schälen, fächerartig einschneiden, den Rest beiseitelegen. Fenchel und gefächerte Möhren in kochendem Salzwasser etwa 5 Minuten noch sehr bissfest blanchieren. In ein Sieb abgießen, kalt abschrecken und abtropfen lassen.*

2 *Sellerie schälen und in feine Streifen schneiden. Oliven abgießen und in Ringe schneiden. Den Backofen auf 200 °C Ober-/Unterhitze vorheizen. Eine Auflaufform mit 1 EL Öl auspinseln. Fenchel und Möhrenscheiben mit den restlichen Möhren und den Oliven einschichten.*

3 *Orange heiß waschen und trocknen. Schale fein abreiben und Saft auspressen. Mit 1 Prise Muskatnuss, Salz, Pfeffer und Thymian verrühren und über das Gemüse gießen. Weißbrot würfeln, mit Parmesan und Selleriestreifen mischen und auf das Gemüse geben. Gratin 25 Minuten im Ofen überbacken.*

4 *Inzwischen den Reis nach Packungsanleitung in kochendem Salzwasser bissfest garen. In ein Sieb abgießen, abtropfen lassen und mit 2 EL Olivenöl, Salz und Pfeffer abschmecken. Zum Servieren das Gratin mit den Orangenstreifen und den Thymianzweigen garnieren und den Reis dazu reichen.*

Kürbisrisotto mit Schinken

Für 2 Personen • Zubereitungszeit: 20 min + ca. 30 min Garzeit • 14 g EW 21 g F 67 g KH 2,5 g

150 g Kürbisfruchtfleisch (z. B. Muskatkürbis)
1 kleine Schalotte
1 kleine Knoblauchzehe
1 ½ EL Olivenöl
150 g Risottoreis
40 ml trockener Weißwein
ca. 375 ml Gemüsebrühe
½ Lorbeerblatt
1 Msp. gemahlener Safran
1 Stück Bio-Zitronenschale
30 g Rohschinken, fein gehackt
Salbeiblätter
1 EL Zitronensaft
20 g Parmesan, frisch gerieben
40 g Sauerrahm
Salz
schwarzer Pfeffer aus der Mühle
Kresse zum Garnieren

1 *Kürbisfruchtfleisch klein würfeln. Schalotte und Knoblauch schälen und würfeln. In einem Topf 1 EL Olivenöl erhitzen und Schalotte und Knoblauch darin hell anbraten. Reis und Kürbis dazugeben, kurz mitbraten und mit der Hälfte des Weins ablöschen. Diesen vollständig einkochen lassen.*

2 *Mit dem restlichen Wein wiederholen, dann so viel Brühe angießen, bis Reis und Kürbis gerade bedeckt sind. Lorbeerblatt, Safran und Zitronenschale hinzufügen. Flüssigkeit unter gelegentlichem Rühren fast ganz reduzieren lassen, etwas Brühe angießen, umrühren und einkochen lassen. So fortfahren, bis das Risotto schließlich cremig gegart ist und der Reis dabei noch leichten Biss hat.*

3 *Gehackten Schinken in einer heißen Pfanne ohne Fett braten. Salbei waschen und trocknen, einige Blätter zum Garnieren beiseitelegen. Den Rest mit übrigem Öl und Zitronensaft pürieren.*

4 *Zitronenschale und Lorbeerblatt entfernen, Parmesan und 1–2 EL Sauerrahm unterrühren und mit Salz und Pfeffer abschmecken. Auf Tellern anrichten, übrigen Sauerrahm und Kräuteröl daraufgeben und mit Speck bestreuen. Mit Salbei und Kresse garniert servieren.*

PRO PORTION: CA. 535 KCAL

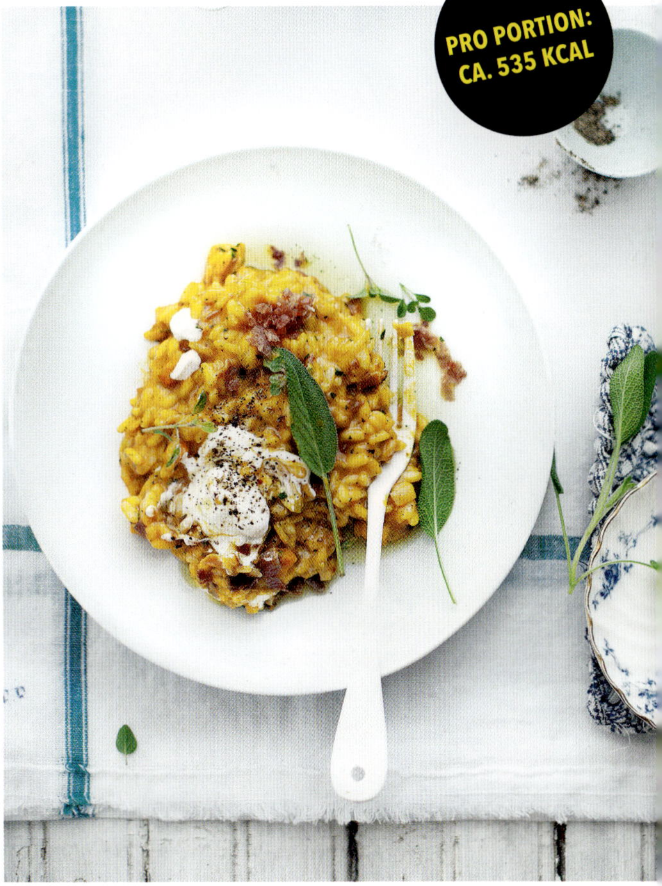

Polenta-Pizza mit Caponata

Für 2 Personen • Zubereitungszeit: 40 min + 2 h Wartezeit + ca. 40 min Garzeit • 22 g EW 19,5 g F 62,5 g KH

400 ml Geflügelfond
1 ½ EL Olivenöl
125 g Instant-Polentagrieß
Salz
frisch geriebene Muskatnuss
40 g Dinkelvollkornmehl
2 kleine Auberginen
1 Zwiebel
4 Tomaten
schwarzer Pfeffer aus der Mühle
1 EL schwarze Oliven (ohne Stein)
½ EL Kapern
1 EL Aceto Balsamico
½ Handvoll Basilikum
½ Handvoll Rucola
40 g Mozzarella, gerieben

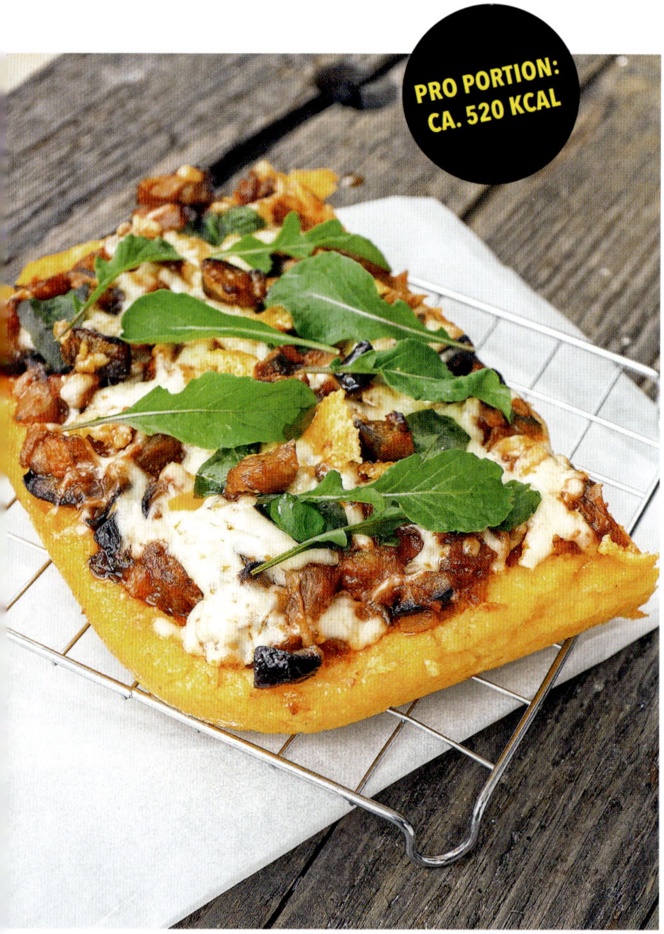

1 *In einem Topf den Fond mit ½ EL Olivenöl aufkochen lassen. Polentagrieß unter Rühren einrieseln lassen, unter gelegentlichem Rühren kochen und 5 Minuten ausquellen lassen. Vom Herd nehmen, mit Salz und Muskatnuss würzen und Mehl einrühren. Auf ein mit Backpapier ausgelegtes Backblech geben und glatt streichen. Etwa 2 Stunden abkühlen lassen.*

2 *Auberginen waschen, putzen und grob würfeln. Zwiebel schälen und klein schneiden. Tomaten überbrühen, abschrecken, häuten, vierteln und entkernen. In einer Pfanne Auberginen im restlichen Olivenöl in anbraten, Zwiebeln zugeben, salzen, pfeffern und zugedeckt unter gelegentlichem Rühren 10 Minuten garen. Oliven klein schneiden und mit Tomaten und Kapern zu den Auberginen geben. Weitere 5 Minuten offen garen und mit Balsamico, Salz und Pfeffer abschmecken. Leicht abkühlen lassen.*

3 *Backofen auf 200 °C Ober-/Unterhitze vorheizen. Basilikum und Rucola waschen, trocken schütteln und die Blätter abzupfen. Einige Rucolablätter beiseitelegen, restliche Basilikum- und Rucolablätter zur Caponata geben und auf dem Grießboden verteilen. Mit dem Käse bestreuen und im Ofen etwa 25 Minuten goldbraun backen. Mit Rucola bestreut servieren.*

Zucchini-Spaghetti mit Fleischbällchen

Für 2 Personen • Zubereitungszeit: ca. 50 min • 36,5 g EW 24,5 g F 76 g KH

500 g Tomaten
1 kleine Zwiebel
1 Knoblauchzehe
2 EL Olivenöl
½ EL edelsüßes Paprikapulver
Salz
schwarzer Pfeffer aus der Mühle
200 g Rinder-Hackfleisch
2 EL Semmelbrösel
1 Ei (S)
2 kleine Zucchini
1 EL Zitronensaft
200 g Dinkel-Vollkornpenne
1 kleine rote Chilischote
½ Handvoll Petersilie

1 *Die Tomaten überbrühen, abschrecken, häuten, vierteln, entkernen und würfeln. Zwiebel und Knoblauch schälen und klein würfeln. In einem Topf ½ EL Olivenöl erhitzen. Tomaten und Paprikapulver hinzufügen, mit Salz und Pfeffer würzen und die Sauce unter gelegentlichem Rühren etwa 15 Minuten garen.*

2 *Das Hackfleisch mit Semmelbröseln, Ei, Salz und Pfeffer gründlich verkneten und daraus 20 kleine Fleischbällchen formen. In einer Pfanne in 1 EL Öl rundherum goldbraun braten. In die Sauce legen und darin etwa 10 Minuten garen.*

3 *In der Zwischenzeit die Zucchini putzen, waschen und mit dem Sparschäler in dünne Spaghetti schneiden. Die Zucchini-Spaghetti in einer heißen Pfanne im übrigen Olivenöl etwa 2 Minuten braten und mit Salz, Pfeffer und Zitronensaft abschmecken.*

4 *Penne nach Packungsanleitung in kochendem Salzwasser bissfest garen. Chilischote quer halbieren, entkernen, waschen und schräg in dünne Ringe schneiden. Petersilie waschen, trocken schütteln, Blätter abzupfen und grob schneiden. Mit der Chilischote mischen. Zucchini auf Teller anrichten, darauf die Fleischbällchen mit der Sauce geben und mit Chili-Petersilie garnieren. Penne in ein Sieb abgießen, abtropfen lassen und dazu servieren.*

PRO PORTION: CA. 700 KCAL

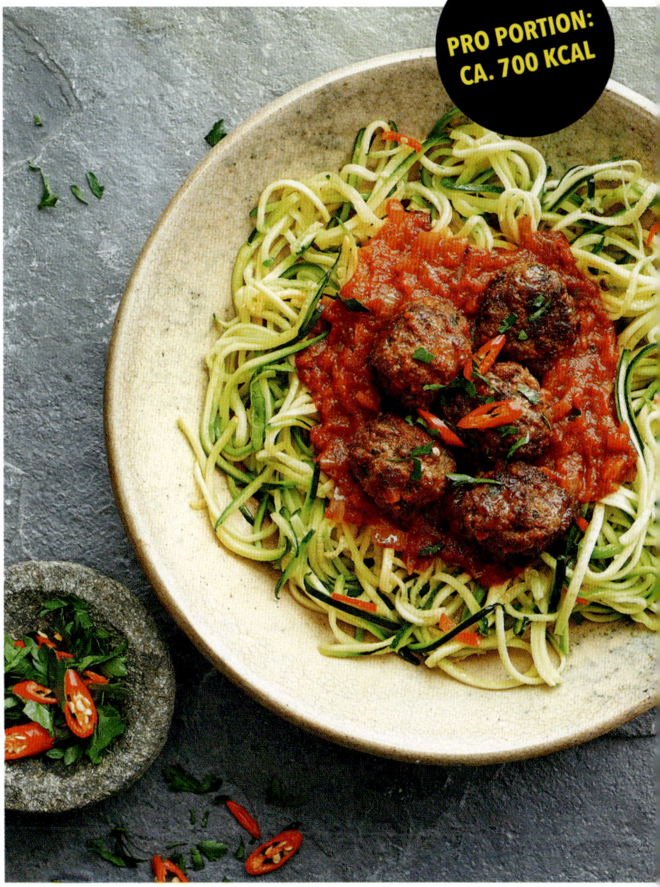

Schnitzel mit Zucchini-Radieschen-Salat

Für 2 Personen • Zubereitungszeit: 40 min • 44,5 g EW 18 g F 42 g KH

Für den Salat:
1 kleine Zucchini
1 Möhre
2–3 Radieschen
25 g Naturjoghurt (1,5 % Fett)
75 g Buttermilch
1 EL Petersilie, frisch gehackt
Salz
schwarzer Pfeffer aus der Mühle
1 Spritzer Zitronensaft

Für die Schnitzel:
125 g altes Dinkelbrötchen
½ EL Thymian, frisch gehackt
½ TL Zitronenabrieb
1 EL Parmesan, gerieben
4 Schweineschnitzel (à ca. 70 g)
Salz • schwarzer Pfeffer aus der Mühle
1–2 EL Dinkelmehl • 1 Ei
etwas Pflanzenöl

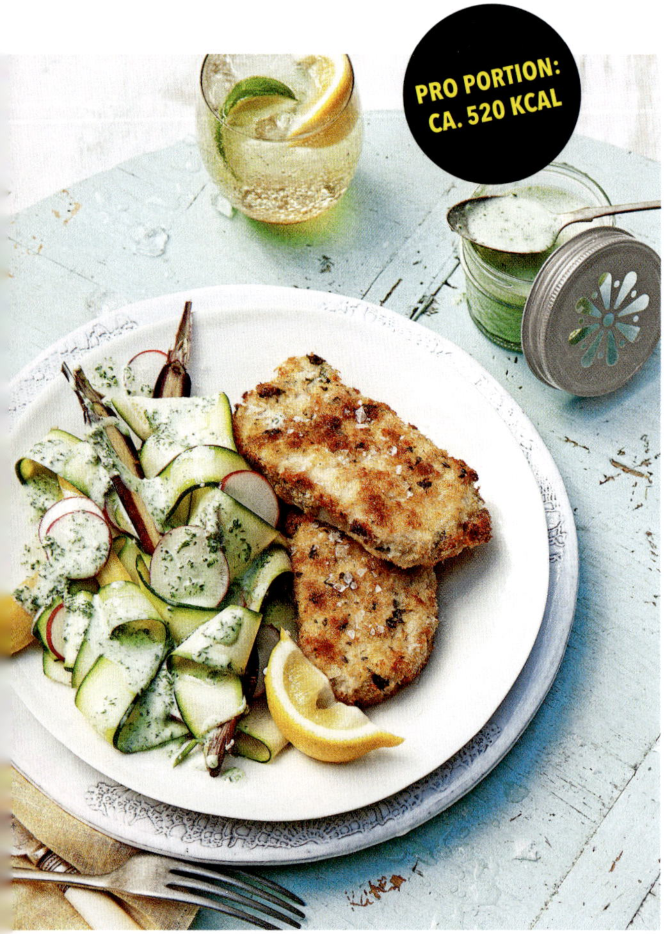

1 *Für den Salat die Zucchini putzen, waschen und mit dem Sparschäler längs in Scheiben schneiden. Möhren putzen (nach Belieben das Grün nur einkürzen) und ebenfalls dünn schneiden. Radieschen putzen, waschen und in dünne Scheiben schneiden. Alle Zutaten in einer Schüssel miteinander mischen.*

2 *Joghurt mit der Buttermilch glatt rühren. Petersilie untermischen, mit Salz, Pfeffer und 1 Spritzer Zitronensaft abschmecken.*

3 *Brötchen zu feinen Bröseln zerkleinern. In eine flache Schale geben und mit Thymian, Zitronenabrieb und Parmesan vermischen.*

4 *Schnitzel waschen, trocken tupfen und flach klopfen. Mit Salz und Pfeffer würzen und im Mehl wenden. Ei verquirlen, die Schnitzel darin wenden und mit den Bröseln panieren. In einer Pfanne etwas Pflanzenöl erhitzen und die Schnitzel darin auf jeder Seite 2–3 Minuten braten.*

5 *Schnitzel auf vier Tellern anrichten. Salat danebensetzen und mit Dressing beträufeln. Nach Belieben mit Zitronenspalten servieren.*

Steakpfanne mit Avocado-Kartoffel-Püree

Für 2 Personen • Zubereitungszeit: 30 min • 32 g EW 18,5 g F 50 g KH

400 g Kartoffeln (mehligkochend)
Salz
½ Avocado
½ EL Zitronensaft
250 g Rinderhüfte
½ EL Mehl
100 g Perlzwiebeln
1 EL Pflanzenöl
125 g Kirschtomaten
schwarzer Pfeffer aus der Mühle
½ EL Agavendicksaft
2 EL Gemüsebrühe
½ EL Olivenöl
1 EL Petersilie, frisch gehackt
2 Scheiben Vollkornbrot

1 Die Kartoffeln schälen, waschen, würfeln und in kochendem Salzwasser etwa 15 Minuten garen. Inzwischen Avocado schälen, halbieren, entkernen und das Fruchtfleisch mit einer Gabel fein zerdrücken. Mit Zitronensaft vermischen.

2 Die Rinderhüfte waschen, trocken tupfen und in Streifen schneiden. Steakstreifen leicht mit Mehl bestauben. Zwiebeln schälen und vierteln. In einer großen, beschichteten Pfanne das Öl erhitzen und Steakstreifen und Zwiebeln darin 2–3 Minuten anbraten.

3 Die Tomaten waschen, halbieren und zur Steakpfanne geben. Mit Salz und Pfeffer würzen und mit dem Agavendicksaft karamellisieren lassen. Alles 1–2 Minuten garen.

4 Die Kartoffeln in ein Sieb abgießen, ausdampfen lassen und durch die Kartoffelpresse drücken. Zum Avocadopüree mit Gemüsebrühe, Olivenöl und der Hälfte der Petersilie geben und mit Salz abschmecken. Die Steakpfanne mit dem Püree auf Teller anrichten und mit übriger Petersilie bestreut servieren. Dazu je eine Scheibe Vollkornbrot reichen.

PRO PORTION: CA. 515 KCAL

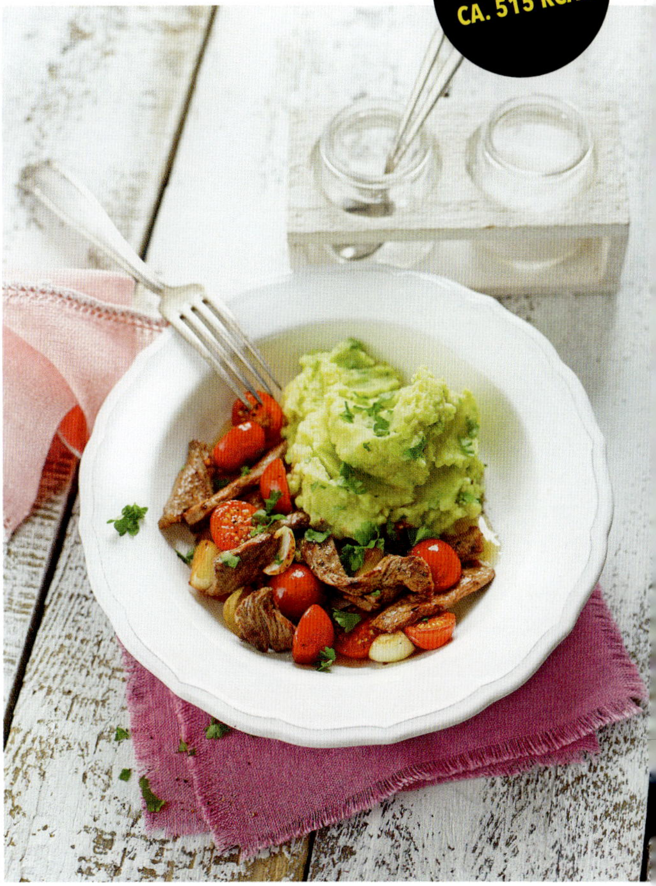

Reissalat mit gegrillter Hähnchenbrust

Für 2 Personen • Zubereitungszeit: ca. 45 min • 46 g EW 17 g F 62 g KH

100 g Reis
50 g Wildreis
Salz
1 kleine Knoblauchzehe
1 rote Paprikaschote
1 EL Olivenöl
schwarzer Pfeffer aus der Mühle
¼ TL geräuchertes Paprikapulver
2 Hähnchenbrustfilets (à ca. 160 g)
1 Bio-Zitrone
1 EL Traubenkernöl
½ EL Balsamico Bianco
einige Estragonblätter
½ TL Dijon-Senf
2 Stiele Dill • 1 Stiel Petersilie

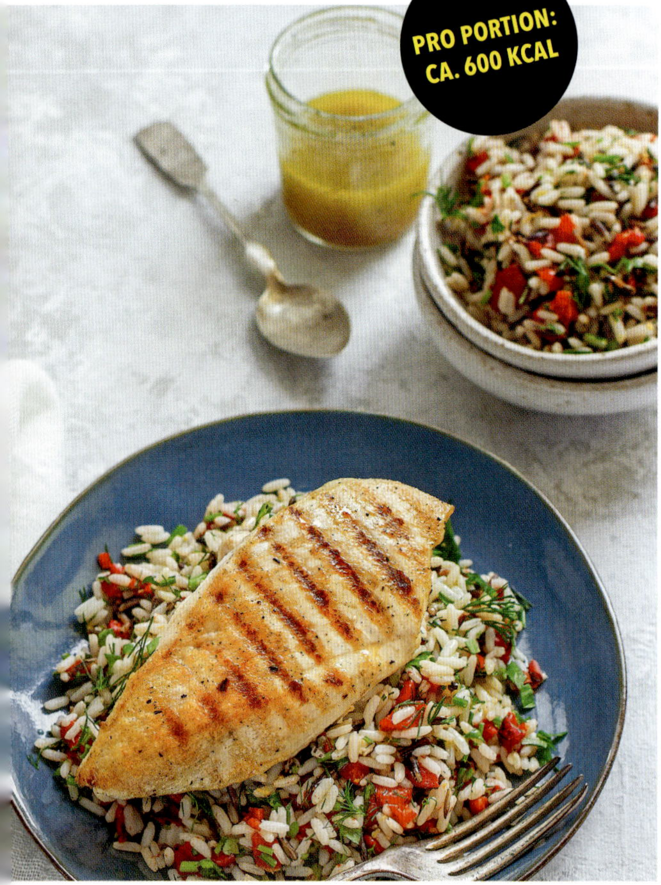

PRO PORTION: CA. 600 KCAL

1 *Reis und Wildreis mischen und nach Packungsanleitung in kochendem Salzwasser bissfest garen. In ein Sieb abgießen und abtropfen lassen. Inzwischen Knoblauch schälen und klein würfeln. Paprika halbieren, entkernen und klein würfeln.*

2 *In einer Pfanne ½ EL Olivenöl erhitzen und Paprikawürfel und Knoblauch darin 4–6 Minuten kräftig anbraten. Mit Salz, Pfeffer und Paprikapulver würzen und mit dem Reis in eine Schüssel geben.*

3 *Fleisch waschen und trocken tupfen. In einer Grillpfanne restliches Olivenöl erhitzen und Filets von jeder Seite 6–7 Minuten braten. Filets in Alufolie wickeln und ruhen lassen.*

4 *Zitrone heiß waschen und trocknen. Schale abreiben und Saft auspressen. Zitronenabrieb und -saft mit Traubenkernöl und Essig verrühren. Estragon waschen, trocken schütteln, fein hacken und zum Dressing geben. Senf hinzufügen und alles kräftig verrühren.*

5 *Dill und Petersilie waschen und trocken schütteln. Blätter und Spitzen abzupfen und grob hacken. Dressing über den Reis-Salat geben, Kräuter darüberstreuen und gut durchmischen. Auf Schüsseln verteilen und mit je einer Hähnchenbrust servieren.*

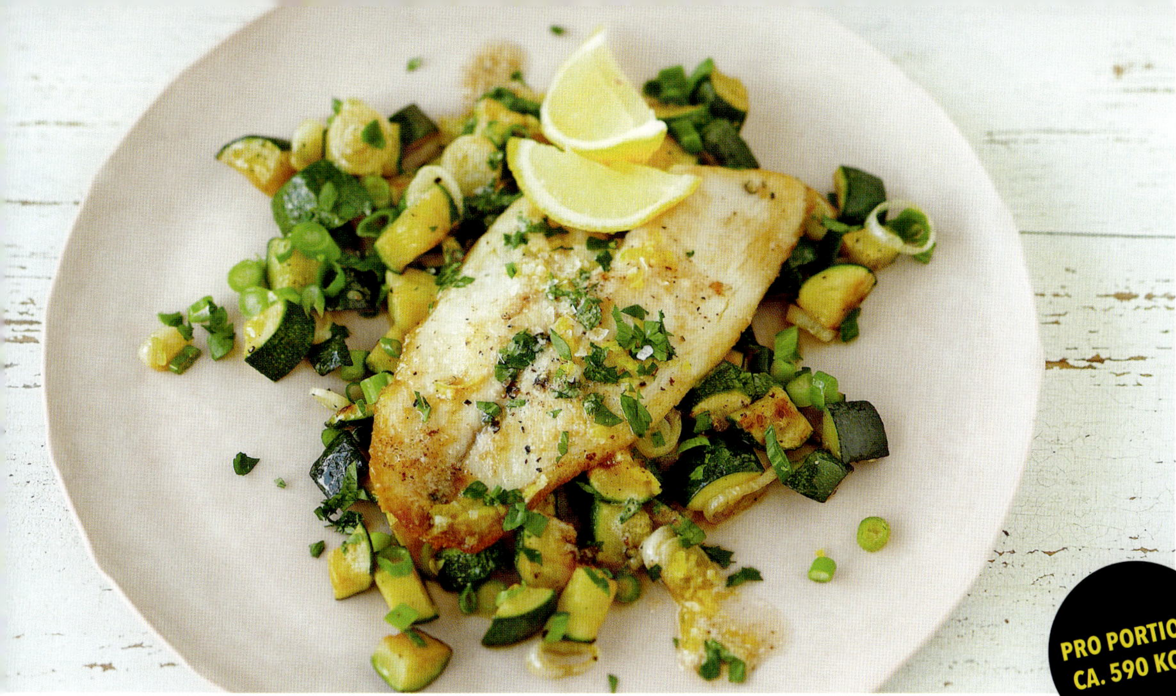

PRO PORTION: CA. 590 KCAL

Zitronenfisch mit Zucchini

Für 2 Personen • Zubereitungszeit: 20 min • 43 g EW 19 g F 55 g KH

175 g Dinkel (schnellkochend)
Salz
2 Fischfilets (à ca. 150 g; z. B. Tilapia)
1 Zucchini
2 Frühlingszwiebeln
1 EL Olivenöl
Pfeffer aus der Mühle
1 EL Traubenkernöl
50 ml trockener Weißwein
½ Bio-Zitrone
1 EL frisch gehackte Petersilie

1 *Dinkel nach Packungsanleitung in kochendem Salzwasser bissfest garen. Fisch waschen und trocken tupfen. Zucchini putzen, waschen und klein würfeln. Frühlingszwiebeln putzen, waschen und in Ringe schneiden. In einer Pfanne ½ EL Olivenöl erhitzen und Zucchini und Frühlingszwiebeln darin 2–3 Minuten anbraten. Beiseitestellen, mit Salz und Pfeffer würzen und garziehen lassen.*

2 *Dinkel in ein Sieb abgießen und abtropfen lassen. Mit Traubenkernöl und Salz abschmecken. In einer Pfanne restliches Olivenöl erhitzen und den Fisch auf jeder Seite etwa 2 Minuten goldbraun braten. Mit Salz und Pfeffer würzen und auf dem Zucchinigemüse anrichten.*

3 *Bratensatz vom Fisch mit Weißwein ablöschen und kurz reduzieren lassen. Zitrone heiß waschen und trocknen. Schale fein abreiben und Saft auspressen. Zitronenabrieb und -saft zur Sauce hinzufügen und mit Salz und Pfeffer abschmecken. Petersilie dazugeben, Sauce über den Fisch träufeln und servieren.*

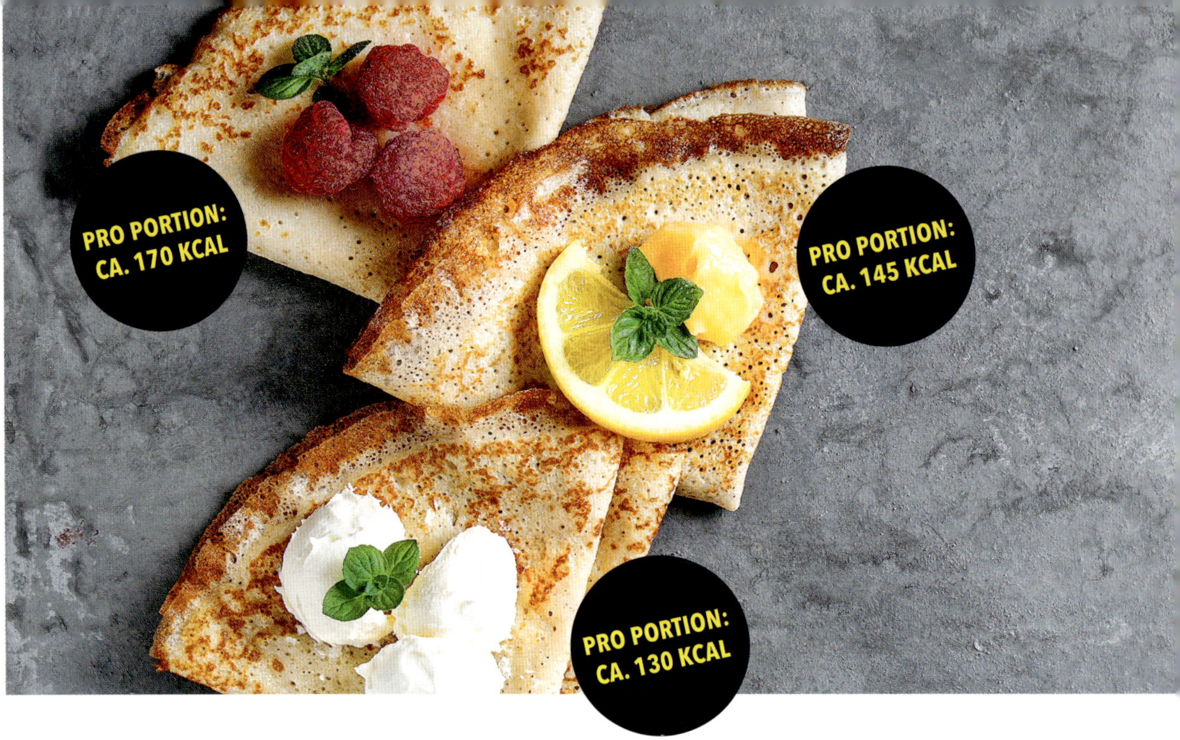

Dreierlei Crêpes

Crêpes mit Apfelmark

Für 2 Personen • Zubereitungszeit: 20 min

4,5 g EW 1 g F 27,5 g KH

Für den Teig:
1 Ei
75 ml Milch (1,5 % Fett)
50 g Dinkelmehl
½ EL Ahornsirup
etwas Pflanzenöl

Zum Servieren:
¼ Bio-Zitrone in Scheiben
einige Minzeblätter

Für die Füllung:
100 g Apfelmark

1 *Für den Teig Ei und Milch mit Mehl und Sirup zu einem flüssigen Teig verrühren. Wenig Pflanzenöl in einer Pfanne erhitzen und darin nacheinander beide Crêpes dünn ausbacken. Zum Auskühlen auf einen Teller geben.*

2 *Crêpes dünn mit Apfelmark bestreichen und zweimal falten. Auf Teller anrichten, 1 TL Apfelmark daraufgeben und mit Minze und Zitronenscheiben garniert servieren.*

Tipp: Beim Kauf auf Apfelmark achten und nicht zu Apfelmus greifen. Dieses wird nämlich gesüßt, während Apfelmark aus 100 Prozent Apfel besteht.

Crêpes mit Himbeerfüllung

Für 2 Personen • Zubereitungszeit: 30 min

5,5 g EW, 1,5 g F 30,5 KH

Für die Füllung:

½ Bio-Orange
100 g frische Himbeeren
Mark von ½ Vanilleschote

Für den Teig:

1 Ei
75 ml Milch (1,5 % Fett)
50 g Dinkelmehl
½ EL Ahornsirup
Pflanzenöl zum Braten

Zum Servieren:

25 g Himbeeren zum Garnieren
einige Minzeblätter

1 *Für die Füllung Orange waschen, trocknen, Schale fein abreiben und Saft auspressen. Himbeeren verlesen, waschen und in einem Topf mit Vanillemark sowie Orangenabrieb und -saft 6–8 Minuten einkochen lassen. Vom Herd nehmen und beiseitestellen.*

2 *Für den Teig Ei und Milch mit Mehl und Sirup zu einem flüssigen Teig verrühren. Wenig Pflanzenöl in einer Pfanne erhitzen und darin nacheinander beide Crêpes dünn ausbacken. Zum Auskühlen auf einen Teller geben.*

3 *Crêpes mit Himbeerfüllung bestreichen und zweimal falten. Übrige Himbeeren und Minze waschen und trocken tupfen. Crêpes auf Tellern anrichten, mit Himbeeren und Minze garnieren und servieren.*

Crêpes mit Zitronenjoghurt

Für 2 Personen • Zubereitungszeit: 30 min

6,5 g EW 2 g F 21,5 g KH

Für die Füllung:

1 Bio-Zitrone
1 Bio-Limette
75 g griechischer Joghurt (0,2 % Fett)

Für den Teig:

1 Ei
75 ml Milch (1,5 % Fett)
50 g Dinkelmehl
½ EL Ahornsirup
Pflanzenöl zum Braten

Zum Servieren:

einige Blätter Minze

1 *Für die Füllung Zitrone und Limette waschen und trocknen. Die Schale fein abreiben. Zitronen- und Limettenabrieb mit Joghurt mischen.*

2 *Für den Teig Ei und Milch mit Mehl und Sirup zu einem flüssigen Teig verrühren. Wenig Pflanzenöl in einer Pfanne erhitzen und darin nacheinander beide Crêpes dünn ausbacken. Zum Auskühlen auf einen Teller geben.*

3 *Crêpes dünn mit etwa drei Vierteln des Zitronenjoghurts bestreichen und zweimal falten. Auf Tellern anrichten und restlichen Joghurt darübergeben. Minzblätter waschen und trocken schütteln. Auf die Crêpes geben und servieren.*

Geröstete Zwetschgen mit Kokosjoghurt

Für 2 Personen • Zubereitungszeit: 20 min • 6,5 g EW 10,5 g F 38 g KH

400 g Zwetschgen
Mark von ¼ Vanilleschote
½ EL Walnussöl
250 g Kokosjoghurt

1 *Die Grillfunktion des Backofens einstellen. Die Zwetschgen verlesen, waschen, halbieren und entsteinen. Das Mark der Vanilleschote mit dem Walnussöl verrühren.*

2 *Die Zwetschgenhälften in eine Ofenform legen, mit dem Vanille-Walnussöl bepinseln. Im Backofen (Mitte) 5–6 Minuten rösten.*

3 *Den Kokosjoghurt auf Teller geben. Die Zwetschgen aus dem Ofen nehmen, leicht abkühlen lassen und auf dem Joghurt anrichten. Den ausgetretenen Fond darübergeben und das Dessert sofort servieren.*

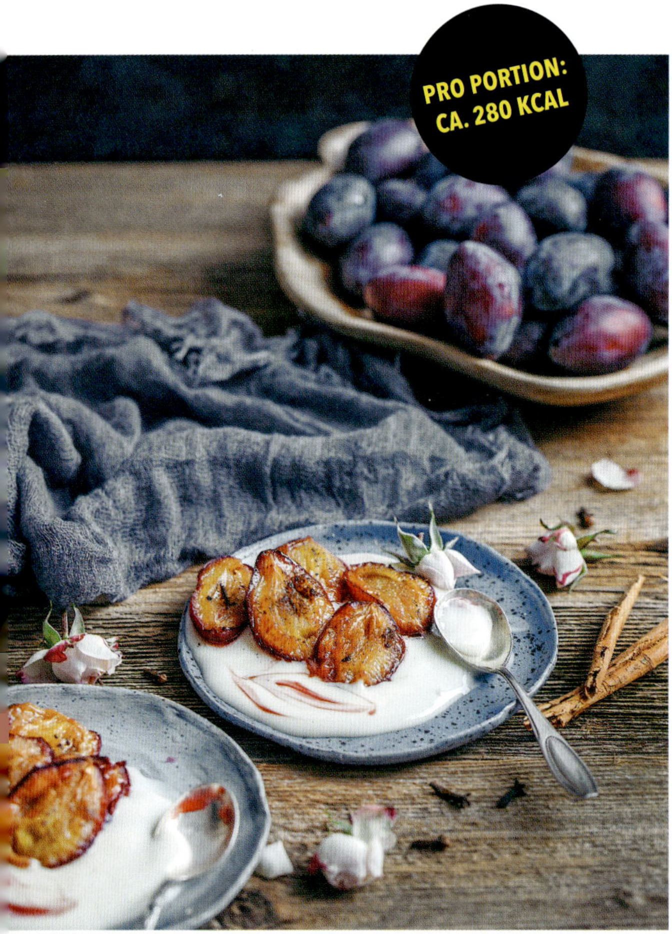

Halbgefrorener Joghurt mit Brombeeren

Für 2 Personen • Zubereitungszeit: 30 min + mind. 1 h Kühlzeit • 5 g EW 7 F 9,5 KH

125 g Brombeeren
½ TL Zitronensaft
125 g Naturjoghurt (1,5 % Fett)
75 ml Sahne (15 % Fett)

1 *Die Brombeeren waschen und trocknen. 2 davon beiseitelegen und die restlichen Brombeeren mit dem Zitronensaft pürieren.*

2 *Durch ein feines Sieb streichen und mit dem Joghurt verrühren. Die Sahne steif schlagen und unter die Joghurtmasse heben.*

3 *Den Joghurt in 2 gekühlte Förmchen füllen und jeweils eine Brombeere daraufsetzen. Den Brombeerjoghurt für 1 Stunde in den Gefrierschrank geben, dann servieren.*

Tipp: Das Rezept ist auch ein Hingucker für Gäste. Dann natürlich mehr zubereiten.

PRO PORTION: CA. 125 KCAL

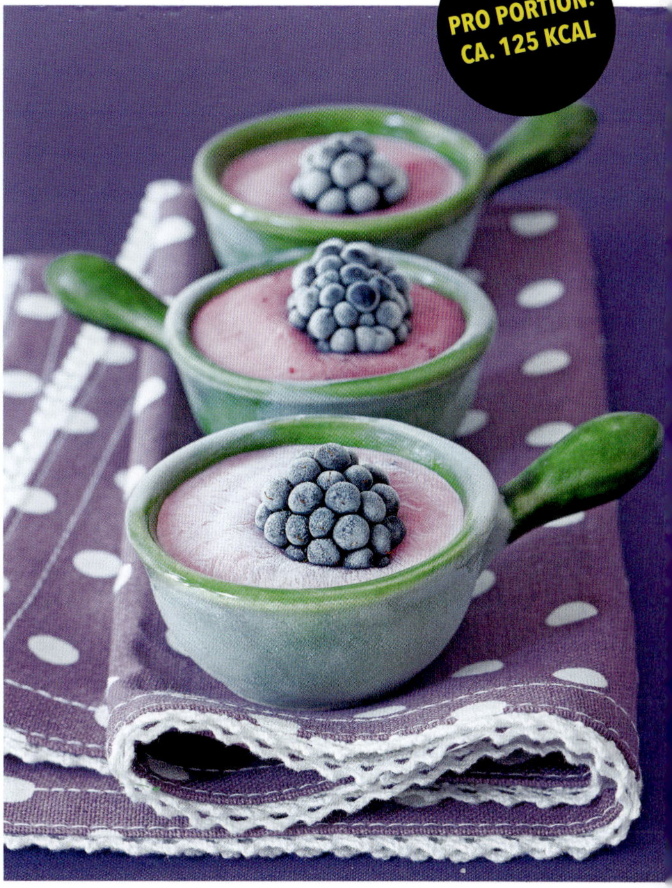

Obstsalat mit Joghurtsauce

Für 2 Personen • Zubereitungszeit: 20 min • 5,5 g EW 2 g F 27,5 g KH

1 ½ Nektarinen
½ Ananas
2 Kiwis
75 g Blaubeeren
1 Mango
40 g Himbeeren
25 g Johannisbeeren
1 Bio-Orange
125 g Naturjoghurt (0,2 % Fett)
Minzeblätter zum Garnieren

PRO PORTION: CA. 180 KCAL

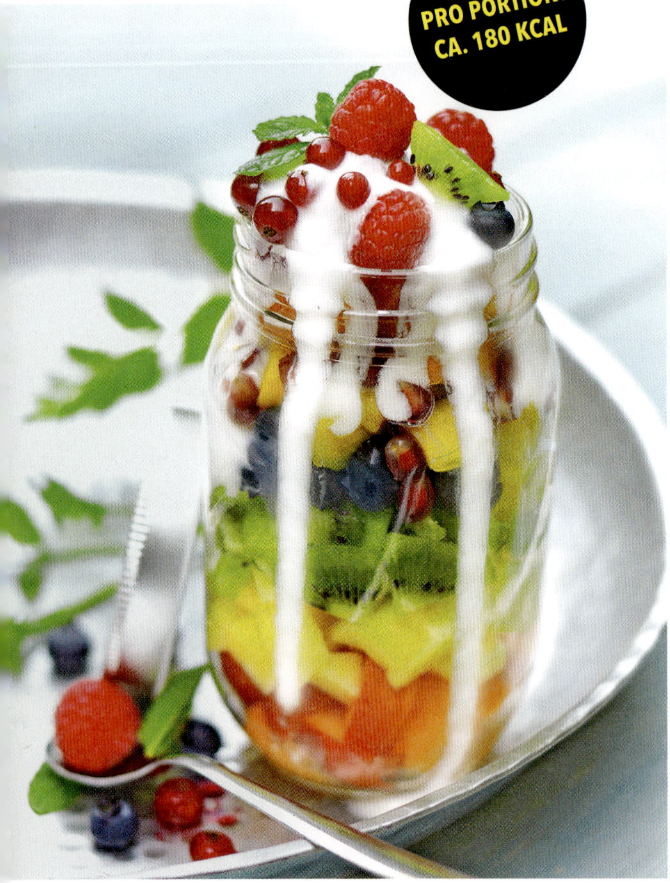

1 *Die Nektarinen waschen, halbieren, entsteinen und vierteln. Die Ananas schälen, vierteln, den Strunk herausschneiden und das Fruchtfleisch würfeln.*

2 *Die Kiwis schälen und würfeln. Die Blaubeeren verlesen und waschen. Die Mango schälen, das Fruchtfleisch vom Stein schneiden und würfeln. Die Himbeeren und die Johannisbeeren verlesen und waschen.*

3 *Die Orange heiß waschen und trocknen. Die Schale fein abreiben, die Orange halbieren und den Saft auspressen. Orangenabrieb und -saft mit dem Joghurt verrühren.*

4 *Das Obst sortenrein in 2 Gläser schichten, die Joghurtsauce darüber verteilen und mit Johannisbeeren und Himbeeren abschließen. Die Minzeblätter darauf verteilen und servieren.*

Tipp: Dieses Dessert eignet sich auch super als Frühstück!

Zitronen-Käsekuchen mit Himbeeren

Für 2 Personen • Zubereitungszeit: 15 min • 9 g EW 12 g F 27 g KH

50 g Himbeeren
50 g Magerquark
75 g Vanillejoghurt
1 EL Zitronensaft
60 ml Sahne
3–4 EL Knuspermüsli

1 *Die Himbeeren verlesen, waschen und trocknen. Den Quark mit dem Joghurt und dem Zitronensaft verrühren. Die Sahne steif schlagen und unterheben.*

2 *Das Müsli in zwei Gläser verteilen. Die Quarkcreme in einen Gefrierbeutel geben, eine Ecke abschneiden und die Creme in die Gläser spritzen. Mit den Himbeeren garniert servieren.*

Tipp: Statt Knuspermüsli eignen sich auch prima Vollkornkekse. Das Rezept ist schnell gemacht, wenn Gäste kommen.

PRO PORTION: CA. 270 KCAL

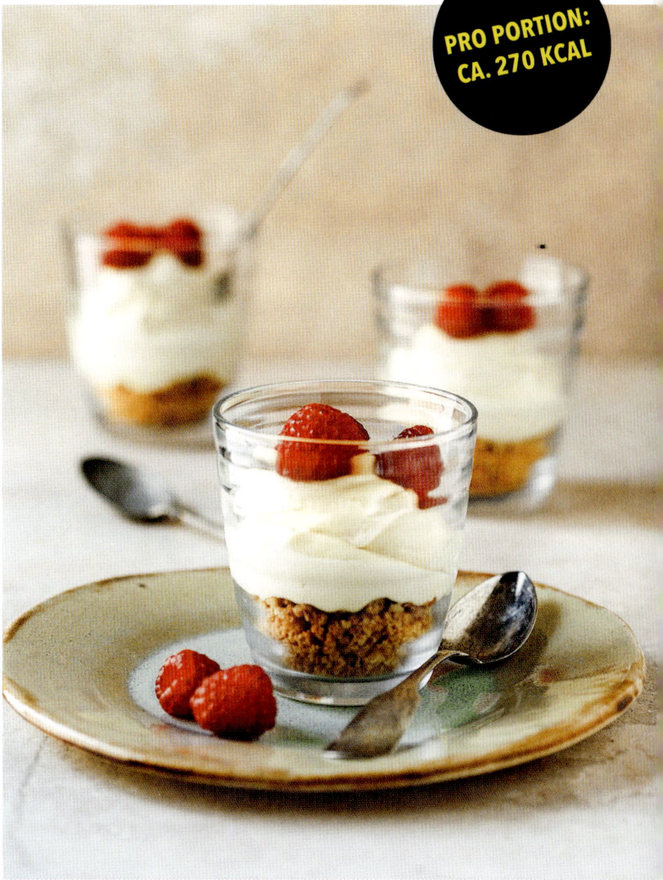

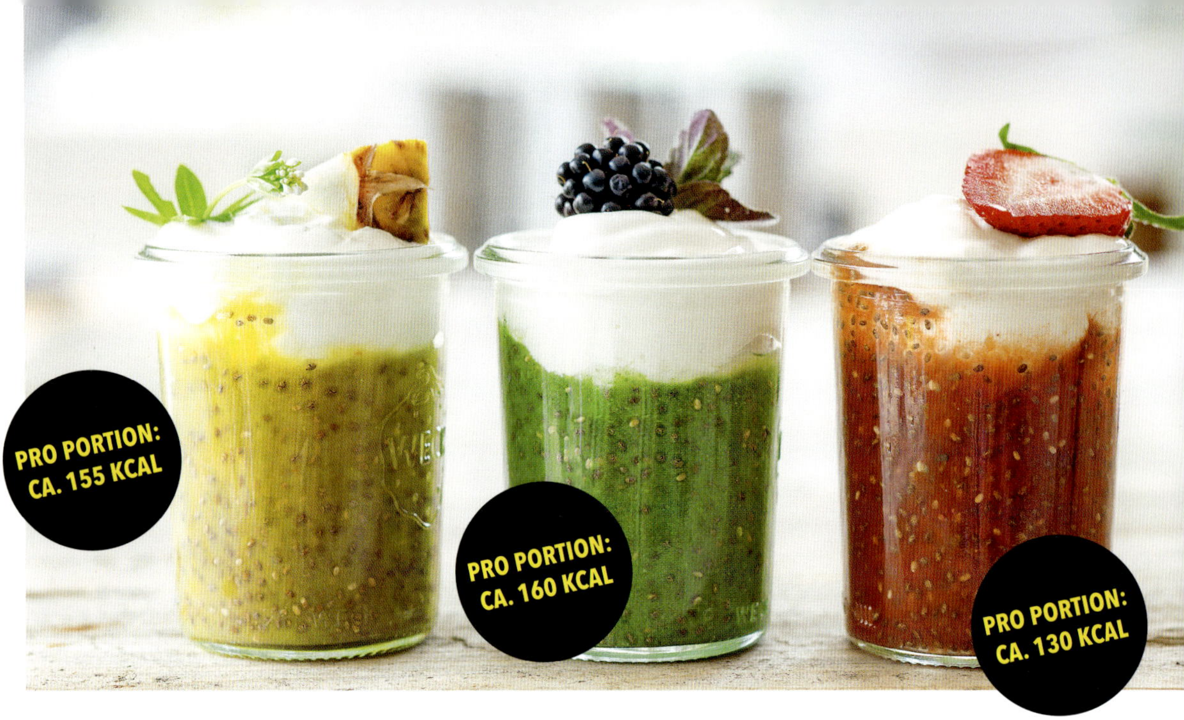

Dreierlei Cremes

Ananasdessert mit Chiasamen

Für 2 Personen • Zubereitungszeit: 10 min + mind. 20 min Ziehzeit • 4 g EW 5 g F 20,5 g KH

250 g Ananasfruchtfleisch
20 g Chiasamen
75 g Naturjoghurt (3,8 % Fett)
Waldmeisterblüten zum Garnieren
Ananasstücke zum Garnieren

1 *Ananas klein schneiden und pürieren. Mit Chiasamen verrühren und mindestens 20 Minuten ziehen lassen.*

2 *Ananas-Chiapudding in kleine Gläser füllen, mit Joghurt toppen und mit Waldmeisterblüten und Ananasstücken garnieren.*

Kiwidessert mit Chiasamen

Für 2 Personen • Zubereitungszeit: 10 min + mind. 20 min Ziehzeit • 5 g EW 5,5 g F 16,5 g KH

250 g Kiwifruchtfleisch
20 g Chiasamen
75 g Naturjoghurt (3,8 % Fett)
Brombeeren zum Garnieren
Minzeblätter zum Garnieren

1 *Kiwis klein schneiden und pürieren. Mit Chiasamen verrühren und mindestens 20 Minuten ziehen lassen.*

2 *Kiwi-Chiapudding in kleine Gläser füllen, mit Joghurt toppen und mit Brombeeren und Minzeblättern garnieren.*

Erdbeerdessert mit Chiasamen

Für 2 Personen • Zubereitungszeit: 10 min + mind. 20 min Ziehzeit • 5 g EW 5 g F 12 g KH

250 g Erdbeeren
20 g Chiasamen
75 g Naturjoghurt (3,8 % Fett)
Erdbeeren zum Garnieren

1 *Erdbeeren putzen, waschen und pürieren. Mit Chiasamen verrühren und mindestens 20 Minuten ziehen lassen.*

2 *Erdbeer-Chiapudding in kleine Gläser füllen, mit Joghurt toppen und mit Erdbeerhälften garnieren.*

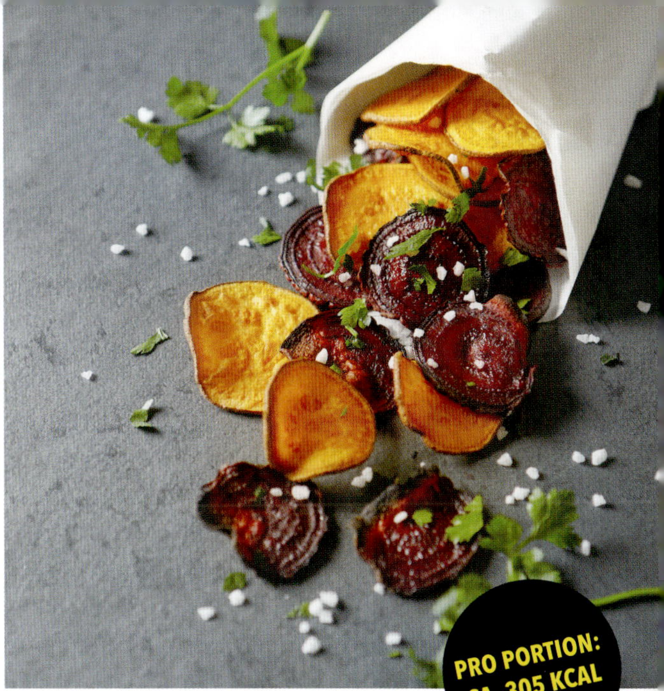

PRO PORTION: CA. 305 KCAL

Gemüsechips

Für 2 Personen • Zubereitungszeit: 25 min + ca. 40 min Garzeit • 4,5 g EW 46 g F 41,5 g KH

125 g Rote Bete
125 g Süßkartoffeln
2 ½ EL Olivenöl
Salz • grobes Meersalz
1 kleine Handvoll Kerbel

1 *Den Backofen auf 160°C Ober-/Unterhitze vorheizen. Die Roten Beten und die Süßkartoffeln schälen, waschen, fein hobeln, trocken tupfen, auf einem mit Backpapier belegten Backblech verteilen und mit dem Öl bepinseln.*

2 *Das Gemüse leicht salzen und im Ofen in 35–40 Minuten knusprig backen. Dabei wenden und die Ofentür ab und zu öffnen, um Feuchtigkeit entweichen zu lassen. Herausnehmen, abkühlen lassen und vom Blech nehmen. Die Chips in Papiertüten füllen und mit grobem Salz und Kerbel bestreut servieren.*

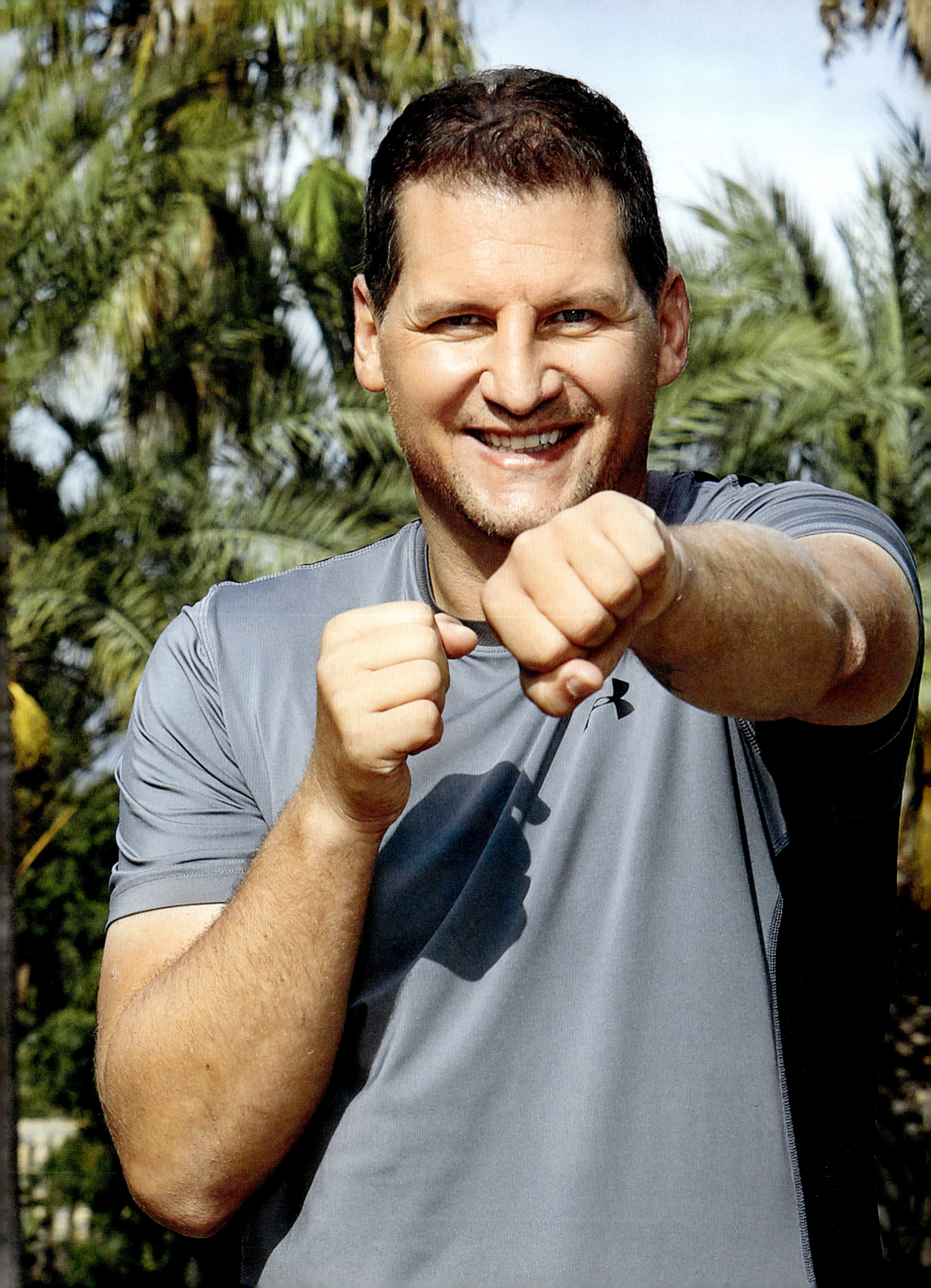

FITNESS

MODUL 2

/

Was dich in diesem Modul erwartet

Ramin Abtin hat alle wichtigen Infos rund um das Thema Fitness für dich. Der Sportlehrer und mehrfache Kickbox-Weltmeister ist der Experte, wenn es um cleveres Abnehmtraining geht. Mit seinen Übungen und Fitnesspläne arbeitest du an einem straffen, wohlgeformten Körper und an deiner Ausdauer und bekommst jede Menge Tipps für ein effektives Training.

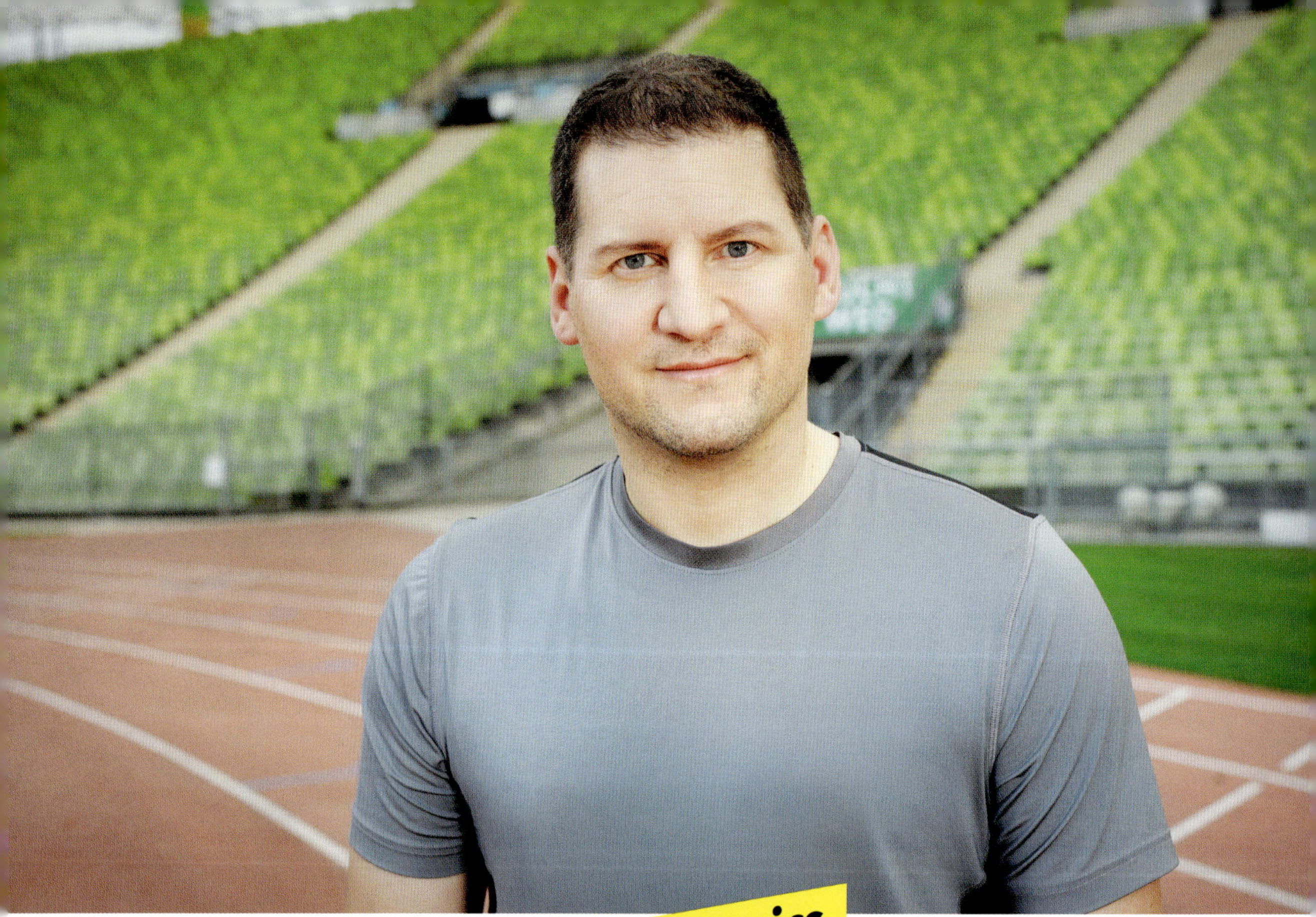

Fitness-Basics

Jetzt geht's ran an den Speck! In diesem Modul arbeitest du ganz gezielt an deiner Figur. Du erfährst, weshalb Training so wichtig ist, worauf du achten und wie intensiv du trainieren musst. Und ja, es wird anstrengend, das soll es auch sein. Aber es wird sich definitiv lohnen!

WIESO ÜBERHAUPT MUSKELAUFBAU?

Die Antwort ist ganz einfach: Weil Muskulatur im Ruhezustand mehr Kalorien verbraucht als Fett. Wenn du ordentlich Muskeln aufbaust, erhöhst du damit deinen Grundumsatz (siehe Seite 35). Was dabei oft vergessen wird: Um richtig trainieren zu können, musst du auch richtig und das Richtige essen! Wer kann schon mit einem leeren Tank in die Arbeit fahren? Natürlich niemand. Deshalb ist es so wichtig, dass du deinem Körper die Lebensmittel zuführst, die ihn gut nähren und somit leistungsfähig machen. Er braucht genügend Kalorien, damit keine bestehende Muskulatur abgebaut wird und sie auch in voller Gänze beansprucht werden kann. Er benötigt außerdem die entsprechenden Proteine für den Muskelaufbau. Du hast in Mareikes Food-Modul auf den Seiten 18–23 bereits viel darüber erfahren, wie deine Mahlzeiten optimalerweise zusammengestellt sein müssen. Behalte das auch für dein Training im Hinterkopf. Ein weiteres, wichtiges Argument: Muskeln sorgen für ein kräftiges Körpergerüst, dein Körper wird definierter, straffer und mit der Zeit auch schmaler.

Ich mache dir keine falschen Versprechungen: Um sie zum Wachsen zu bringen, musst du dich ordentlich anstrengen. Da gibt es nichts drumherumzureden oder zu beschönigen. Alles hat seinen Preis. Wenn du einen gut gebauten Körper möchtest, steht dir Arbeit bevor. Die Fitnessprogramme sind anspruchsvoll, und zwar in einem höheren Maß als die Übungen und Pläne in den meisten anderen Fitnessbüchern. Mir war wichtig, dass das Training so spannend ist, damit es dich dazu motiviert, auch allein zu Hause zu trainieren. Ich kann dir als Coach leider nicht zur Seite stehen, um dich anzufeuern und herauszufordern. Aber die Pläne tun es für mich. Nimm also die Challenge an und wachse an ihr!

WELCHE TRAININGSINTENSITÄT IST NÖTIG?

Wenn du glaubst, du könntest allein mit zweimal in der Woche 20 Minuten Sport wirklich maßgeblich etwas verändern, irrst du dich leider. Gute Erfolge erzielst du erst bei einem Training von mehr als 30 Minuten. Deshalb habe ich meine Programme zunächst in den ersten 3 Wochen auf viermal, danach auf fünfmal die Woche mit einem Training von etwa 35–45 Minuten ausgelegt. Am Beginn steht vor allem die Grundfitness im Vordergrund, deshalb gibt es hier eine Kombination aus Cardio und Muskeltraining. Je fortgeschrittener das Programm, desto mehr fordernde Übungen wirst du finden. Die Schwierigkeit steigt mit der Dauer deiner Trainingswochen, um dich immer wieder neu zu fordern. Beständigkeit hat dabei immer Vorrang vor Intensität. Das Geheimnis eines nachhaltigen (Trainings-)Erfolgs liegt in der Wiederholung. Nur so erreichst du dein Ziel, mit vielen kleinen Schritten. Und mit einem abwechslungsreichen Training, das bei all der Anstrengung auch richtig viel Laune macht.

NUR GEDULD!

Du hast momentan vermutlich noch nicht viel Erfahrung mit regelmäßigem Work-out. Zum einen dauert es einfach eine gewisse Zeit, bis du die Übungen so ausführst, dass sie deinen Bewegungsapparat und deine Muskeln entsprechend beeinflussen. Dafür ein Beispiel: Wenn du als blutiger Anfänger Tennis spielst, wirst du durch fehlende Technik und mangelnde Muskulatur noch nicht viele Punkte machen. Durch kontinuierliches Training bekommst du das nötige Know-how und die entsprechenden Muskeln, sodass auch das ganze Spiel flotter wird. Dadurch wird es aber natürlich auch deutlich anstrengender und du verbrauchst mehr Kalorien. Macht Sinn, oder?

Zum anderen fehlt dir zu Beginn noch die Erfahrung, wie du mit Unwohlsein, Muskelkater, Motivationstiefs umgehst. Auch das wird mit der Zeit besser, keine Sorge.

Ein motivierender Spruch aus dem Kampfsport: Ein Schwarzgurt ist ein Weißgurt, der nicht aufgegeben hat!

Ein Rat von mir: Betrachte dich selbst als Projekt. Diese Challenge ist ein Prozess und das Wunschgewicht dein Ziel. Wenn du die Gewichtsabnahme in Etappen einteilst, bekommst du schnell Erfolge (siehe Stapeltechnik, Seite 174). Das Wichtigste am Sportprogramm ist, dass du niemals aufgeben darfst!

Harte Arbeit schlägt immer Talent!

Auch wenn du die Übungen nicht gleich hinbekommst, ist das wirklich kein Drama. Es ist noch kein Meister vom Himmel gefallen. Bislang hast du vermutlich kaum bis gar nicht trainiert, es ist alles ganz neu für dich. Was erwartest du also? Nimm dir die Zeit, dich an das Training und die Übungsausführung zu gewöhnen. Taste dich langsam ran und steigere dich mit der Zeit kontinuierlich (siehe Top 10 Trainingstipps, Seite 96). Das wird alles mit der Zeit immer besser, du wirst sehen!

WIESO IST SPORT SO WICHTIG?

Sport ist beim Abnehmen essentiell. Viele der Abnehmbücher gehen rein nur über ein Kaloriendefizit an die Sache ran und klammern Training entweder völlig aus oder geben ihm einen relativ geringen Stellenwert. Das halte ich für grundfalsch. Sobald du nämlich eine deutliche Anzahl an Kilos abgenommen hast, dabei aber keinen Sport gemacht hast, siehst du schnell aus wie ein Hering. Du verlierst nämlich neben Fett auch viel Muskelmasse. Um die Anstrengung nicht nur in Kauf zu nehmen, sondern auch Freude daran zu entwickeln, ist es enorm wichtig, dass du lernst, dich selbst zu motivieren. In Chrissis Modul 3 kannst du viel darüber lesen (ab Seite 175). Von mir hier noch der Tipp: Selbstmotivation gelingt am Anfang oft gut visuell. Machen wir also ein kleines Brainstorming zum Thema Sport und welche Vorteile er mit sich bringt. Hier einige Vorschläge.

TIPP

WENN ICH REGELMÄSSIG TRAINIERE …

… spüre ich meinen Körper besser
… fühle und sehe ich, wie meine Muskeln wachsen
… fühle ich, wie sich meine Haltung stetig verbessert
… merke ich, wie mein Körper straffer wird
... macht mir Bewegung Spaß
… möchte ich gut auf mich achten
… kann ich mich richtig gut auspowern
… schlafe ich besser
… bin ich ausgeglichener
… bin ich leistungsfähiger
… lebe ich gesund
… bin ich stolz darauf, was ich geschafft habe
… fühle ich mich richtig wohl in meiner Haut
… strahle ich von innen nach außen
… bekomme ich Anerkennung

Auch hier wieder die Einladung: Ergänze die Liste, formuliere sie um und mache sie zu deinem persönlichen Motivationsplan. Hänge sie dir am besten an deinem Trainingsplatz auf, dann hast du sie dabei immer im Blick.

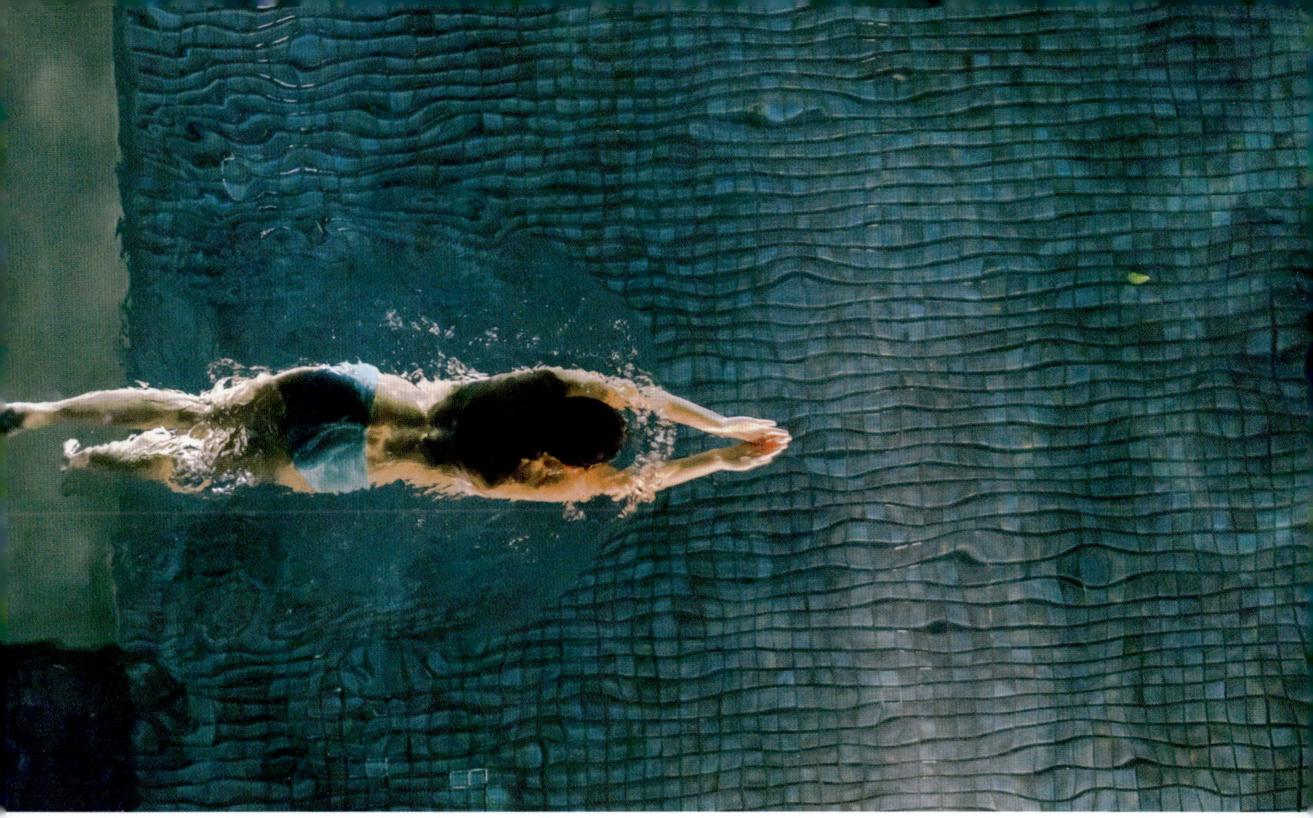

VOM SPORTMUFFEL ZUM FITNESSFREAK

Wenn du dank dieses Buchs einen Narren an Work-out und Bewegung an der frischen Luft gefressen hast, habe ich mein Ziel erreicht. Ich möchte dir noch eine kleine Übersicht geben, welche Sportarten noch gut für dich geeignet sind. Wie ich bei den Trainingsanreizen schon erklärt habe, ist es für den Körper total wichtig, dass er Abwechslung bekommt. Nicht jedem macht alles Spaß. Geh also ruhig auf Entdeckungsreise und fordere dich heraus!

Viele der Sportarten kosten nicht viel Geld und die meisten Fitness- oder Yogastudios bieten Probestunden an, damit du merkst, ob sie überhaupt etwas für dich sind. Fürs Bergwandern braucht es beispielsweise nur gutes Schuhwerk und fürs Schwimmen eine Badehose oder einen Badeanzug. Im Sommer lässt es sich im Badesee prima Cardio-Einheit absolvieren. Vielleicht kannst du auch deinen Partner und Freunde dazu motivieren, beim Sporteln mitzumachen. Zusammen mit Sportbuddys trainiert es sich gleich leichter – und man schafft gleich Verbindlichkeiten, die einen daran hindern, doch wieder abzuspringen *(siehe Seite 177)**.*

PROBIER DOCH EINFACH MAL DIESE SPORTARTEN AUS:

- *Aqua-Fitness*
- *Bergwandern*
- *Bouldern*
- *Gymnastik*
- *Kampfsport*
- *Krafttraining*
- *Nordic Walking*
- *Pilates*
- *Radfahren*
- *Schwimmen*
- *Skilanglauf*
- *Tennis*
- *Yoga*

DIE TOP 10

Trainingstipps für deine Challenge

/

Im Vergleich zum Camp hast du's mit dem Buch natürlich etwas schwerer – ich kann dir nicht zur Seite stehen, Fragen beantworten und Tipps geben. Deshalb bekommst du hier noch meine ultimativen Trainingstipps für ein erfolgreiches Work-out zum Nachlesen.

WAS TUN BEI HEFTIGEM MUSKELKATER?

Wenn du dich vor Muskelkater kaum rühren kannst, solltest du deine Muskeln nicht noch mal zusätzlich reizen und das Training lieber aussetzen. Verzichte auch aufs Dehnen, damit die Muskulatur nicht weiter geschädigt wird. Du kannst stattdessen die Sporteinheiten switchen und dafür ein lockeres Cardiotraining einlegen. Die Krafteinheit machst du dann einfach am eigentlichen Cardiotag.

WIE ERNÄHRE ICH MICH VOR DEM SPORT?

Drei Stunden vor dem Training solltest du nichts mehr zu dir nehmen, auch um Seitenstechen vorzubeugen. In der Mahlzeit davor sollte ein guter Anteil Kohlenhydrate enthalten sein, damit du auch die Energie hast, die du für das Training benötigst.

WAS, WENN DAS TRAINING EINFACH ZU SCHWER IST?

Wenn du bei all der Selbstmotivation und allem Biss feststellst, dass Kraft und Ausdauer einfach noch nicht reichen, mach erst mal nur die Hälfte des Work-outs. Dehne das dann immer weiter aus. Das Programm ist sehr fordernd – das war auch so von mir beabsichtigt. Akzeptiere die Challenge. Ganz wichtig: Gib nicht gleich auf, wenn du's nicht sofort schaffst, sondern suche nach einer Lösung, wie du trotzdem dein Ziel erreichen kannst!

IST JOGGEN DER PERFEKTE FATBURNER?

Wenn du richtig läufst, dann ja. Ich kann das Intervalltraining sehr empfehlen, also abwechselnd schnell und langsam laufen. Es ist wichtig, dass du dich 5–10 Minuten vor dem Joggen warm machst. Wenn du dich zusätzlich auch noch gesund ernährst, steht der Fettverbrennung nichts im Weg.

WAS KANN ICH GEGEN SEITENSTECHEN TUN?

Es gibt leider keine wissenschaftliche Erklärung, woher Seitenstechen kommt. Du solltest auf jeden Fall 3 Stunden vor dem Training nichts essen. Ein Notfall-Tipp von mir: Beuge dich mit geradem Rücken nach vorne und spanne die Bauchmuskeln dabei an. Hole über den Mund tief Luft und atme über den Bauch beim Hochkommen aus.

WARUM SOLLTE ICH MICH DEHNEN?

Vor dem Training sollte man nicht stretchen, außer, wenn besondere Gelenkigkeit wichtig ist, wie bei Turnsportarten. Leichtes, aktives Dehnen ist dagegen optimal. Für das Training machst du am besten das Warm-up von Seite 140. Für das Cool-down sind auf der gleichen Seite Dehnübungen enthalten.

KANN MAN AUCH ZU VIEL TRAINIEREN?

Besonders Frauen haben oft Angst, mit zu viel Training zu muskulös zu werden. Diese Angst kann ich nehmen: Frauen haben von Haus aus weniger Muskelmasse und einen höheren Körperfettanteil. Außerdem haben sie viel weniger Testosteron als ein Mann. Aus diesen beiden Gründen können die Muskeln gar nicht solche Dimensionen annehmen wie bei manchen Männern. Ein gutes Training wirkt sich aber positiv auf die Körperhaltung aus. Er wird viel straffer und definierter. Das kann man sehen, aber auch spüren. Natürlich hilft das Work-out dabei, dass die abgenommenen Kilos nicht schnell wieder auf den Hüften landen. Schon allein wegen des Jo-Jo-Effekts ist Training so wichtig.

MACHT EIN WORK-OUT VOR DEM SCHLAFEN SINN?

Damit du gut schläfst und dich nicht vor dem Schlafengehen aufputscht, trainiere lieber nicht direkt vor dem Schlafengehen. Wenn du das Bedürfnis nach Bewegung hast, kannst du einen kleinen Abendspaziergang machen – und dann lieber früh ins Bett, um morgens deine Einheiten zu absolvieren!

ICH TRAINIERE VIEL, SEHE ABER KEINEN UNTERSCHIED!

Das liegt daran, dass du zu wenig unterschiedliche Impulse für deine Muskeln setzt. Der Körper braucht immer wieder neue Anreize, deshalb habe ich auch das fordernde Trainingsprogramm erstellt (siehe ab Seite 141). Die Pläne sind so gestaltet, dass du vom Anfänger über den Fortgeschrittenen bis hin zum Profi ein Training erhältst. Auch wichtig für die Zeit nach der Challenge: Fordere dich immer wieder neu heraus und probiere neue Sportarten aus!

WIE BEKOMME ICH EINEN FLACHEN BAUCH?

Man kann leider nicht isoliert Fett verbrennen. Beim Muskelaufbau funktioniert das schon, aber nicht bei der Fettverbrennung, da man hier den Körper ganzheitlich betrachten muss. Ich empfehle Cardio-Einheiten in Kombination mit Muskeltraining. Superwichtig ist natürlich auch gesunde Ernährung (siehe ab Seite 17). Du solltest natürlich nicht naschen oder Fastfood futtern. Hab Geduld, das dauert seine Zeit!

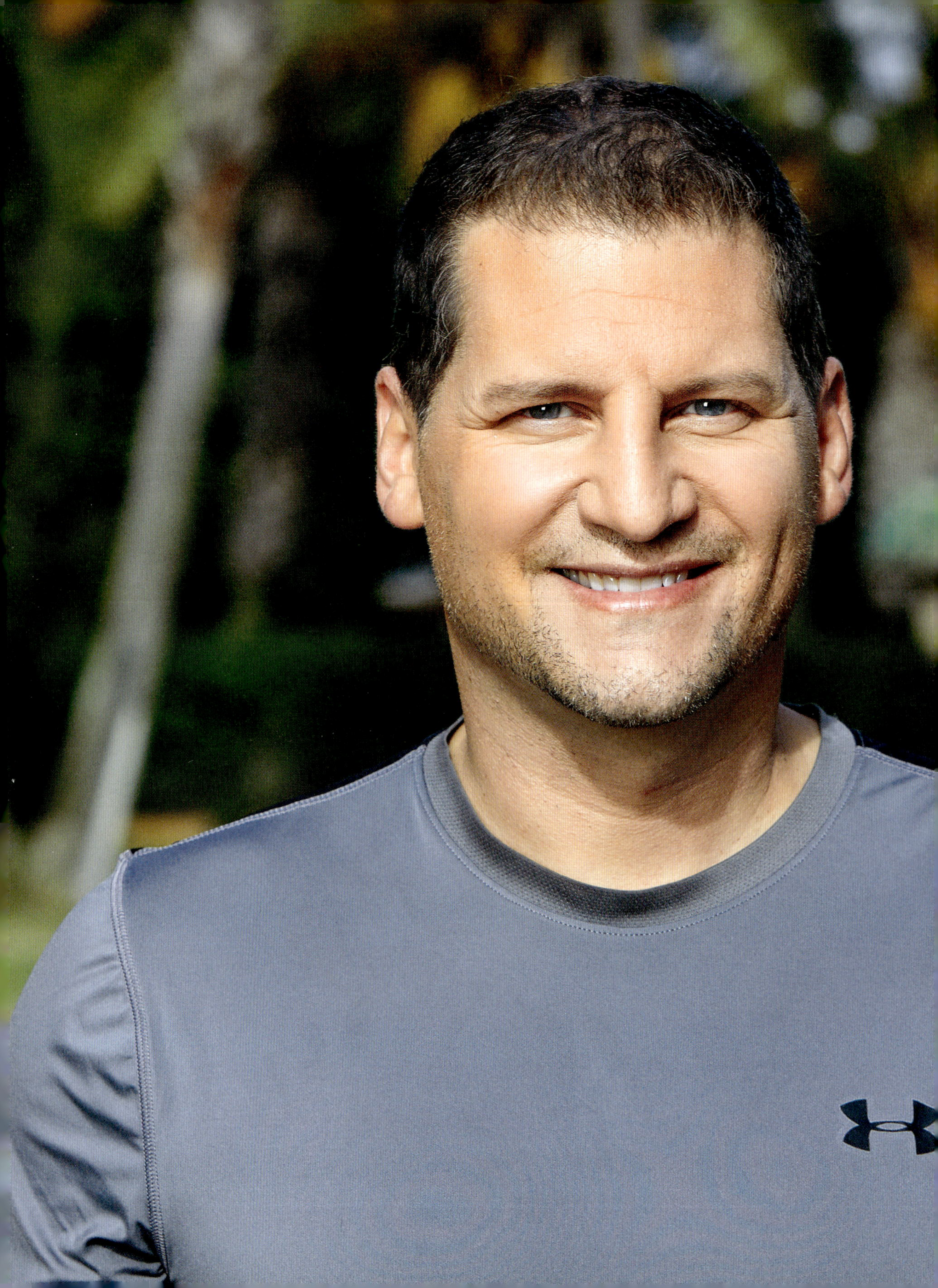

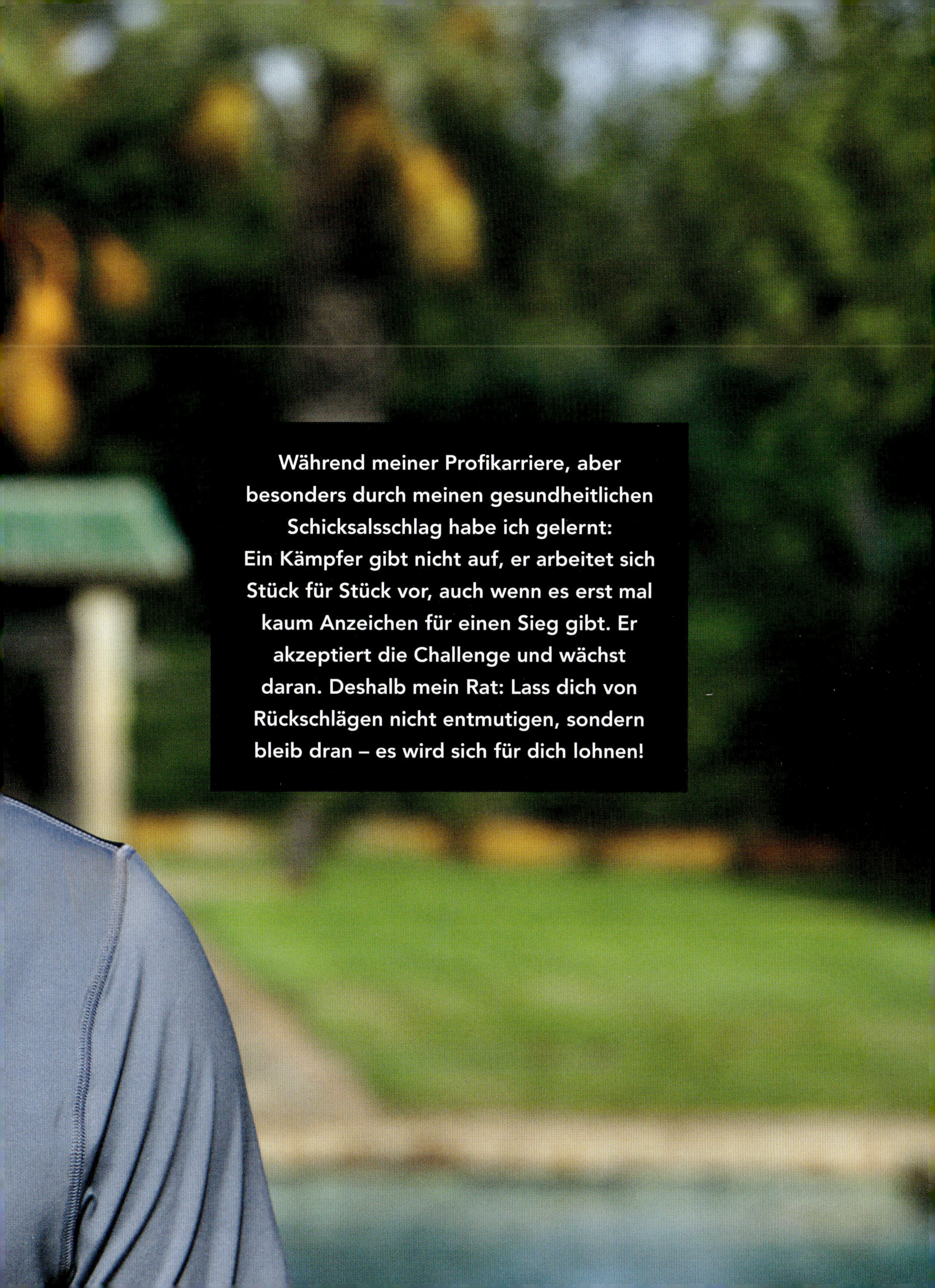

Während meiner Profikarriere, aber besonders durch meinen gesundheitlichen Schicksalsschlag habe ich gelernt: Ein Kämpfer gibt nicht auf, er arbeitet sich Stück für Stück vor, auch wenn es erst mal kaum Anzeichen für einen Sieg gibt. Er akzeptiert die Challenge und wächst daran. Deshalb mein Rat: Lass dich von Rückschlägen nicht entmutigen, sondern bleib dran – es wird sich für dich lohnen!

RAMIN

/

Der Weg zurück aus dem Tal

Als ehemaliger Kickbox-Weltmeister und Sportlehrer war Ramin Abtin schon seit jeher eine Kämpfernatur. 2009 hat sich sein Leben schlagartig verändert – einem schweren Bandscheibenvorfall während einer Titelverteidigung folgte völlig ungewollt das plötzliche Karriereaus. Aus diesem herben Schicksalsschlag konnte Ramin dennoch Positives ziehen.

WIE LANGE HAST DU KAMPFSPORT BETRIEBEN?

Ich habe schon als Jugendlicher mit Tae-Kwon-Do angefangen und viele nationale und internationale Titel gewonnen. 1992 habe ich dann meine Leidenschaft für das Kickboxen entdeckt und hier erst neun Jahre als Amateur und dann nochmal zehn Jahre als Profi gekämpft. Insgesamt kann ich elf Weltmeistertitel im Kickboxen für mich verbuchen. Das Aus kam aus dem Nichts 2009.

WAS IST PASSIERT?

Ich habe kurz vor dem Kampf bemerkt, dass etwas nicht stimmt – meine Beine und Zehen sind auf einmal taub geworden. Ich stand schon in der Kabine und hatte meine Handschuhe an. Trotzdem habe ich mich für den Kampf entschieden und sogar noch bis zur zwölften Runde gekämpft. Das traurige Ende: Niederlage nach Punkten. Der akute Bandscheibenvorfall, der sich bereits in der Kabine angebahnt hatte, hat mich dazu gezwungen, meine Karriere vorzeitig zu beenden. Ich konnte bis dahin nur Siege für mich verbuchen und habe dann ausgerechnet den letzten Kampf verloren. Das war ein herber Schlag für mich.

WIE BIST DU DAMIT UMGEGANGEN?

Im Nachhinein war es natürlich dumm, den Fight mit diesen erheblichen Beschwerden nicht abzublasen. Wäre der Bandscheibenvorfall ein paar Stunden früher passiert, hätte ich es bestimmt gemacht. Dass ich dann noch so lange im Ring stand, hat meine gesundheitliche Situation nicht gerade verbessert. Aber aufgeben war und ist für mich kein Tagesordnungspunkt! Es war danach Schicht im Schacht für mich, von jetzt auf gleich vom Profisportler zur Bewegungsunfähigkeit. Zwei volle Jahre lang habe ich versucht, mich über andere Wege wieder fit zu bekommen, und mich dann letzten Endes doch für die Bandscheiben-OP entschieden. Sie birgt natürlich einige Risiken und deshalb wollte ich es erst mal anders probieren. Seitdem geht es gesundheitlich langsam wieder aufwärts.

WAS GAB ES AN WEITEREN KONSEQUENZEN FÜR DICH?

Es sah eine ganze Zeit lang wirklich zappenduster für mich aus. Nicht nur, dass Sport als absoluter Lebensinhalt auf einmal keine Rolle mehr gespielt hat. Die Sponsoren waren weg, mein Job im Fitnessstudio war weg, viele Freunde haben sich verabschiedet. Und das, obwohl ich mir nie etwas zuschulden habe kommen lassen. Es wäre gelogen, wenn ich sagen würde, mir ging's damals trotzdem ganz okay. Ich habe richtig gelitten, auch emotional. Es war eine sehr harte und schwierige Zeit für mich.

WIE HAST DU DICH WIEDER HOCHGEKÄMPFT?

Ich habe gelernt, wie wichtig es ist, nicht klein beizugeben. Wenn man mal einen Fehler macht, wenn es nicht rund läuft oder eben auch in einer schwierigen Zeit. Ich hatte so gut wie nichts mehr. Aber ich habe angefangen, mich über ganz kleine Dinge zu freuen. Es muss nicht gleich das große Los sein. Ein kleiner Schritt, ein gutes Gespräch, ein schöner Sonnenuntergang, um nur ein paar Beispiele zu nennen. Es gibt vieles, über das man sich freuen kann, man muss nur die Augen offenhalten. Oft warten wir auf das ganz große Glück, aber es sind die kleinen Dinge, die wirklich zufrieden machen.

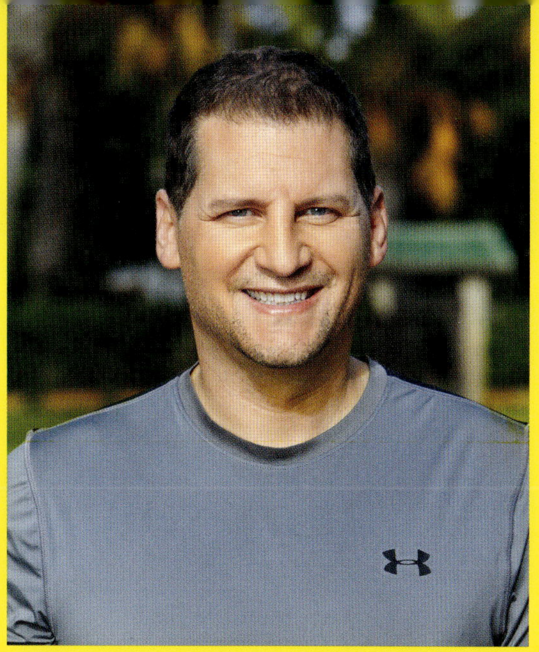

WAS KANNST DU ANDEREN LEUTEN RATEN?

Das Allerwichtigste ist, dass du niemals aufgeben darfst. Deshalb sage ich das auch so oft im Camp. Der Erfolg klopft nicht an deiner Tür. Es kommt niemand vorbei, holt dich von der Couch ab und sagt, trainiere, nimm ab, verändere dein Leben, tu dies oder das. Du musst dein Leben selbst in die Hand nehmen. Hol dir den Erfolg! Auch wenn du denkst, es geht nicht mehr weiter, und deine Situation ganz und gar nicht rosig aussieht. Ich habe immer noch nicht den Leistungsstandard von früher erreicht, aber ich freue mich trotzdem sehr darüber, wenn ich mich steigere, und bin viel zufriedener mit kleinen Dingen. Ich habe gelernt: Es gibt immer einen Weg. Freu dich deshalb über kleine Erfolge, wenn zum Beispiel die Waage auch nur 200 Gramm statt 2 Kilo weniger anzeigt. Geh deinen Weg, und wenn es nur ein paar Zentimeter sind. Arbeite dich Stück für Stück vor – mach es wie der Straßenkehrer in „Momo" – du darfst nie die ganze Straße auf einmal denken. Diskutiere niemals mit dir selber. Leg einfach los und schau, wohin die Reise dich führt. Das Leben hält so viel Schönes bereit!

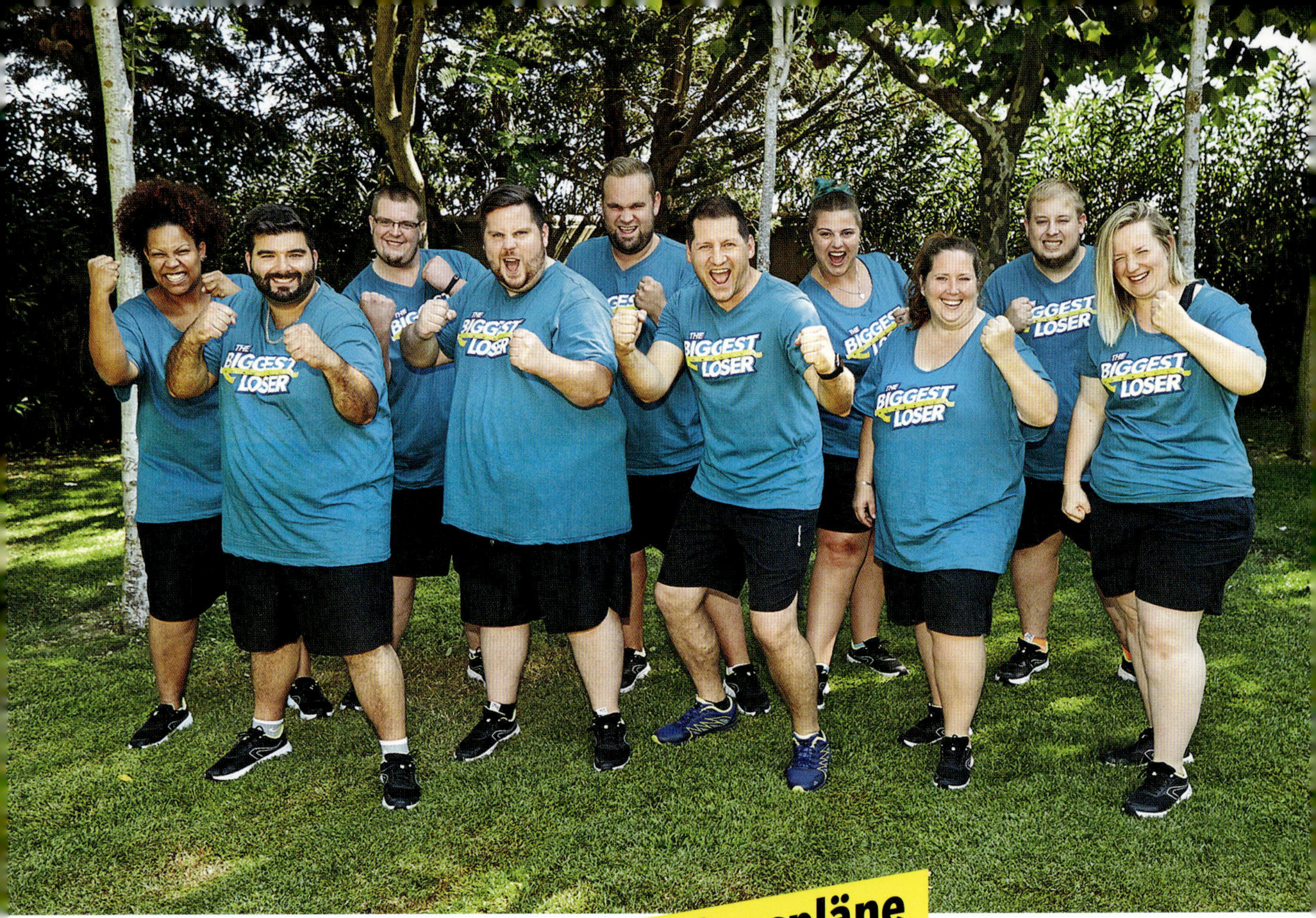

Deine Trainingspläne

Bevor du gleich durchstartest, habe ich dir hier noch ein paar allgemeine Infos zu den Plänen und den Übungen, zu Pausen und Regeneration zusammengestellt. Mit diesen Fakts steht einem erfolgreichen Training nichts mehr im Weg.

Damit du einen richtig guten Einstieg erhältst und da abgeholt wirst, wo du gerade stehst, habe ich ein 10-Wochen-Sportprogramm für Anfänger erstellt, ein 6-Wochen-Fortgeschrittenenprogramm, das du im Anschluss absolvieren kannst, und als Benefit noch ein 4-Wochen-Profiworkout (siehe ab Seite 141). So hast du für jeden Trainingsstand einen optimalen Plan und das Buch ist auch für die Zeit nach der Life-Challenge ein guter Trainingspartner. Ich habe mir ganz besonders aufgebaute Trainingspläne überlegt, die es so in diesem Aufbau noch in keinem anderen Buch gibt – auf alle Bedürfnisse ausgerichtet, sehr abwechslungsreich und dabei hocheffektiv! Das hat den wichtigen Grund, dass du nur durch viele verschiedene und starke Reize auf dein System die Muskeln zum Wachsen bringst. Reines Funktional Training halte ich für zu langweilig. Meine Trainingsprogramme basieren auf einem cleveren Mix aus Kraft- und Cardioübun-

Das Motto lautet: „Shock your body!" Nur wenn dein Körper ständig neue Reize erhält, verändert sich etwas.

gen, die mit Intervallen und Pyramiden ausgeführt werden. Außerdem brauchst du für mein Training keine großartigen Hilfsmittel, weil du immer mit deinem eigenen Körpergewicht arbeitest. Wenn du magst, leg dir 1-Kilo-Hanteln zu, da kannst du aber notfalls auch auf mit Wasser gefüllte 1-Liter-Flaschen zurückgreifen. Das bedeutet, du kannst es überall und jederzeit ausführen – und somit gibt es absolut keine Ausreden!

Zunächst bekommst du einen Überblick über alle in den Plänen enthaltenen Übungen ab Seite 106. Du findest jeweils immer Grundübungen und die entsprechenden Varianten vor, sodass du zusätzlich eine ganze Menge an Übungen erhältst. Alle Übungsausführungen werden genau in Step-by-Step-Anleitungen erklärt und mit Pfeilen auf den Fotos wird jeweils immer signalisiert, worauf du besonders achten musst.

Vor dem Training solltest du immer das Warm-up von Seite 140 absolvieren, um deinen Körper vorzubereiten und die Verletzungsgefahr zu verringern. Denk danach auch an das Cool-down auf der gleichen Seite, damit dein Organismus direkt mit der Regeneration starten kann.

REGENERATION

Die Regeneration ist genauso wichtig wie das Training. Trainiere grundsätzlich nie so, dass du dich völlig verausgabst und vor lauter Erschöpfung und Muskelkater die Trainingseinheit am nächsten Tag skippen musst. Es ist wichtig, dass du wirklich vernünftig übst und dir die Regenerationsphasen zugestehst. Das gilt auch dann, wenn du krank bist – ein Training bei einer Grippe kann den Herzmuskel angreifen. Deshalb kuriere dich anständig aus und starte dann wieder voll durch!

WARUM PAUSEN SO WICHTIG SIND

Wichtig beim Training sind aber auch immer die Ruhepausen, deswegen trainierst du auch nicht jeden Tag. Nur durch dieses Zusammenspiel von Belastung und Erholung sorgst du dafür, dass dein Körper mit der Zeit immer leistungsfähiger wird und das jeweils immer über das ursprüngliche Leistungsniveau hinaus.

Zwischen den Übungen für die einzelnen Muskelgruppen kannst du eine kurze Pause einlegen und kleine Lockerungsübungen machen, etwas trinken und kräftig durchatmen. Wenn du soweit bist, geht's dann einfach weiter.

TIPP

DIGITALE UNTERSTÜTZUNG

Du wirst schnell merken, dass die Uhr bei meinen Übungen eine wichtige Rolle spielt. Stell dir also am besten eine Uhr mit Sekundenzeiger gut sichtbar an deinem Trainingsplatz auf. Ein Radio oder eine Playlist auf Spotify mit deinen Lieblingssongs sorgt für mehr Fun beim Training und motiviert dich zusätzlich.

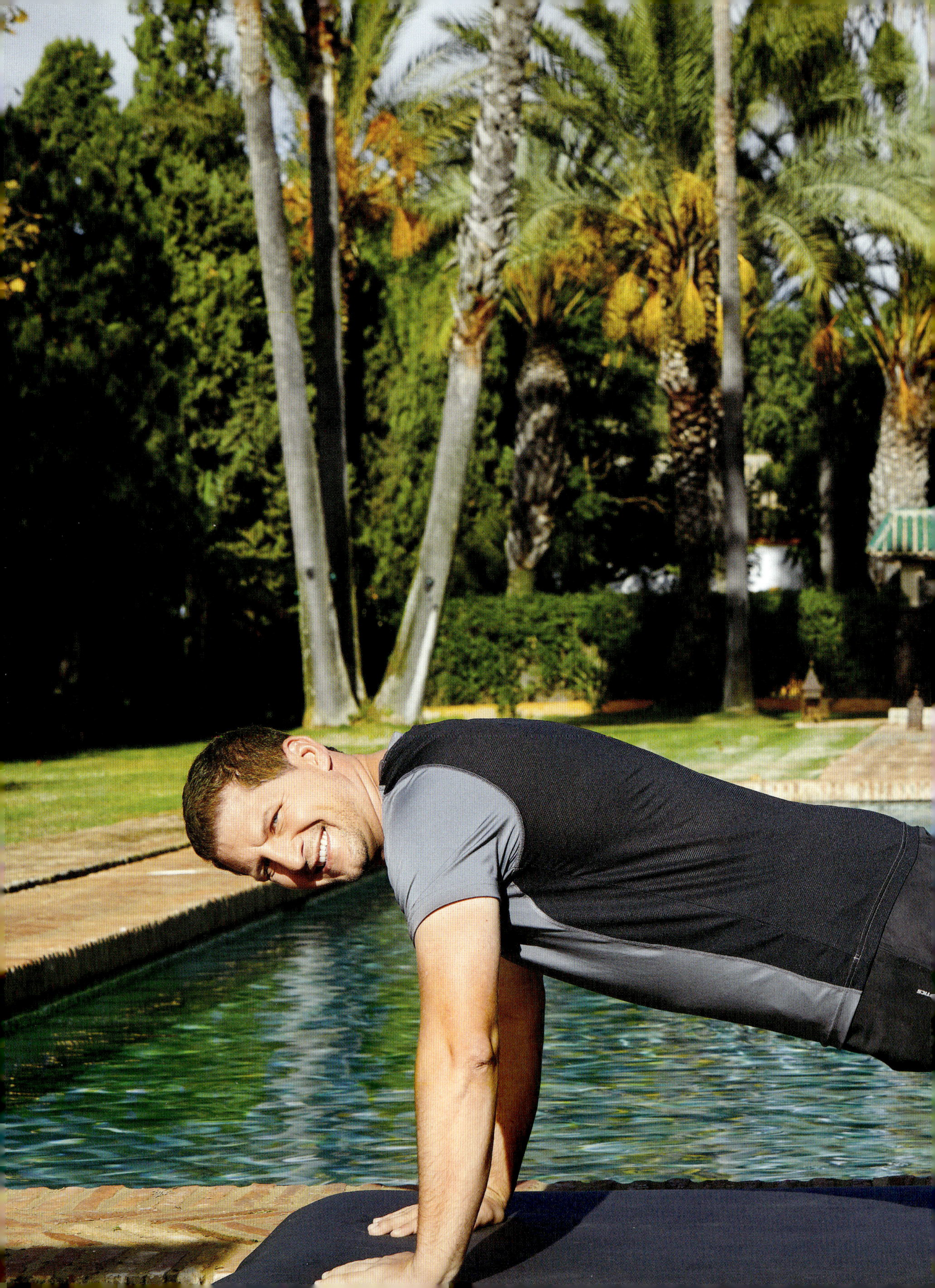

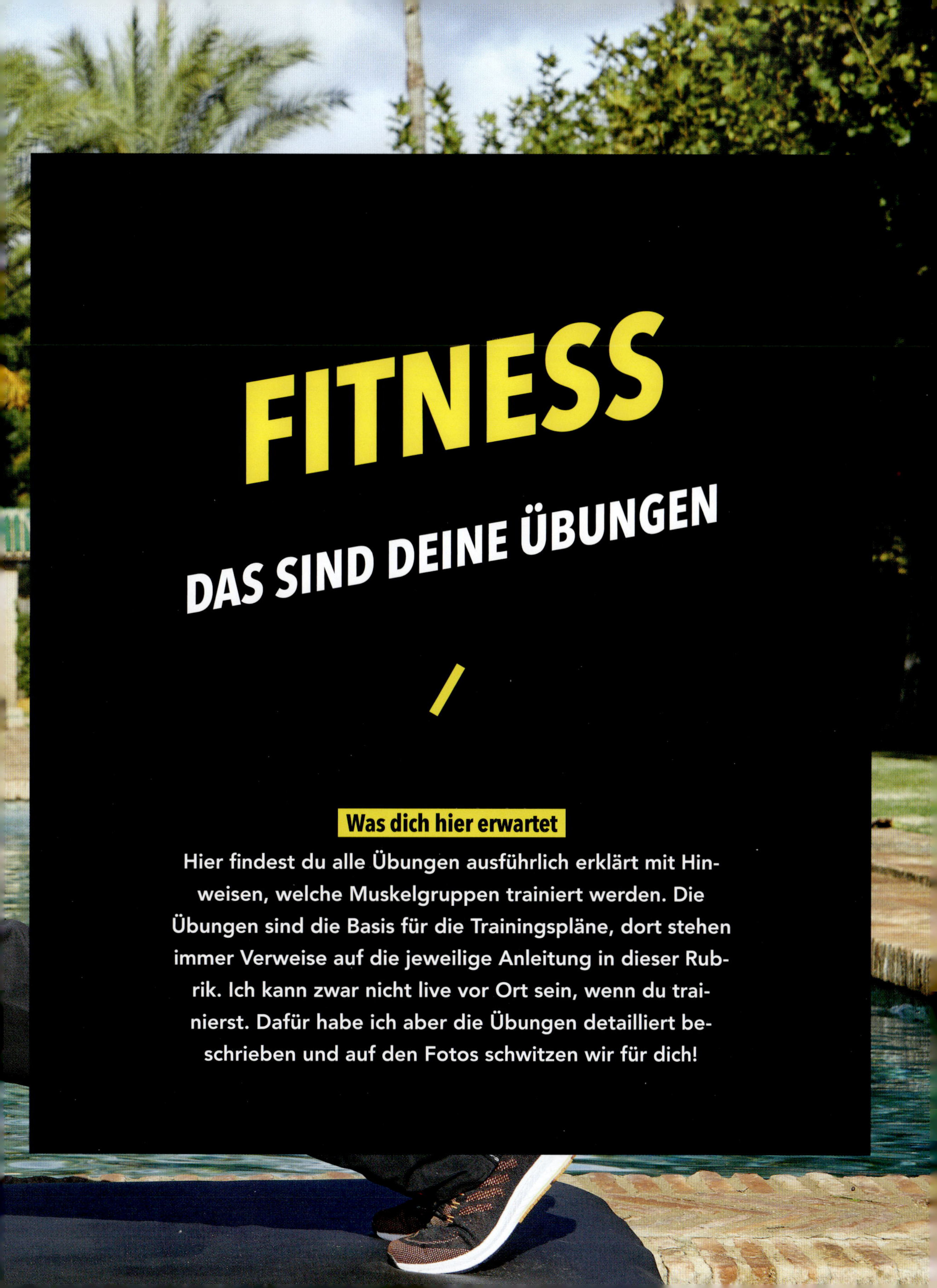

FITNESS

DAS SIND DEINE ÜBUNGEN

/

Was dich hier erwartet

Hier findest du alle Übungen ausführlich erklärt mit Hinweisen, welche Muskelgruppen trainiert werden. Die Übungen sind die Basis für die Trainingspläne, dort stehen immer Verweise auf die jeweilige Anleitung in dieser Rubrik. Ich kann zwar nicht live vor Ort sein, wenn du trainierst. Dafür habe ich aber die Übungen detailliert beschrieben und auf den Fotos schwitzen wir für dich!

Corepower

Das bringt's: Trainiert die Bauch- und Rückenmuskulatur.

GERADE CRUNCHES

1 *Lege dich auf den Rücken und stelle die Beine hüftbreit auf. Die Füße liegen mit der Ferse auf, die Hände sind seitlich am Kopf, der durch die Fingerspitzen gestützt wird. Der Blick geht zur Decke.*

2 *Hebe den Oberkörper vom Boden, dadurch spannt sich deine Bauchmuskulatur an. Die Lendenwirbelsäule bleibt immer in Kontakt mit dem Boden und der Kopf bildet eine Verlängerung der Wirbelsäule. Die Kraft kommt dabei aus den Bauchmuskeln, nicht aus den Armen oder der Nackenmuskulatur!*

3 *Senke den Oberkörper langsam wieder bis kurz vor den Boden ab, bis er ganz aufliegt.*

VARIANTE: *Um die Intensität zu erhöhen, lege den Oberkörper während der Übung nicht ganz auf dem Boden ab.*

VARIANTE 2: *Hier übst du beim Hochkommen mit den Händen einen festen Druck auf die Oberschenkel aus.*

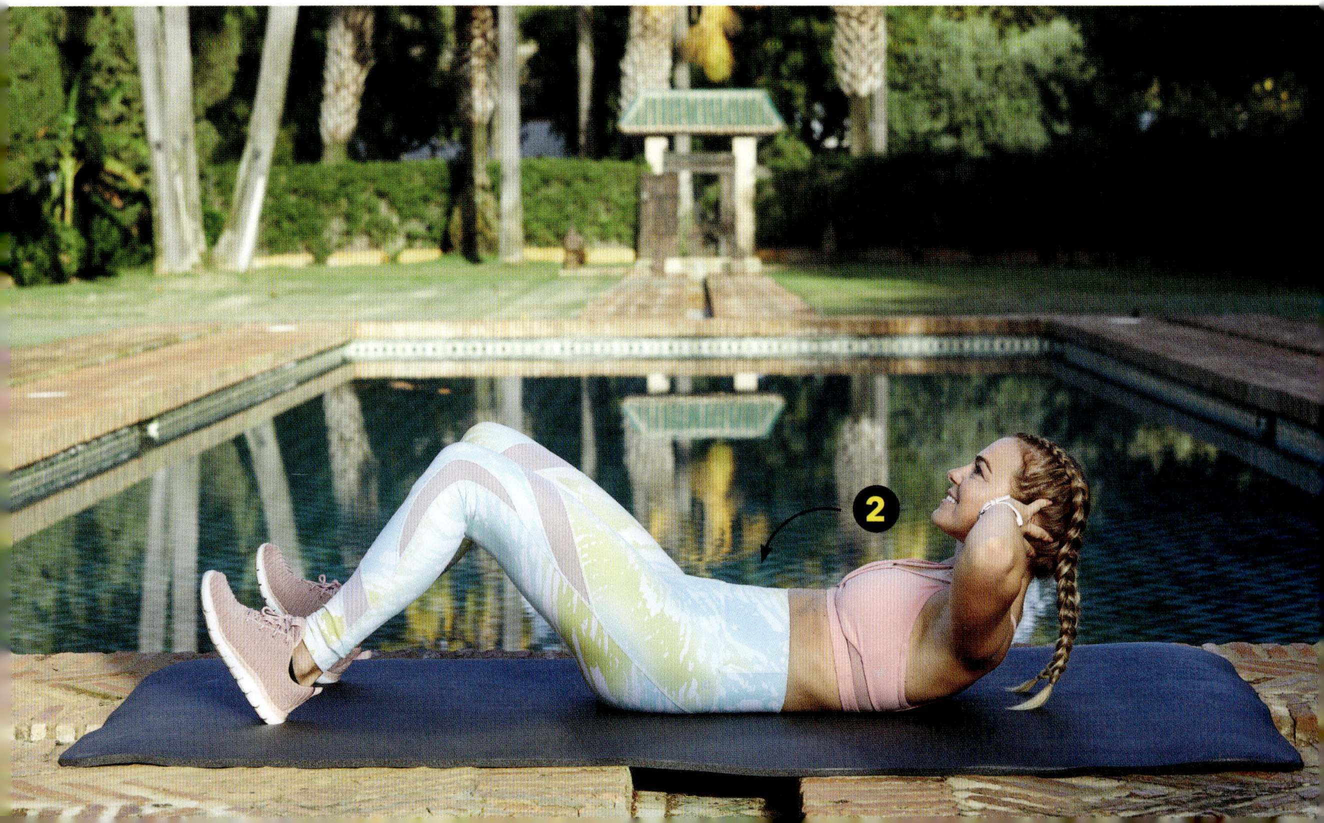

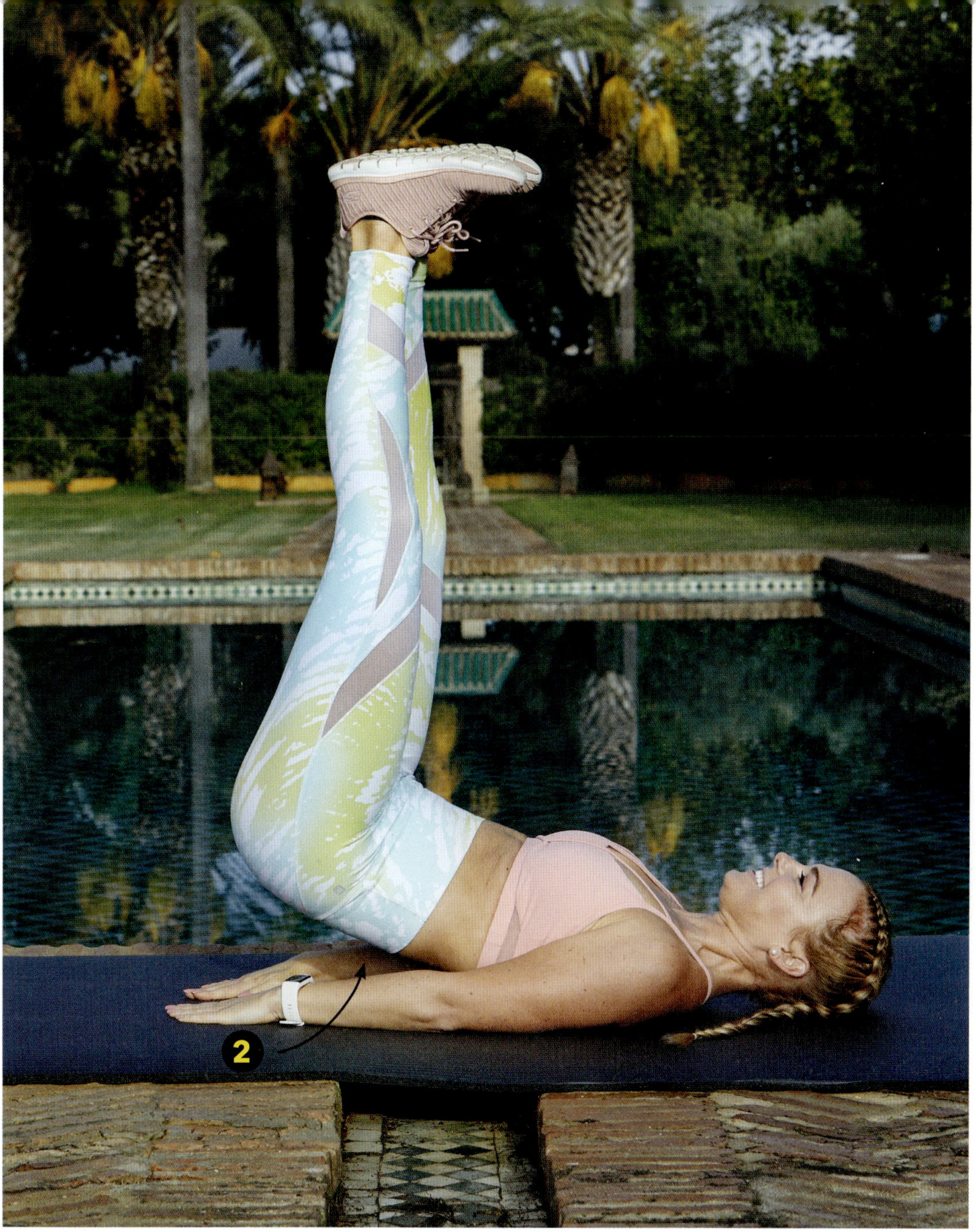

CORE-LIFT

1 *Lege dich auf den Rücken und stelle deine Beine auf. Dein Blick geht nach oben. Schiebe deine Hände unter den Po. Strecke die Beine gerade nach oben aus.*

2 *Drücke nun deinen Po nach oben, die Füße sind dabei geflext. Achte darauf, dass du nicht ins Hohlkreuz kommst. Halte die Position kurz und komme dann wieder nach unten.*

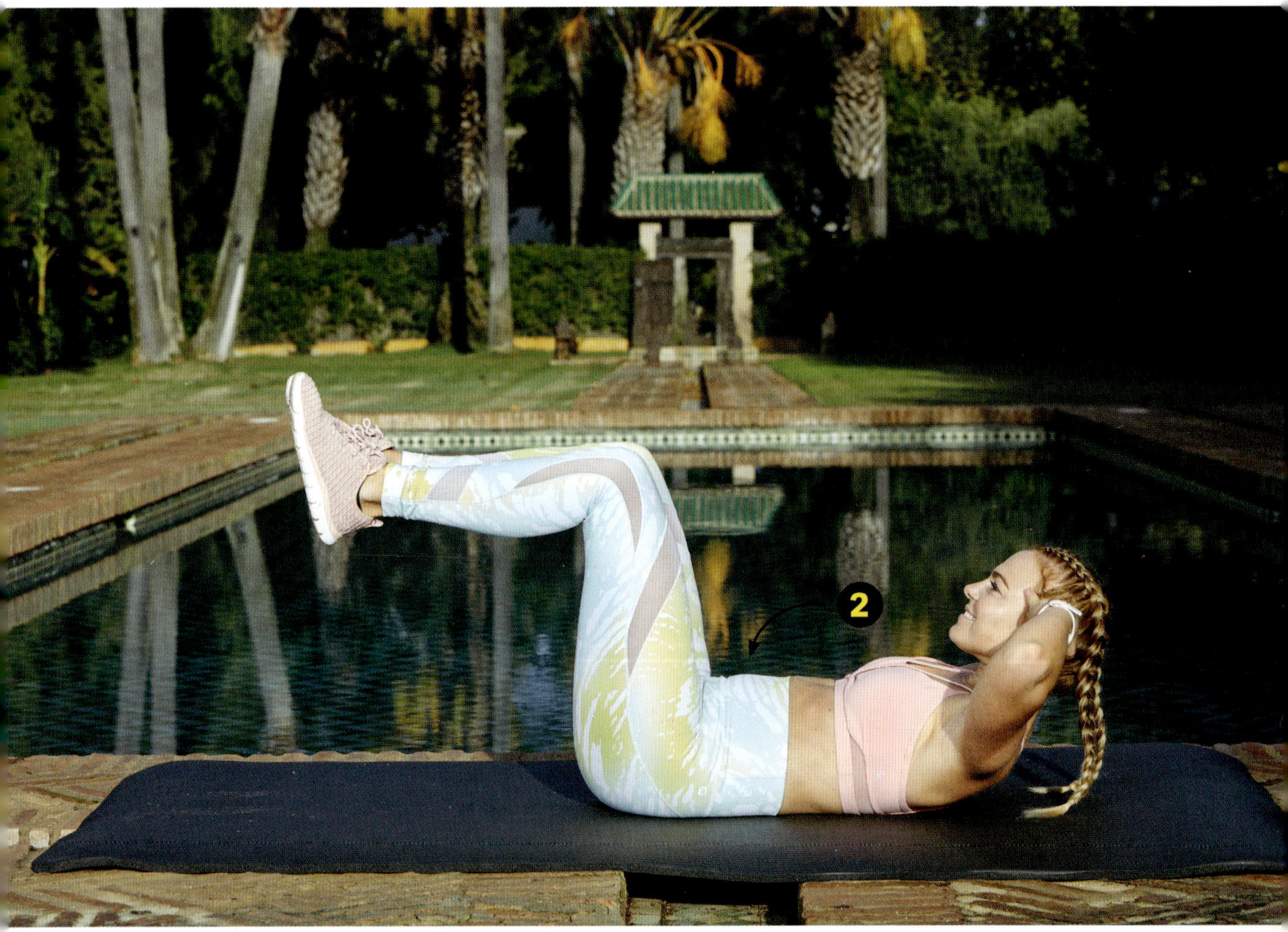

CRUNCHES MIT KNIE IM 90-GRAD-WINKEL

1 *Lege dich auf den Rücken, hebe die Beine und winkle die Knie im 90-Grad-Winkel an. Die Hände sind seitlich am Kopf, der durch die Fingerspitzen gestützt wird. Der Blick geht zur Decke.*

2 *Hebe den Oberkörper nun vom Boden, dadurch spannt sich deine Bauchmuskulatur an. Die Lendenwirbelsäule bleibt dabei immer in Kontakt mit dem Boden und der Kopf bildet eine Verlängerung der Wirbelsäule. Die Kraft kommt dabei aus den Bauchmuskeln, nicht aus den Armen oder der Nackenmuskulatur!*

3 *Senke den Oberkörper langsam wieder zum Boden ab, bis er ganz aufliegt.*

SEITLICHE CRUNCHES

1 *Lege dich auf den Rücken und stelle die Beine hüftbreit auf. Die Füße liegen mit der Ferse auf, die Hände sind seitlich am Kopf, der durch die Fingerspitzen gestützt wird. Der Blick geht zur Decke.*

2 *Hebe den Oberkörper vom Boden, dadurch spannt sich deine Bauchmuskulatur an. Bringe einen Ellbogen diagonal zum anderen Knie.* Die Lendenwirbelsäule bleibt auch hier in Kontakt mit dem Boden und der Kopf bildet eine Verlängerung der Wirbelsäule.

3 *Senke den Oberkörper langsam wieder zum Boden ab, bis er ganz aufliegt, und wechsle die Seite.*

VARIANTE: *Hebe die Beine geschlossen möglichst weit nach oben an, ohne die Knie zu beugen. Im Idealfall bilden sie mit dem Oberkörper einen 90-Grad-Winkel. Führe die seitlichen Crunches wie gehabt durch.*

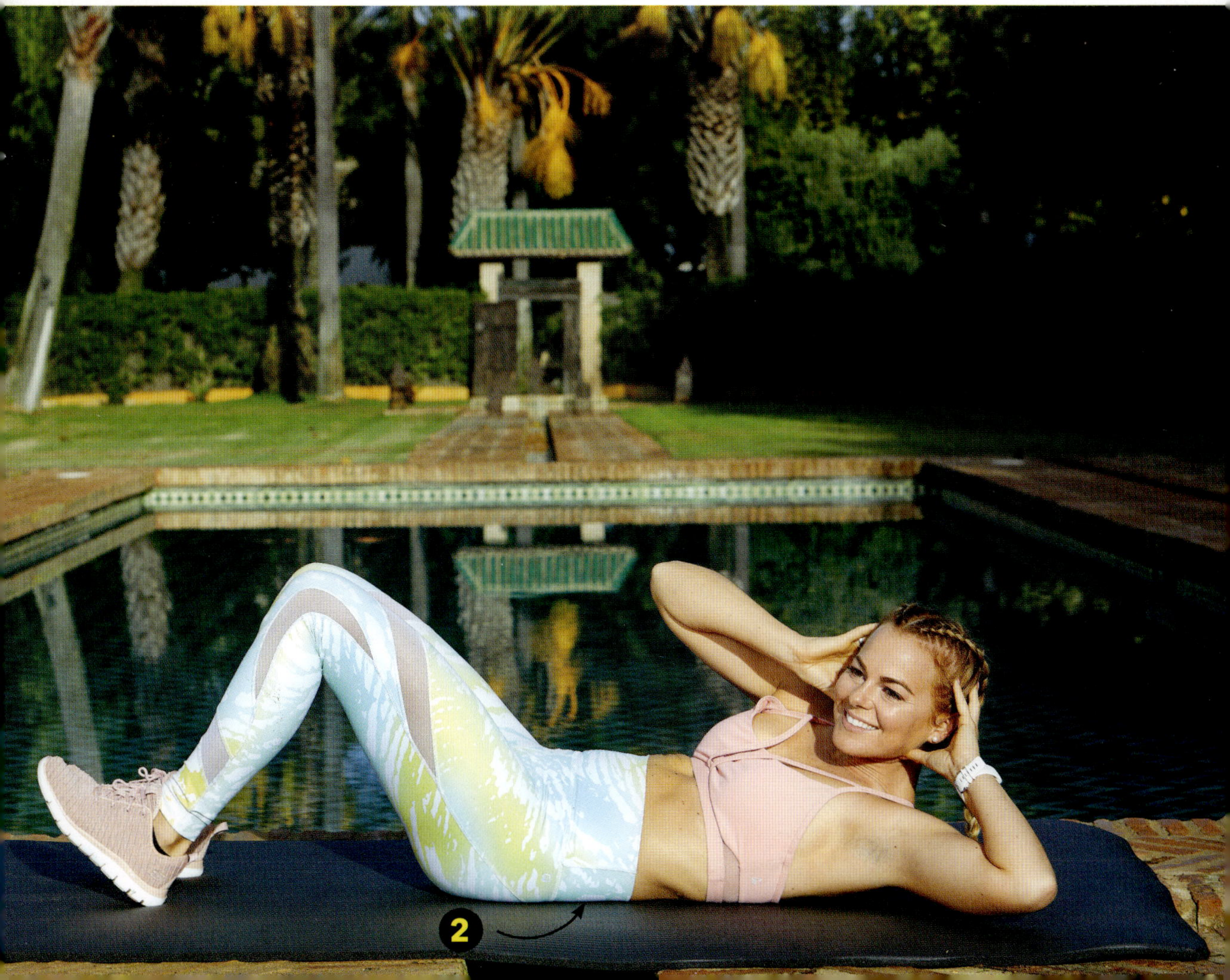

SEITLICHE CRUNCHES MIT DRUCK AUF OBERSCHENKEL

1 *Lege dich auf den Rücken und stelle die Beine hüftbreit auf. Die Füße liegen mit der Ferse auf, die Hände sind seitlich am Kopf, der durch die Fingerspitzen gestützt wird. Der Blick geht zur Decke.*

2 *Hebe den Oberkörper vom Boden, dadurch spannt sich deine Bauchmuskulatur an. Bringe eine Hand diagonal zum anderen Knie. Hebe gleichzeitig dieses Bein vom Boden ab und bringe es zur Hand. Übe nun Druck mit der Hand auf den Oberschenkel aus und halte die Spannung einen Moment.*

3 *Senke Oberkörper und Bein langsam wieder zum Boden ab und wechsle die Seite.*

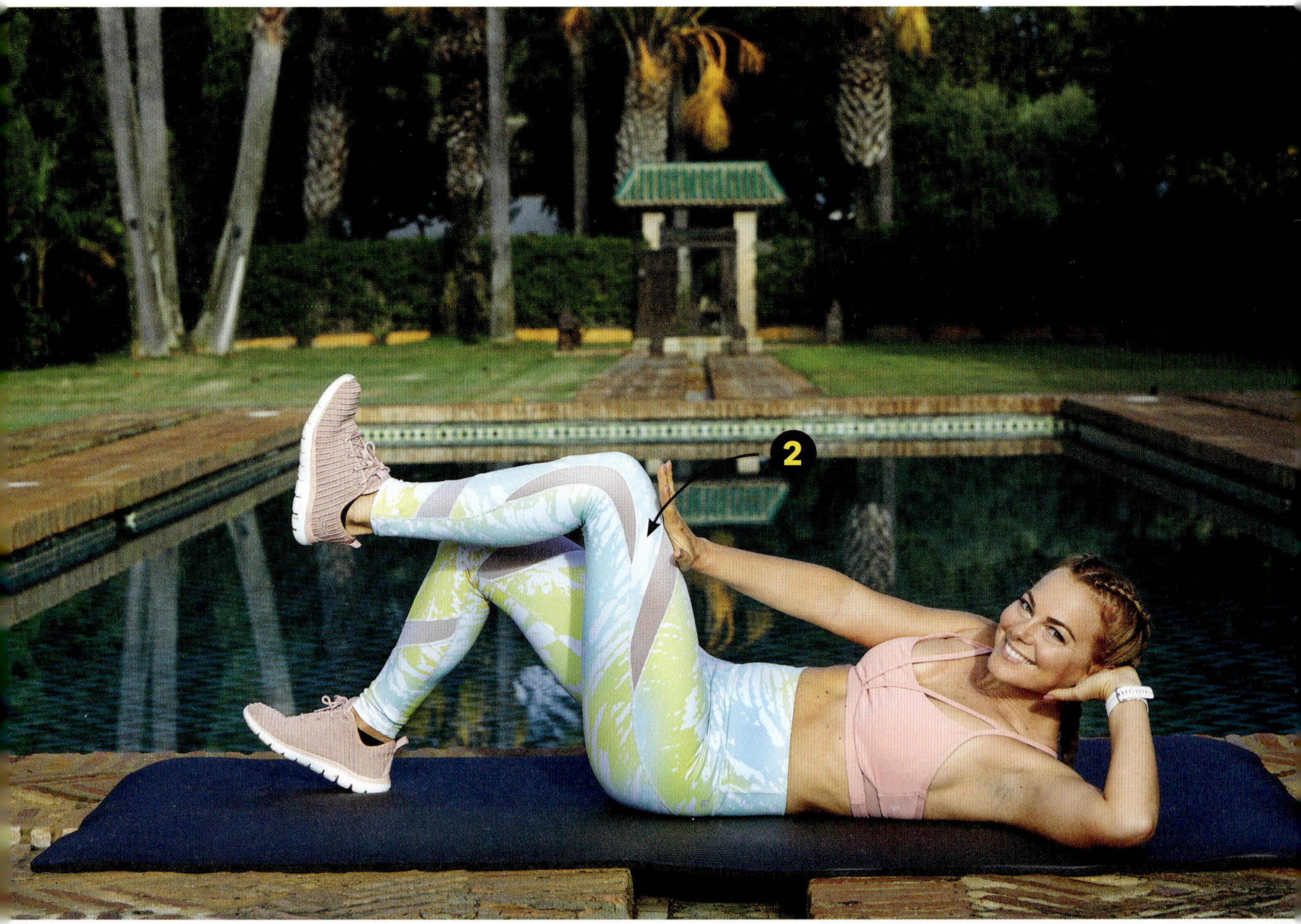

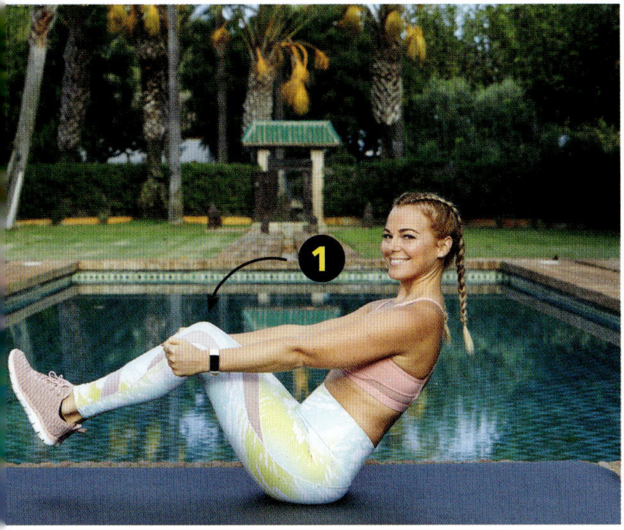

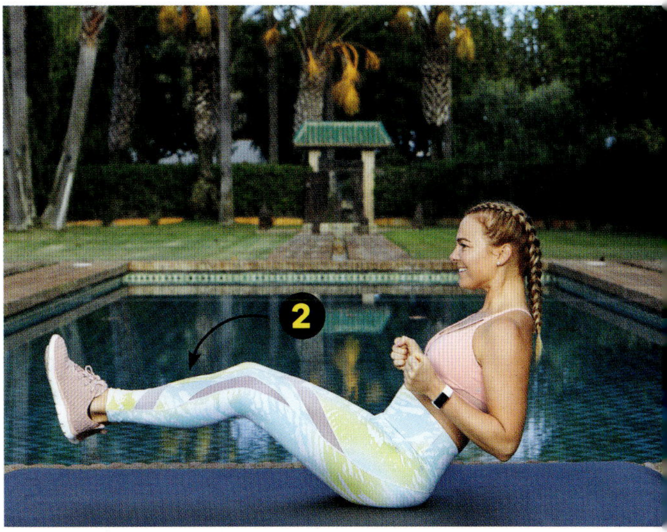

RUDERN IM SITZEN

1 *Setz dich mit leicht nach hinten geneigtem Oberkörper auf den Boden und hebe die Beine an. Sie sind leicht in den Knien gebeugt. Die Arme sind etwa auf Brusthöhe nach vorne ausgestreckt.*

2 *Ziehe nun die Arme zu dir heran und strecke gleichzeitig die Beine nach vorne aus. Die Beine berühren dabei aber nicht den Boden!*

3 *Komm in einer fließenden Bewegung zurück in die Ausgangsposition.*

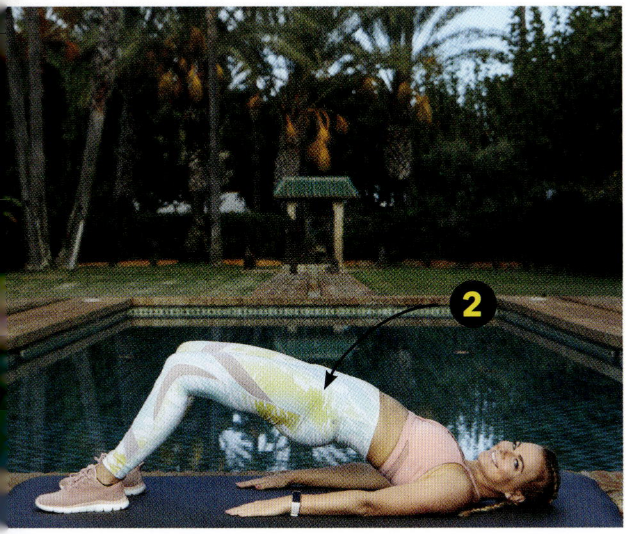

BECKENHEBEN

1 *Du liegst auf dem Rücken und die Beine sind in einem 90-Grad-Winkel aufgestellt. Die Arme liegen seitlich neben deinem Körper ab. Die Hände liegen flach auf dem Boden.*

2 *Hebe nun das Becken nach oben, sodass der Oberkörper und die Oberschenkel eine Linie bilden. Halte die Spannung einen Moment und lege den Körper Wirbel für Wirbel wieder ab.*

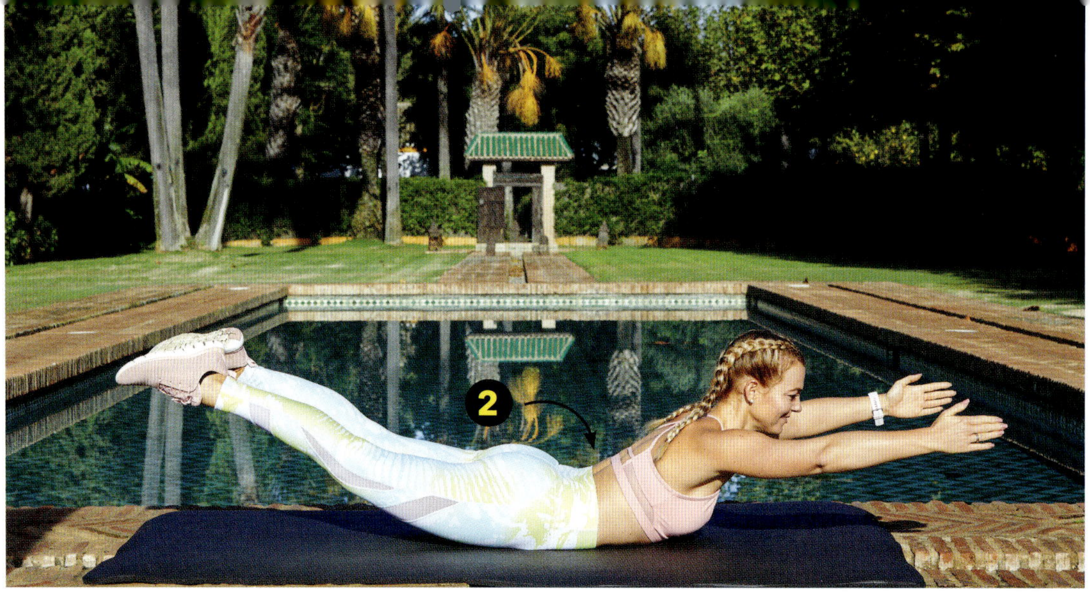

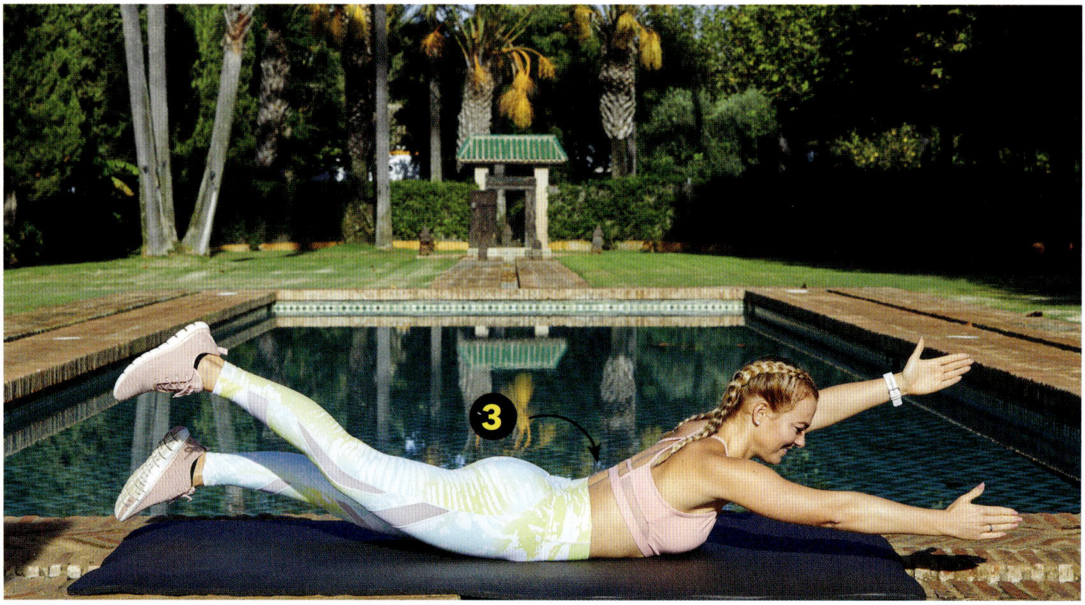

RÜCKENÜBUNG AUS DER BAUCHLAGE

1 *Lege dich auf den Bauch, die Beine sind gestreckt. Die Arme sind nach vorne ausgestreckt.*

2 *Hebe nun Oberkörper und Beine 2–3 cm senkrecht nach oben. Der Blick geht nach unten, der Kopf bildet eine Verlängerung der Wirbelsäule. Halte die Spannung einen Moment und lege Oberkörper und Beine wieder ab.*

3 *Arme und Beine sind nach vorne bzw. nach hinten ausgestreckt. Strecke nun einmal dein rechtes Bein und deinen linken Arm weiter nach oben aus. Wiederhole das auf der entgegengesetzten Seite.*

VORGEBEUGTES RUDERN

1 *Stelle dich aufrecht hin, die Beine sind hüftbreit geöffnet. Die Knie sind leicht gebeugt. Neige den Oberkörper leicht nach vorne. Strecke die Arme nach vorne aus.*

2 *Zieh nun die Arme nach hinten oben, die Arme sind dabei eng am Körper. Ziehe die Schulterblätter gleichzeitig zusammen und nach unten.*

TIPP: *Du kannst die Übung auch mit Gewichten ausführen, zum Beispiel. 1-Kilo-Hanteln.*

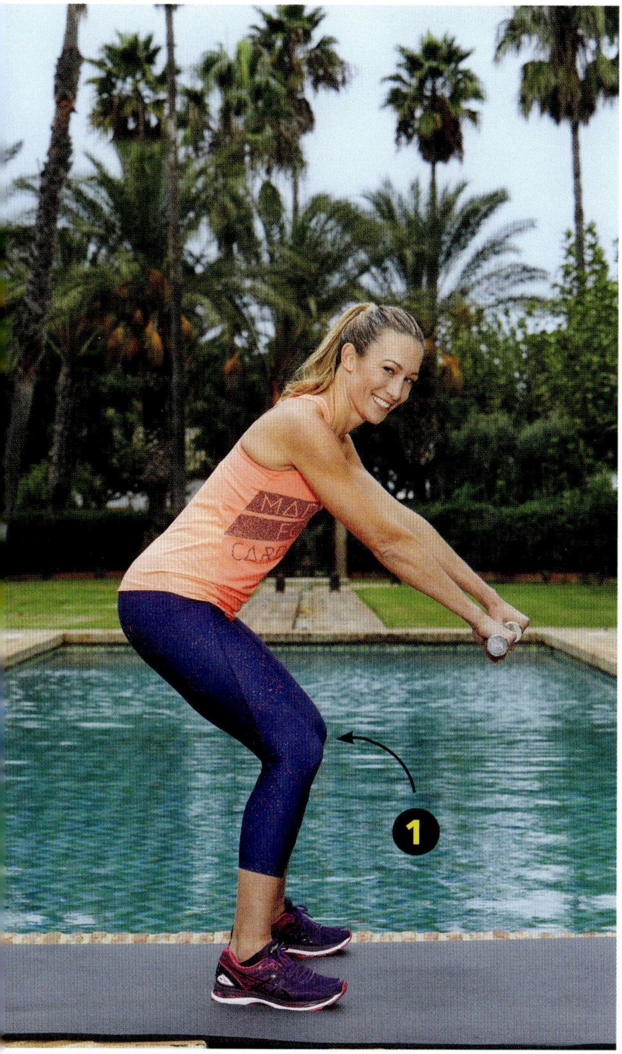

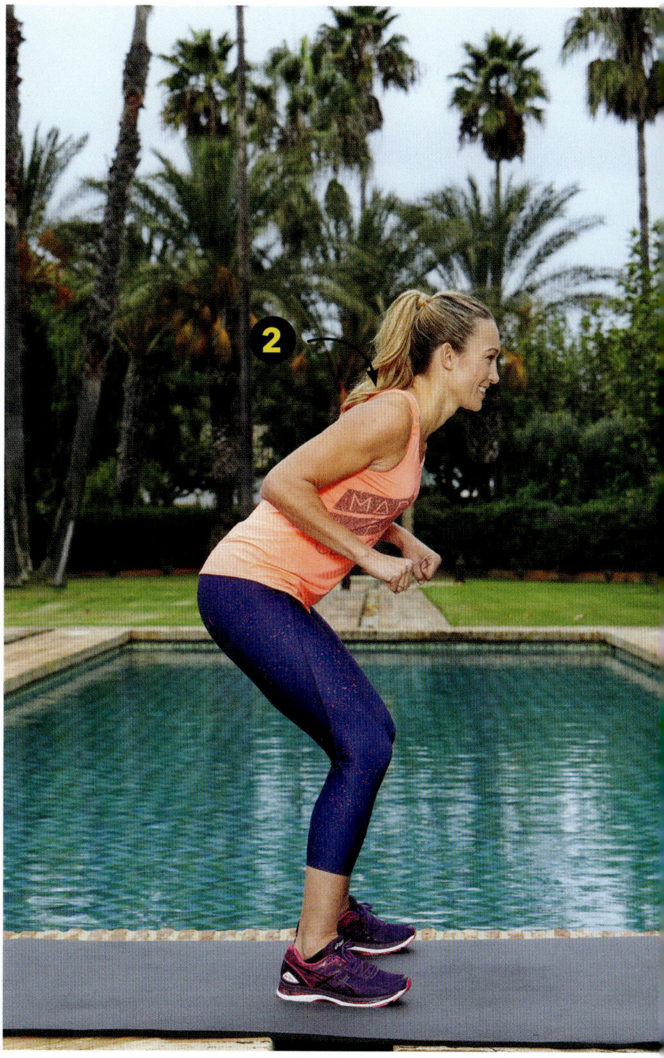

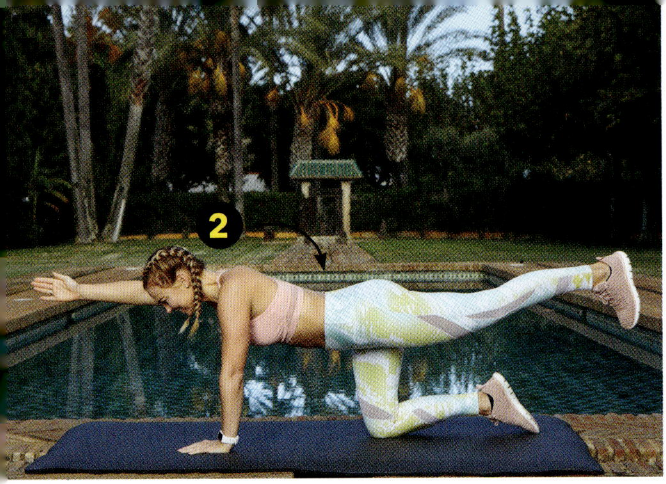

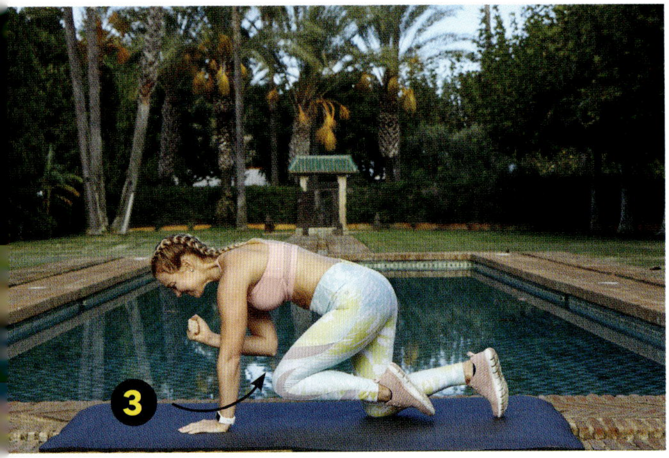

BEIN UND ARM DIAGONAL ANHEBEN

1 *Gehe in den Vierfüßlerstand. Die Hände sind direkt unter den Schultern. Der Körper bildet vom Scheitel bis zum Steiß eine gerade Linie, die Fußrücken liegen locker auf dem Boden ab.*

2 *Strecke deinen rechten Arm und dein linkes Bein gerade nach vorne und hinten aus. Halte die Spannung einen Moment und bringe Arm und Bein wieder in die Ausgangsposition. Führe die Übung nun auf der anderen Seite durch.*

3 *Nimm die Position wie in Punkt 2 beschrieben ein. Ziehe nun den Arm und das Bein zu dir und bringe Ellbogen und Knie unter dem Rumpf zusammen. Wechsle die Seite.*

PLANK

1 *Gehe auf die Knie und lege die Ellbogen direkt unter den Schultern auf dem Boden ab. Strecke nun die Beine aus, die Füße stehen dicht beieinander, die Zehenspitzen sind aufgestellt. Der Körper bildet vom Scheitel bis zu den Fersen eine gerade Linie.*

2 *Spanne nun die Bauchmuskeln an und halte diese Spannung. Achtung: Hebe bei Rückenproblemen den Po etwas an.*

VARIANTE: *Beim Armstütz nimmst du dieselbe Position ein, nur dass deine Hände unter deinen Schultern stehen. Diese Ausgangsposition kennst du von den Liegestützen.*

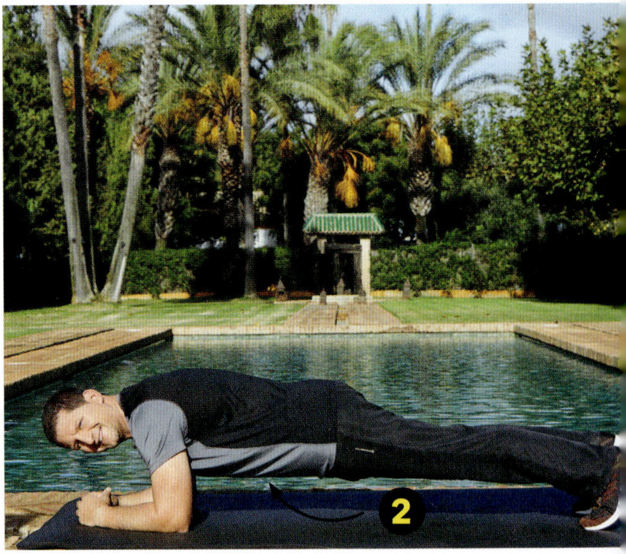

Liegestütze

Das bringt's: Trainiert die Schulter- und Brustmuskulatur.

KLASSISCHE LIEGESTÜTZE

1 *Lege dich auf den Bauch, stütze dich auf die Hände und stelle die Zehenspitzen auf. Die Hände sind direkt unter den Schultern, die Finger sind gespreizt. Der Körper bildet vom Scheitel bis zu den Füßen eine gerade Linie. Spanne die Muskeln in Po und Bauch an.*

2 *Beuge langsam die Arme und senke den Körper so ab, bis die Oberarme parallel zum Boden sind. Die Ellbogen zeigen nach hinten. Der Körper bildet auch in der Bewegung eine Linie.*

3 *Strecke die Arme nun wieder aus, die Ellbogen bleiben jedoch leicht gebeugt, und drücke so den gesamten Körper nach oben.*

VARIANTE 1: *Zur Erhöhung der Intensität zähle am untersten Punkt erst von 21 bis 23, bevor du wieder nach oben kommst.*

VARIANTE 2: *Für die Yoga-Liegestütze sind die Füße abgelegt. Die Oberarme sind parallel zum Oberkörper ausgerichtet, die Ellbogen eng am Körper. Die Fingerspitzen befinden sich unter den Schultergelenken.*

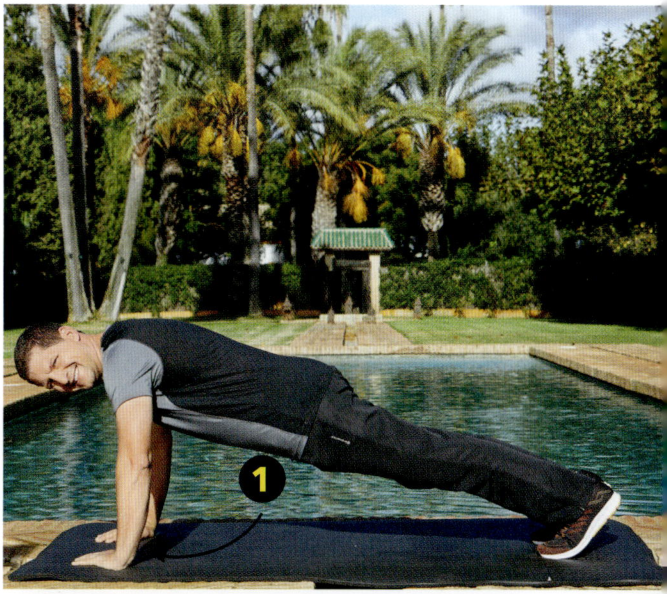

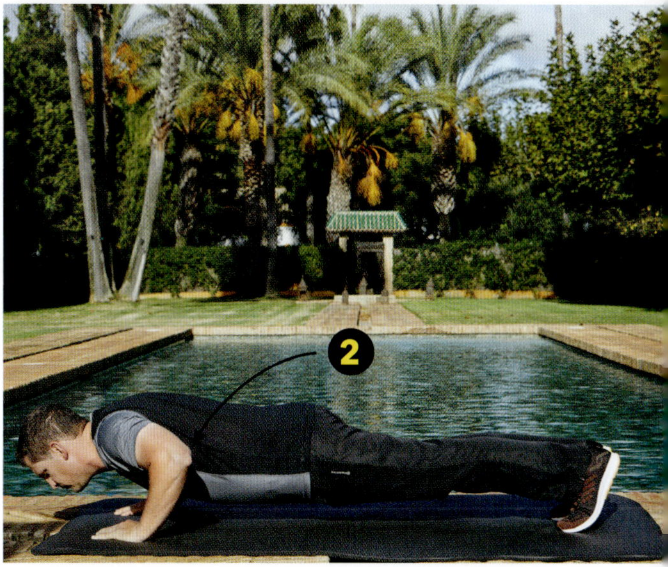

LIEGESTÜTZE AUF DEN KNIEN

1 *Lege dich auf den Bauch, stütze dich auf die Hände und lege deine Knie auf dem Boden ab, die Beine sind angewinkelt. Das Becken ist lang und die Hüfte gestreckt. Die Handgelenke sind unter den Schultern, die Hände minimal weiter außen, die Finger zeigen nach vorn.* Der Körper bildet die gesamte Übung über vom Scheitel bis zu den Knien eine gerade Linie.

2 *Beuge langsam die Arme,* bis die Oberarme parallel zum Boden sind, *und senke den Körper so ab.*

3 *Strecke die Arme nun wieder aus, die Ellbogen bleiben jedoch leicht gebeugt, und drücke so den gesamten Körper nach oben.*

VARIANTE: *Stütze dich nur auf eine Hand ab. Lege während der gesamten Übung den anderen Arm hinten auf dem Rücken ab. Wechsle dann die Seite.*

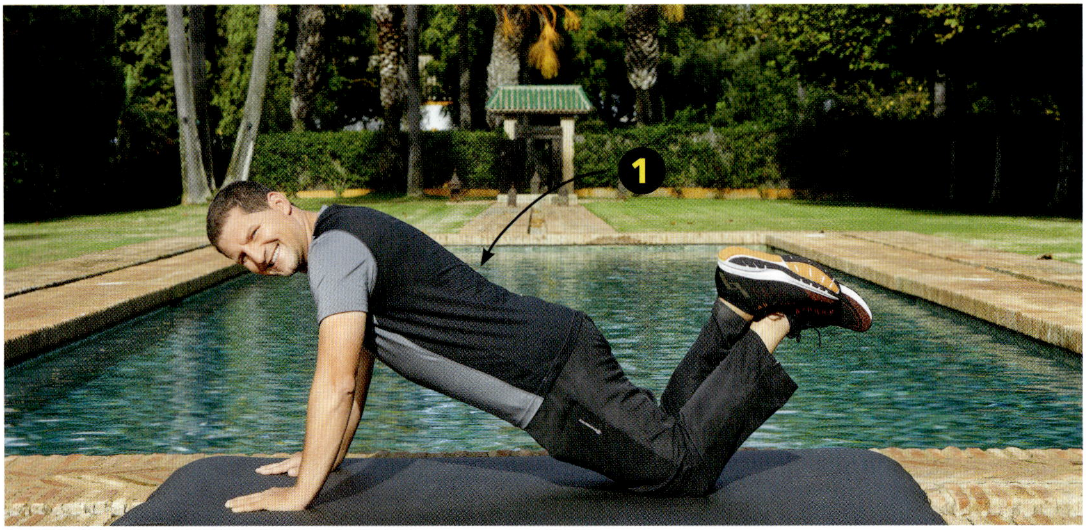

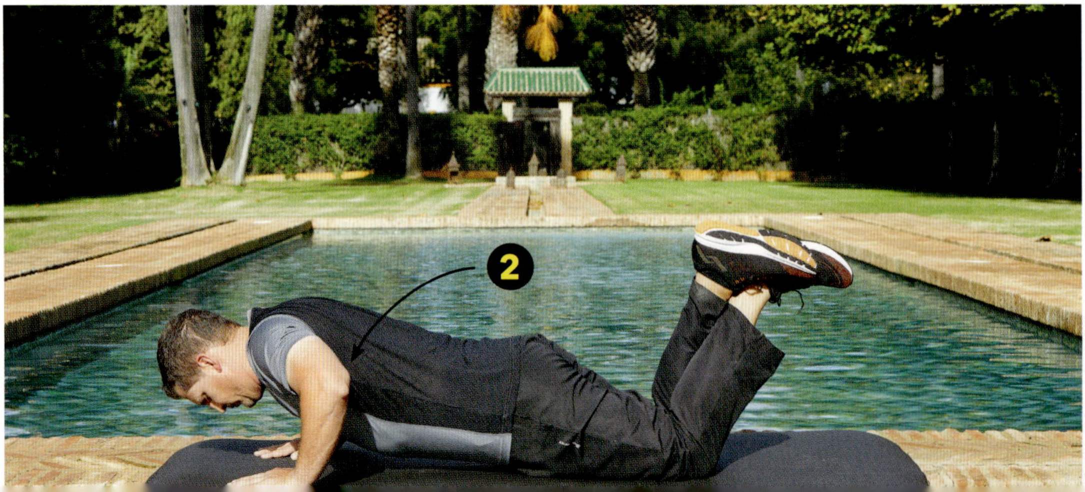

BREITE LIEGESTÜTZE

1 *Lege dich auf den Bauch, stütze dich auf die Hände und stelle die Zehenspitzen auf. Die Hände sind etwa die 1,5-fache Schulterbreite weit auseinander, die Finger sind gespreizt. Der Körper bildet vom Scheitel bis zu den Füßen eine gerade Linie. Spann die Muskeln in Po und Bauch an.*

2 *Beuge langsam die Arme und senke den Körper so ab, bis die Oberarme parallel zum Boden sind. Die Ellbogen zeigen nach hinten. Der Körper bildet auch in der Bewegung eine Linie.*

3 *Strecke die Arme nun wieder aus, die Ellbogen bleiben jedoch leicht gebeugt, und drücke so den gesamten Körper nach oben.*

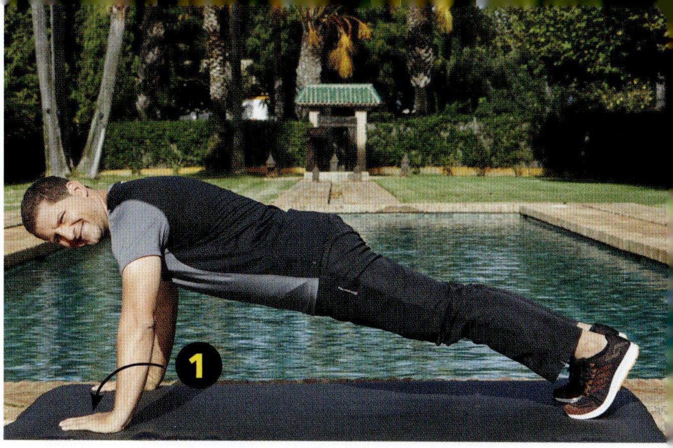

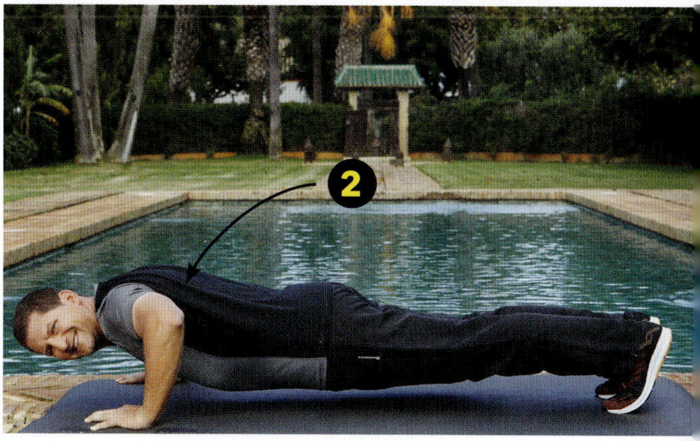

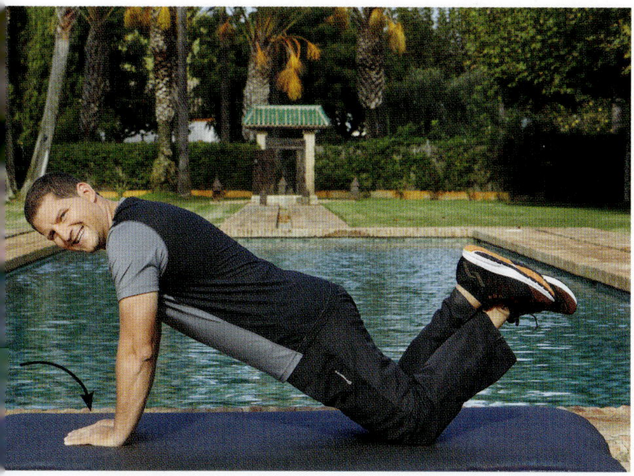

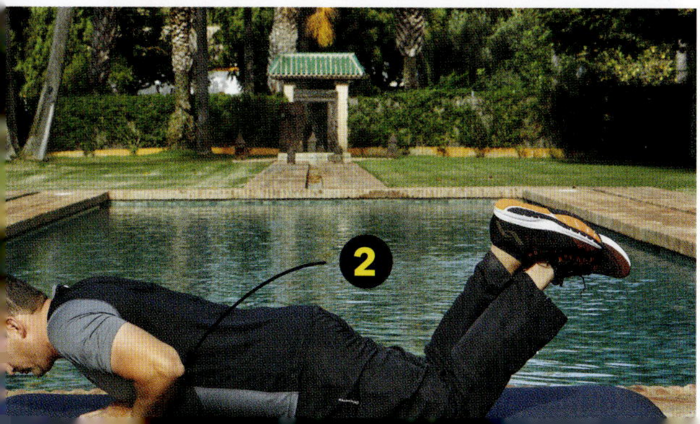

ENGE LIEGESTÜTZE AUF DEN KNIEN

1 *Grundstellung ist wie bei 1 auf Seite 116, die Finger sind diamantförmig gespreizt.*

2 *Beuge langsam die Arme und senke den Körper so ab, bis die Oberarme parallel zum Boden sind. Die Ellbogen zeigen nach hinten. Der Körper bildet auch in der Bewegung eine Linie.*

3 *Strecke die Arme nun wieder aus, die Ellbogen bleiben jedoch leicht gebeugt, und drücke so den gesamten Körper nach oben.*

VARIANTE: *Ab dem Fortgeschrittenen-Plan machst du die Liegestütze mit durchgedrückten Knien in der klassischen Version.*

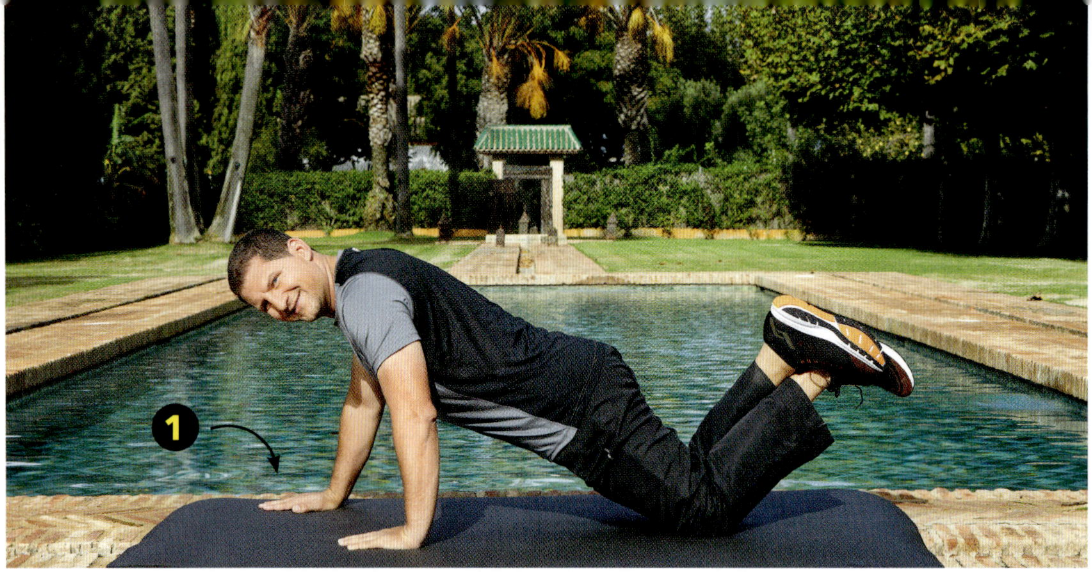

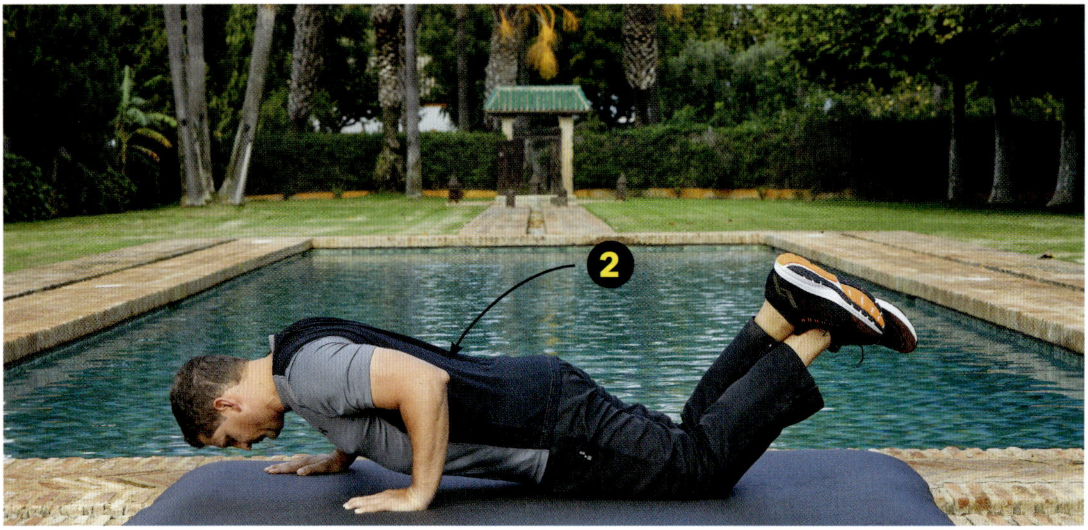

LIEGESTÜTZE MIT VERSETZTEN HÄNDEN

1 *Lege dich auf den Bauch, stütze dich auf die Hände und lege deine Knie auf dem Boden ab, Beine sind dabei angewinkelt. Eine Hand ist unter der Schulter, die andere auf Höhe der Brust, aber etwas mehr als schulterbreit nach außen versetzt. Der Körper bildet die gesamte Übung über vom Scheitel bis zu den Knien eine gerade Linie.*

2 *Beuge langsam die Arme und senke den Körper so ab, bis die Oberarme parallel zum Boden sind. Die Ellbogen zeigen nach hinten. Der Körper bildet auch in der Bewegung eine Linie.*

3 *Strecke die Arme nun wieder aus, die Ellbogen bleiben jedoch leicht gebeugt, und drücke so den gesamten Körper nach oben.*

VARIANTE: *Ab dem Fortgeschrittenen-Plan machst du die Liegestütze mit durchgedrückten Knien in der klassischen Version.*

LIEGESTÜTZE IM UMGEKEHRTEN V

1 *Stelle dich aufrecht hin, die Beine sind hüftbreit geöffnet, die Zehen zeigen leicht nach außen, die Fersen berühren sich.*

2 *Beuge den Oberkörper nach vorne, bis Beine und Oberkörper etwa einen 90-Grad-Winkel bilden und du die Hände schulterbreit auf dem Boden absetzen kannst. Der Oberkörper und die Beine bilden jeweils eine gerade Linie.*

3 *Beuge nun die Arme und komme mit dem Oberkörper so Richtung Boden. Die Fersen dürfen während der gesamten Übung abheben.*

4 *Strecke die Arme wieder aus, die Ellbogen bleiben jedoch leicht gebeugt, und drücke so den Körper wieder nach oben.*

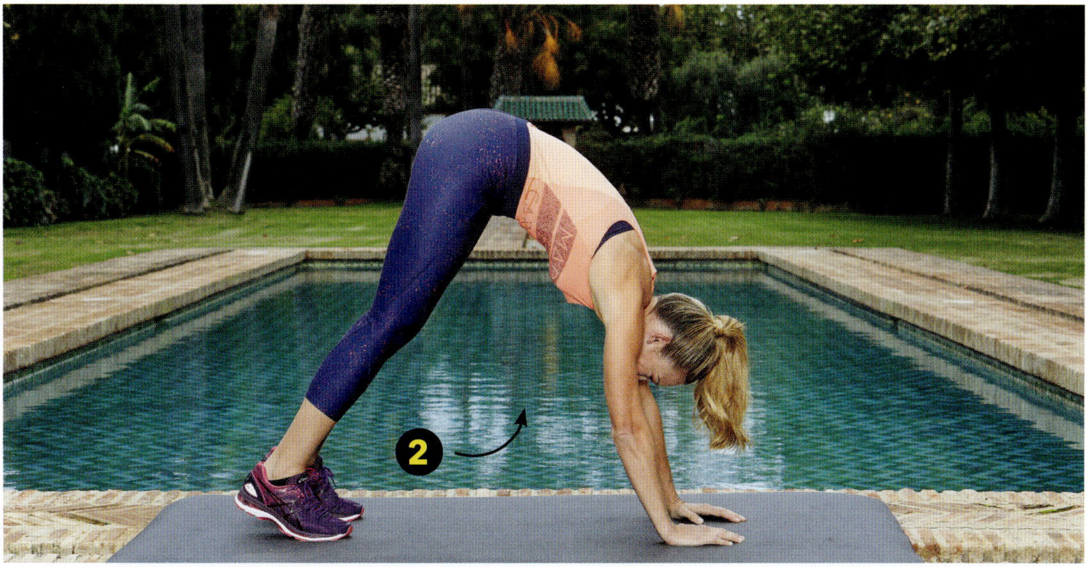

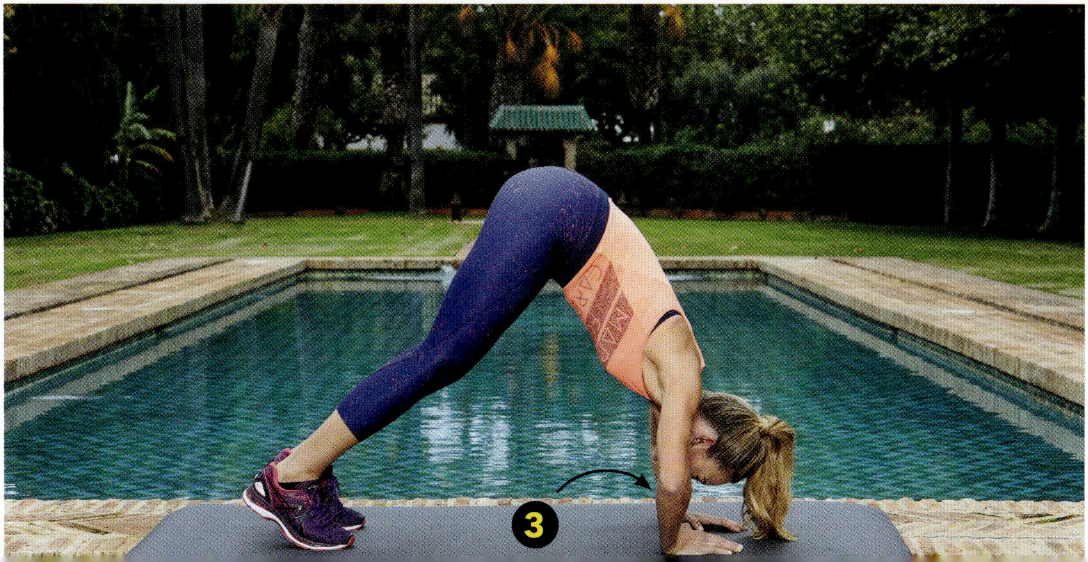

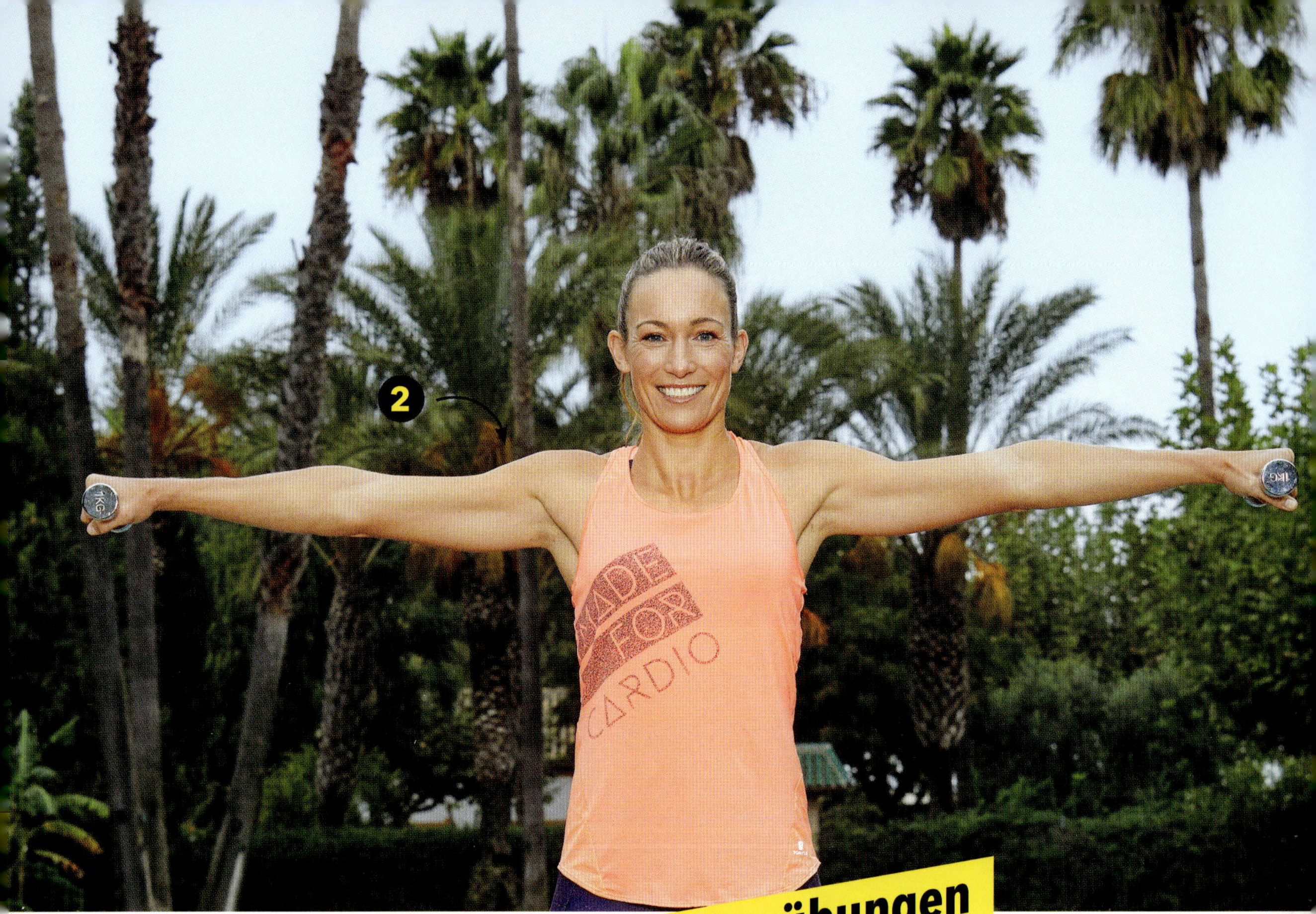

Arm- und Schulterübungen

Das bringt's: Trainiert die Arm- und Schultermuskulatur.

SEITLICHES ARMHEBEN

1 *Stelle dich aufrecht hin, die Beine sind schulterbreit geöffnet. Die Knie sind leicht gebeugt. Nimm ein Gewicht in jede Hand (Kurzhantel oder Flasche). Die Arme sind nicht ganz durchgestreckt, sondern im Ellbogen leicht gebeugt.*

2 *Hebe nun die Arme über die Seiten an, bis sie auf Schulterhöhe sind. Die Handflächen zeigen dabei nach unten. Bringe sie dann wieder über die Seiten nach unten.*

VARIANTE: *Hebe die Arme über die Seiten an, bis sie auf Schulterhöhe sind. Die Handflächen zeigen dabei nach unten. Bewege nun die Arme in kleinen, schnellen Bewegungen auf und ab (pulsieren).*

TIPP: *Die Arm- und Schulterübungen kannst du ohne oder mit 1-Kilo-Hanteln durchführen.*

NACKENDRÜCKEN

1 *Stelle dich aufrecht hin, die Beine sind schulterbreit geöffnet. Die Knie sind leicht gebeugt. Die Arme sind seitlich neben dem Kopf, die Handflächen zeigen nach vorne, die Ellbogen nach außen.*

2 *Hebe nun die Arme an, die Handflächen zeigen weiter nach vorne. Die Hände kommen über dem Kopf zusammen. Bringe die Arme dann langsam wieder in die Ausgangsposition.*

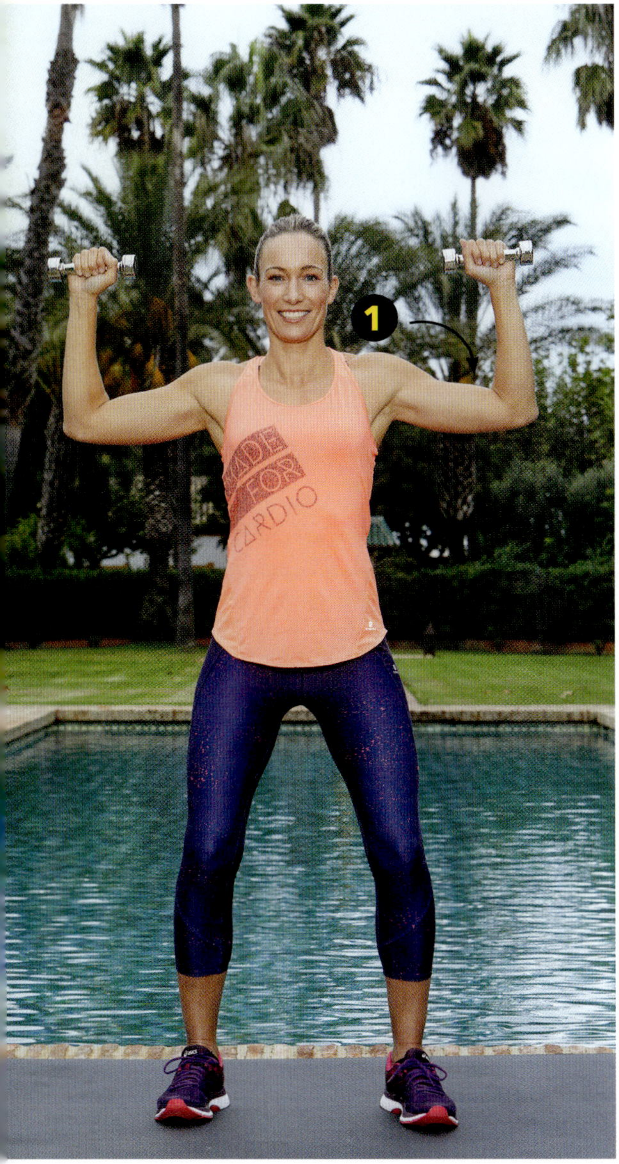

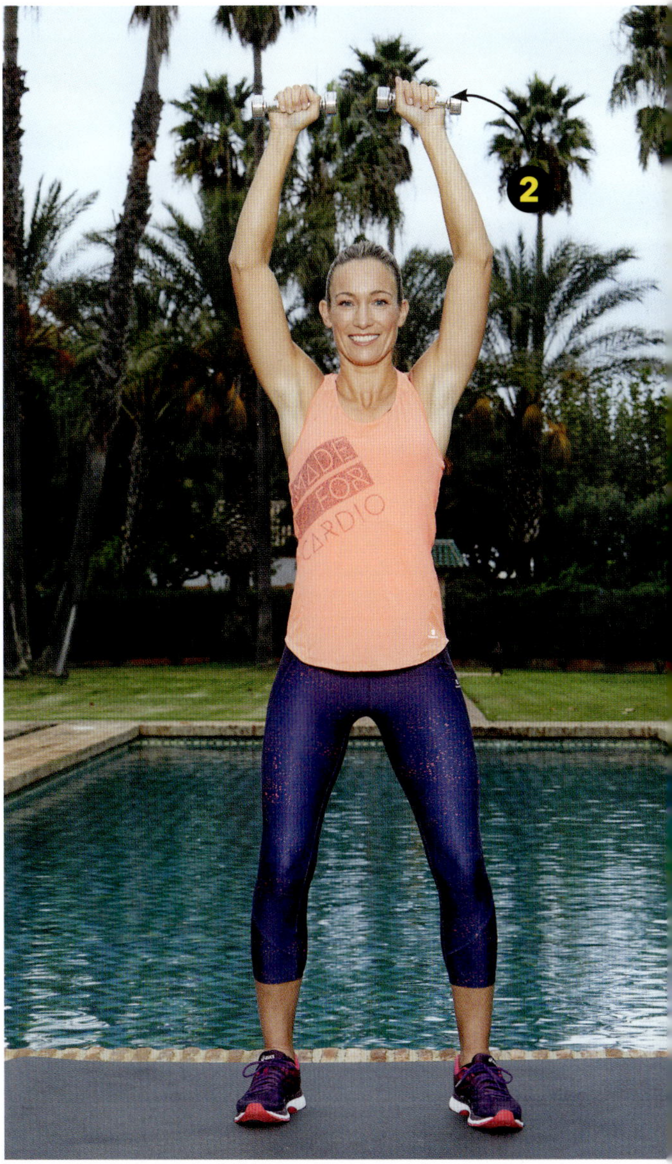

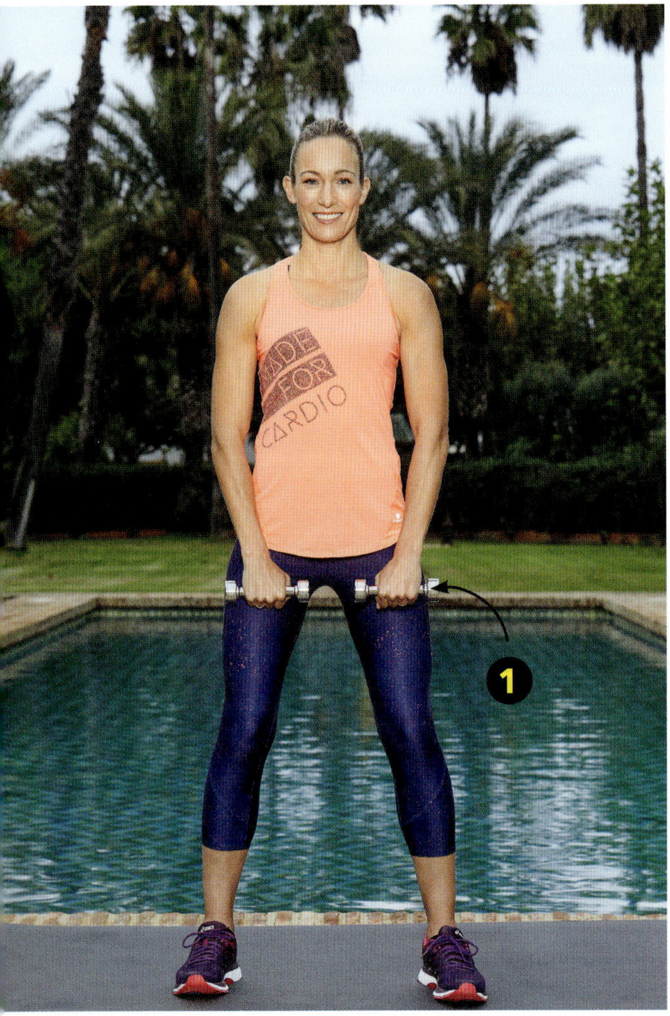

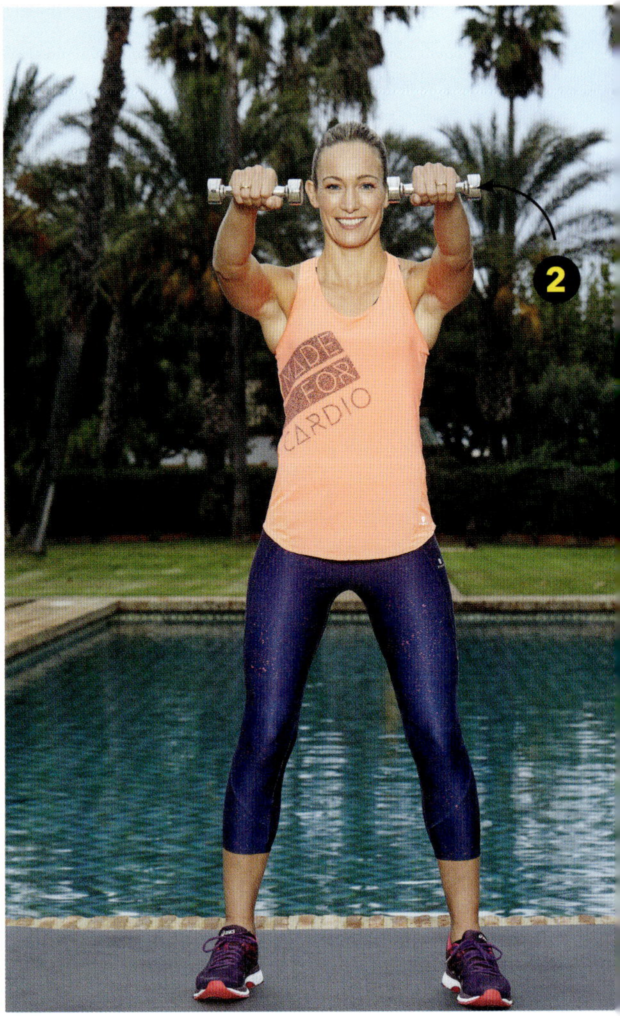

FRONTHEBEN

1 *Stelle dich aufrecht hin, die Beine sind schulterbreit geöffnet. Die Knie sind leicht gebeugt. Die Arme hängen vor dem Körper, die Handflächen zeigen zum Körper.*

2 *Hebe nun die Arme nach vorne auf Schulterhöhe an, die Handflächen drehen sich dabei nach unten. Bringe die Arme dann langsam wieder über vorne in die Ausgangsposition.*

HAMMERCURLS

1 *Stelle dich aufrecht hin, die Beine sind schulterbreit geöffnet und die Knie leicht gebeugt. Nimm ein Gewicht in jede Hand (Kurzhantel oder Flasche). Die Handflächen zeigen zum Körper.*

2 *Beuge nun den rechten Ellbogen und bringe so das Gewicht vor deine Brust. Der Oberarm ändert seine Position nicht. Bringen dann den Unterarm langsam wieder in die Ausgangsposition und wechsle dann die Seite.*

TIPP: *Du kannst die Unterarme auch gleichzeitig anheben.*

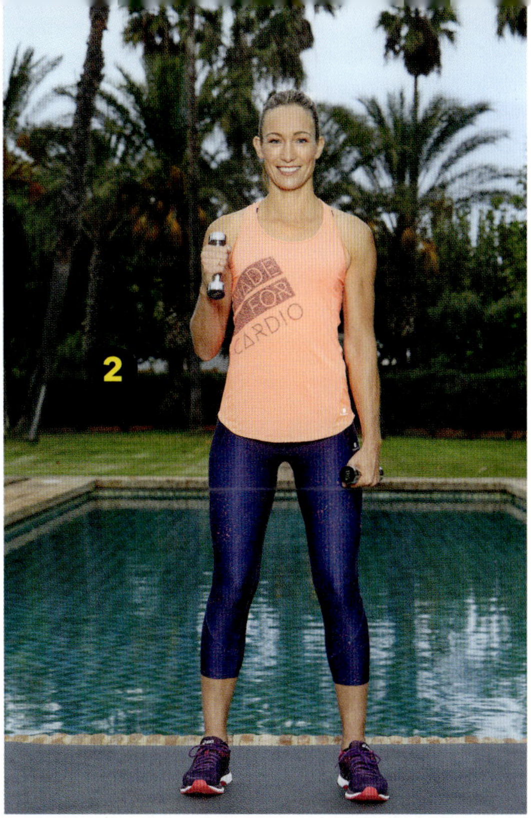

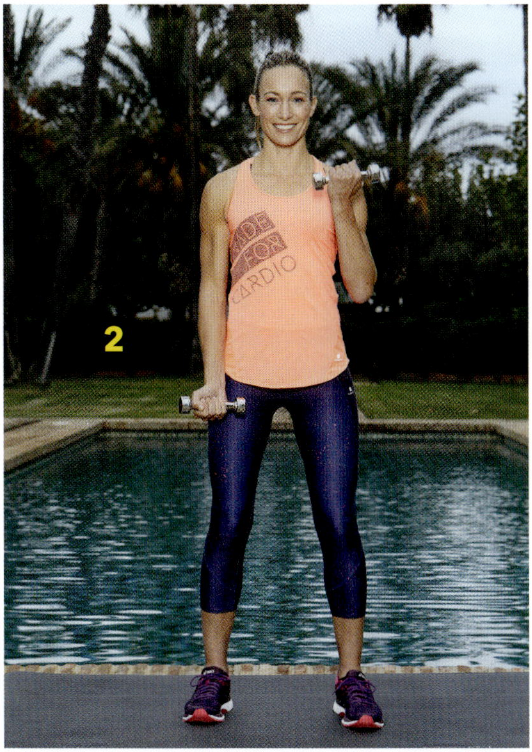

GERADE BIZEPSCURLS

1 *Stelle dich aufrecht hin, die Beine sind schulterbreit geöffnet und die Knie leicht gebeugt. Nimm ein Gewicht in jede Hand (Kurzhantel oder Flasche). Die Handflächen zeigen nach vorne.*

2 *Beuge nun den rechten Ellbogen und bringe so das Gewicht vor deine Brust. Der Oberarm ändert seine Position nicht. Bringe dann den Unterarm langsam wieder in die Ausgangsposition und wechsle dann die Seite.*

TIPP: *Du kannst die Unterarme auch gleichzeitig anheben.*

Dips

Das bringt's: Trainiert den Trizeps.

DIPS AUF DEM BODEN

1 *Setz dich aufrecht auf den Boden, die Beine sind ganz leicht gebeugt und die Füße stehen auf dem Boden. Die Hände liegen hinter dem Po, die Finger zeigen nach vorne.*

2 *Schiebe die Hüfte nach oben, bis der Körper in etwa eine gerade Linie bildet.*

3 *Beuge die Ellbogen leicht, sodass sich der Körper etwas Richtung Boden bewegt. Und strecke sie dann wieder durch. Führe auf diese Weise kleine Bewegungen aus, der Körper bleibt die gesamte Übung über in einer Linie.*

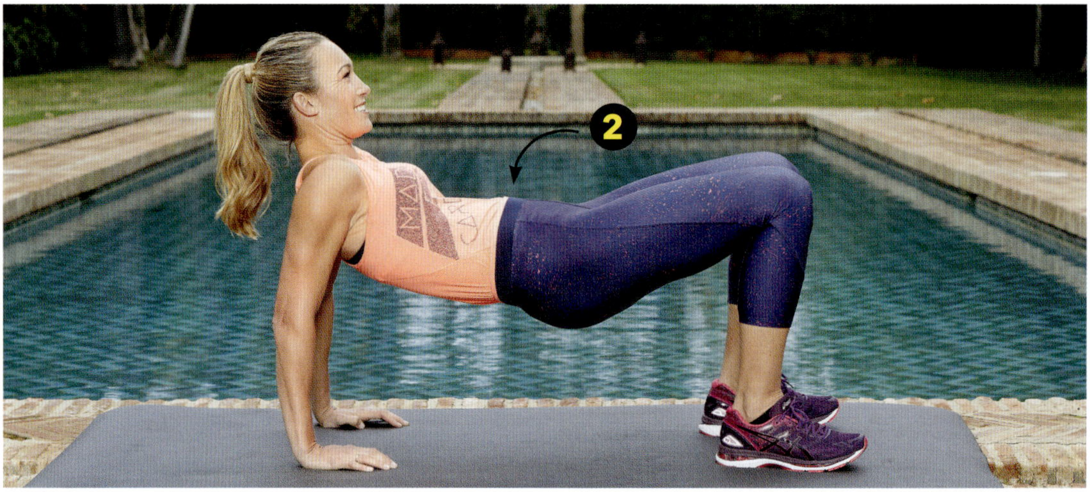

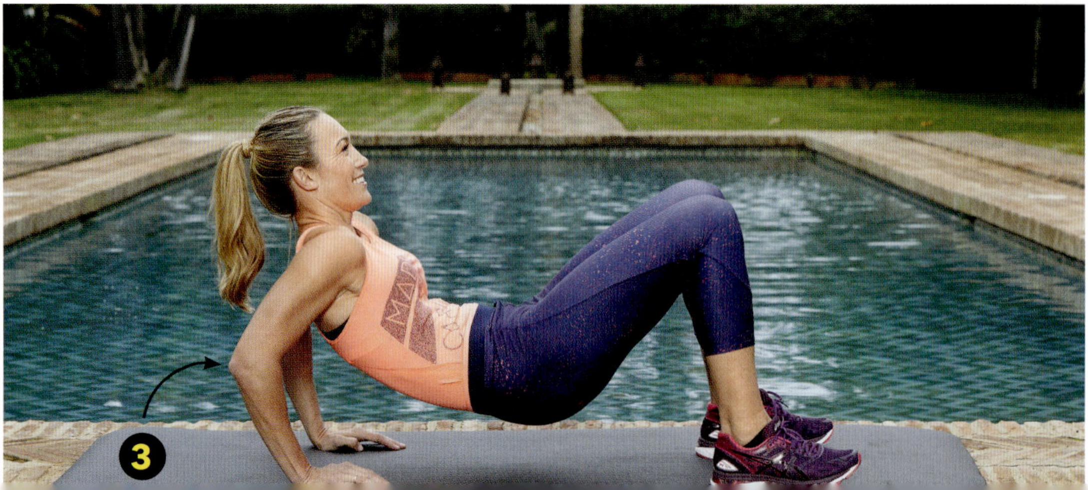

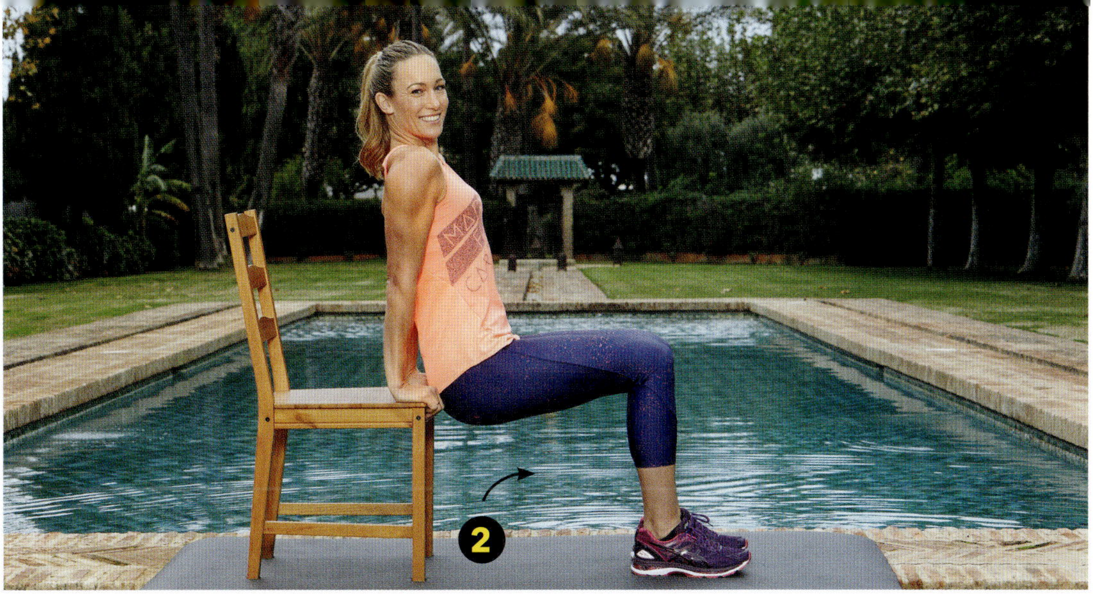

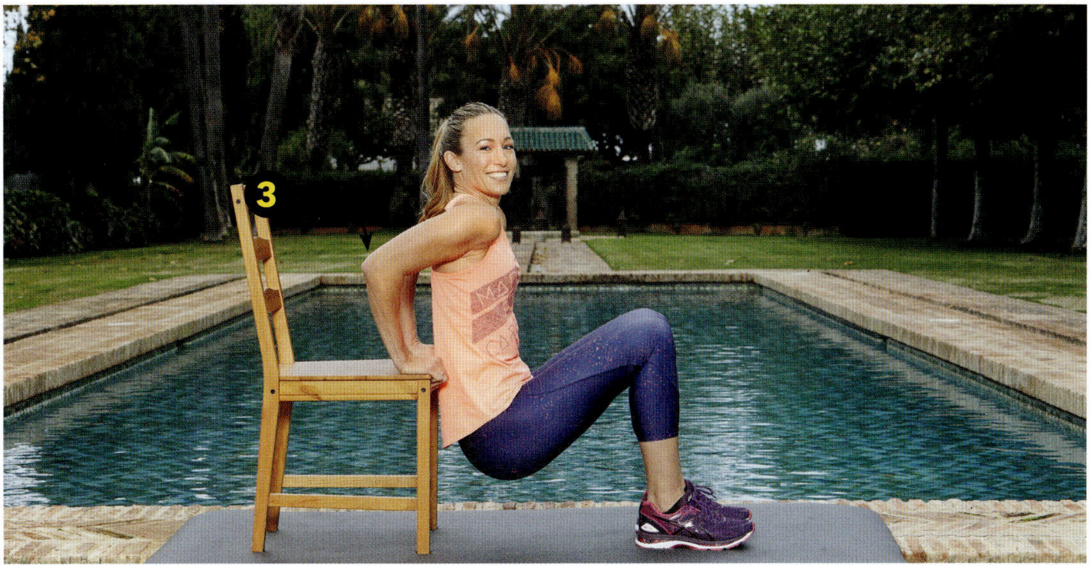

DIPS AUF DEM STUHL

1 *Setze dich auf die vordere Kante eines Stuhls und umgreife ihn mit den Händen links und rechts neben dem Po.*

2 *Gehe nun mit den Beinen ein Stück vor, sodass dein Po nicht mehr auf dem Stuhl sitzt, deine Arme fast durchgestreckt sind und deine Beine einen 90-Grad-Winkel bilden. Die Füße stehen stabil auf dem Boden.*

3 *Beuge die Ellbogen leicht, sodass sich der Körper etwas Richtung Boden bewegt. Und strecke sie dann wieder durch. Führe auf diese Weise kleine Bewegungen aus.*

Kampfsport-Moves mit Cardioelementen

Das bringt's: Trainiert die Oberschenkel- und Armmuskulatur.

KNIESTÖSSE

1 *Stelle dich aufrecht hin, die Beine sind hüftbreit geöffnet. Strecke die Arme über den Kopf in die Höhe.*

2 *Ziehe die Arme schnell nach unten in Richtung Bauch, hebe gleichzeitig ein Knie nach oben zu den Händen.*

3 *Stelle das Bein wieder ab und bringe die Arme gleichzeitig über den Kopf. Wiederhole die Übung wechselseitig in einer fließenden Bewegung.*

WICHTIG: *Spanne die gesamte Übung über die Bauchmuskeln an.*

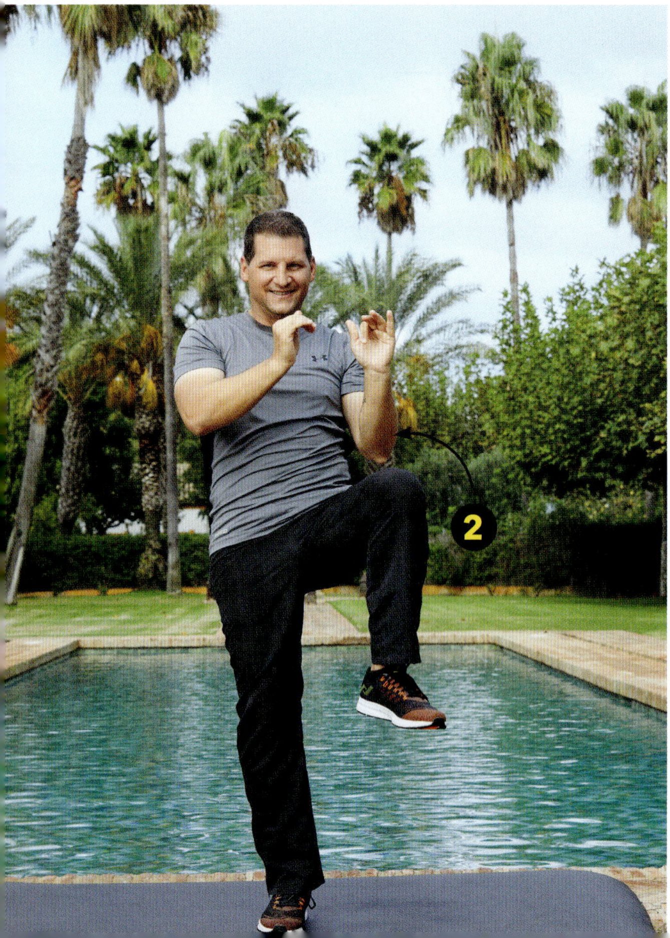

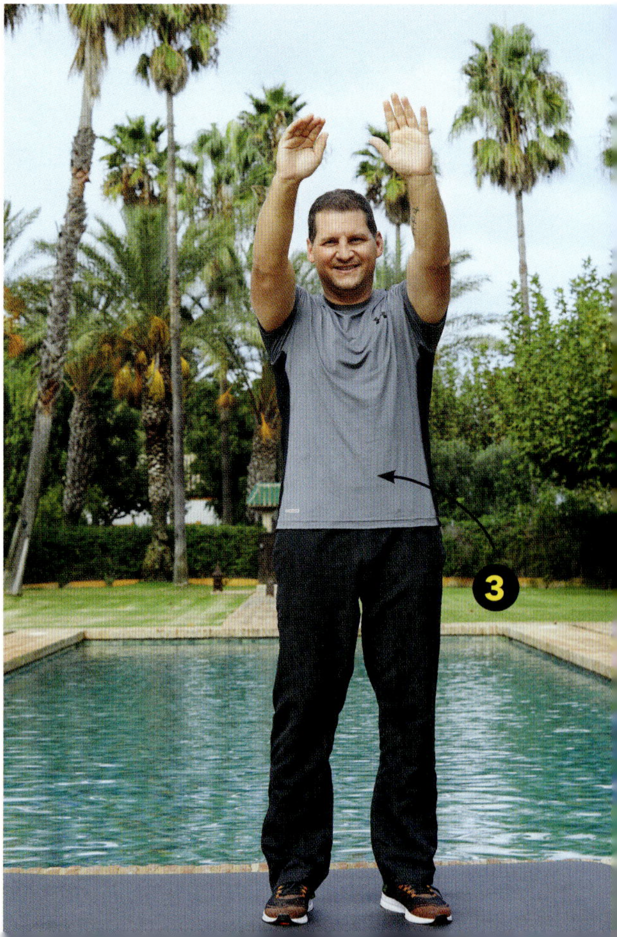

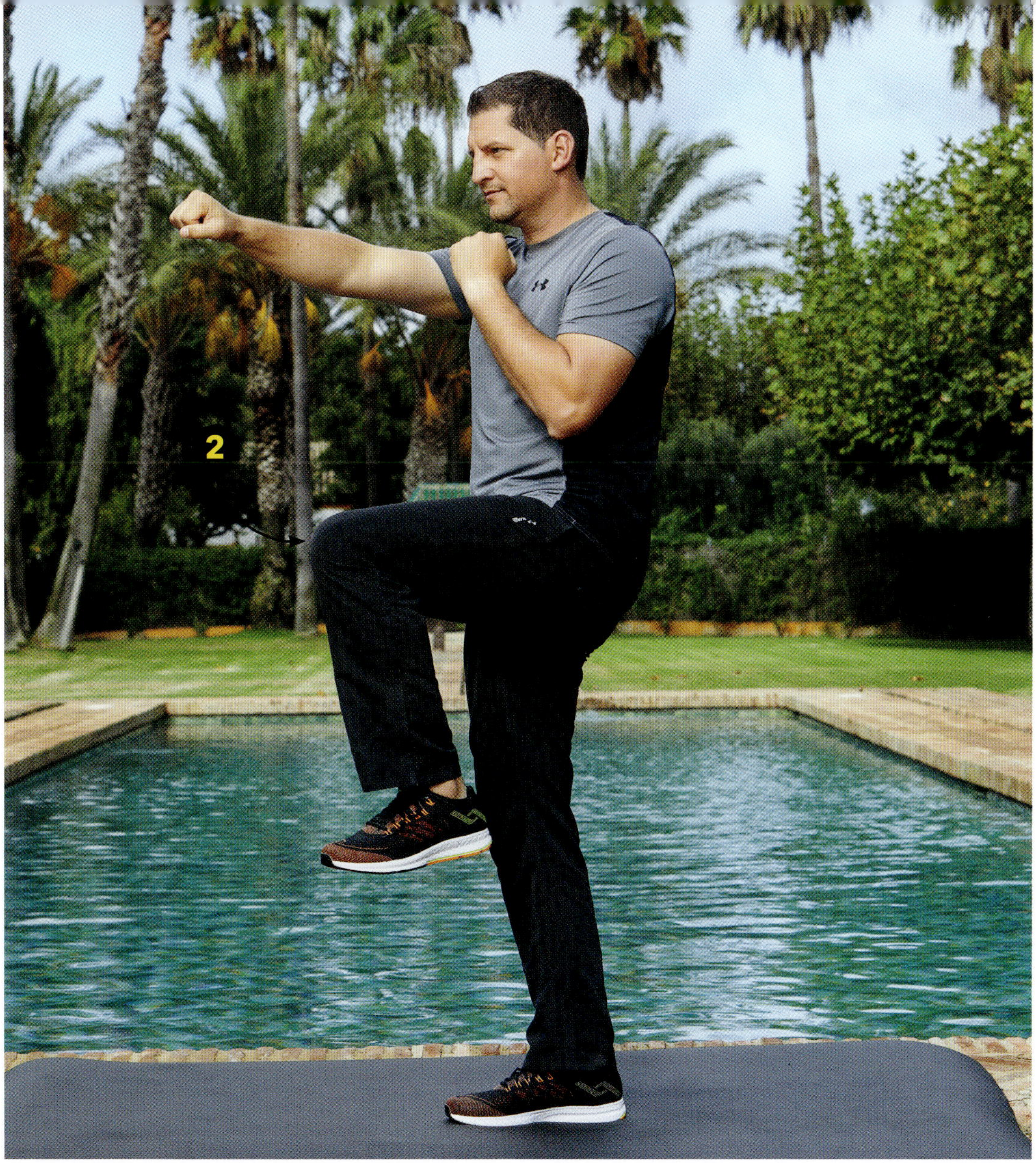

SKIPPINGS

1 *Stelle dich aufrecht hin, die Beine sind hüftbreit geöffnet. Hebe die Hände in locker geballten Fäusten vor dein Gesicht.*

2 *Hebe das linke Knie mit Schwung nach oben, etwa auf Höhe des Bauchs, und führe gleichzeitig mit der rechten Hand einen geraden Faustschlag nach vorne aus.*

3 *Komme in die Ausgangsposition zurück und wechsle die Seite.*

TIPP: *Die Bewegungen sollten immer im Fluss sein. Bleibe nicht stehen!*

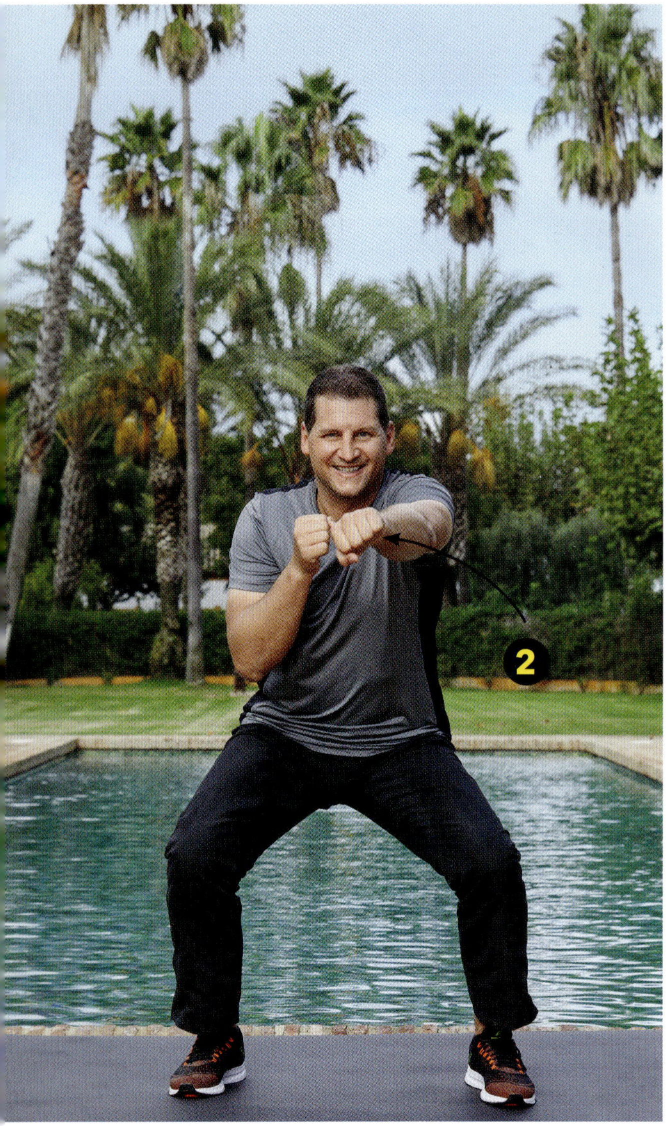

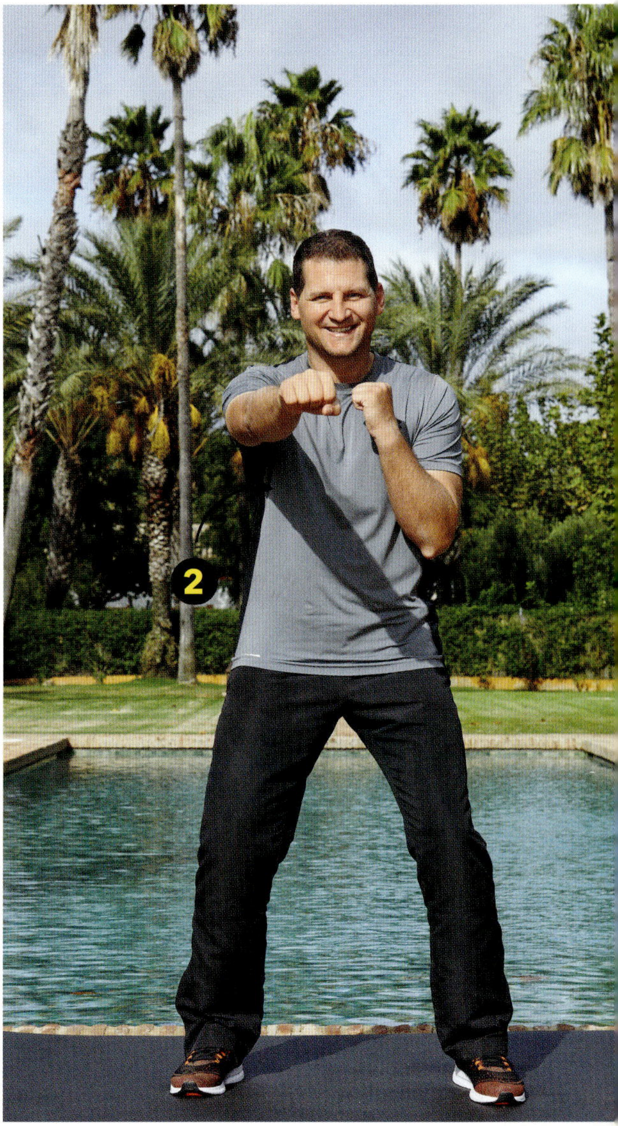

FAHRSTUHLBOXEN

1 *Stelle dich aufrecht hin, die Beine sind hüftbreit geöffnet. Hebe die Hände in locker geballten Fäusten vor dein Gesicht.*

2 *Beuge nun die Knie in fließenden Bewegungen ein Stück weit und komme dann wieder nach oben. Führe dabei mit den Händen wechselseitig gerade Schläge nach vorne aus. Der Oberkörper bleibt die gesamte Übung über gerade.*

FOOTBALLER

1 *Stelle dich aufrecht hin, die Beine sind etwas mehr als hüftbreit geöffnet und die Knie sind leicht gebeugt. Hebe die Arme seitlich auf Schulterhöhe, die Handflächen zeigen nach unten.*

2 *Mache so schnelle Trippelbewegung mit den Füßen, wie möglich. Halte die Spannung im gesamten Körper.*

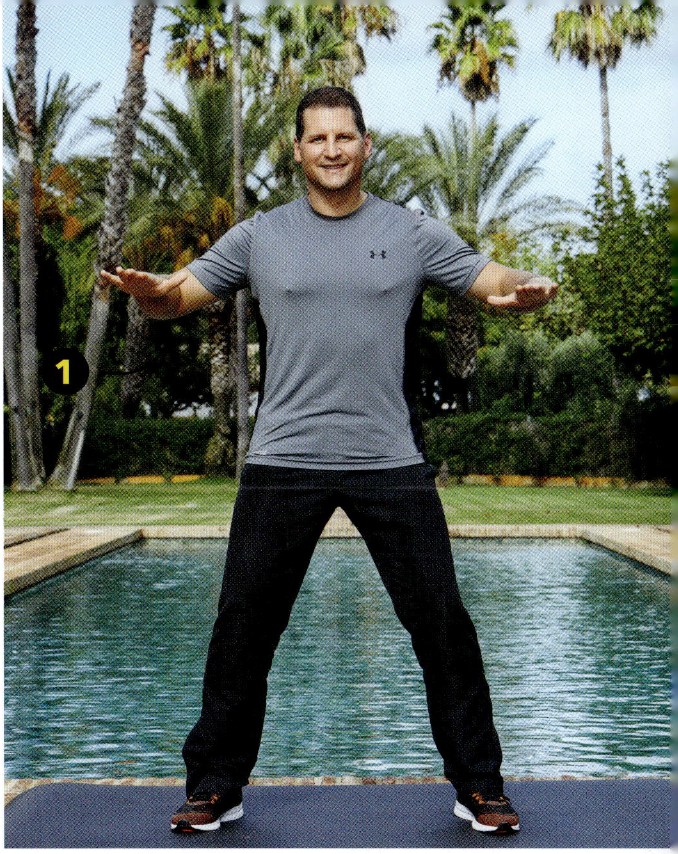

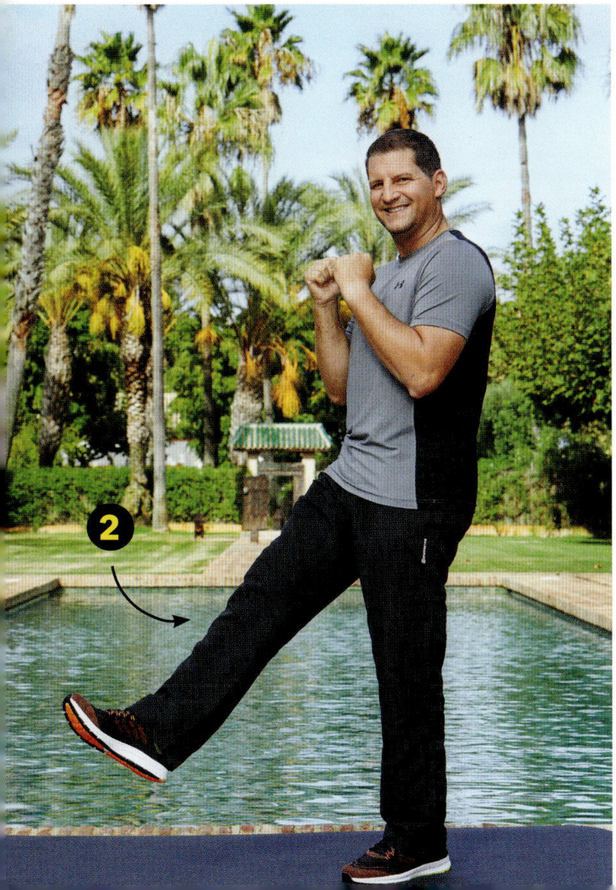

TIEFE FRONTKICKS

1 *Stelle dich aufrecht hin, die Beine sind hüftbreit geöffnet. Hebe die Hände in locker geballten Fäusten vor dein Gesicht.*

2 *Kicke nun mit den Beinen abwechselnd nach vorne in die Luft, etwa auf Höhe deiner Schienbeine.*

VARIANTE: *Wenn du dich fit fühlst und gut gedehnt bist, kannst du auch höhere Tritte ausführen. Übertreibe es dabei aber nicht. Bis zur Höhe deines Bauchnabels ist es okay.*

Bein- und Po-Power

Das bringt's: Trainiert die Oberschenkel- und Po-Muskulatur.

DYNAMISCHE KNIEBEUGEN

1 *Stelle dich aufrecht hin, die Beine sind schulterbreit geöffnet. Strecke die Arme nach vorne auf Brusthöhe aus, die Handflächen zeigen nach unten.*

2 *Beuge die Knie, der Po geht tief nach unten, im Idealfall bis kurz unter die Knie. Kopf und unterer Rücken sind neutral. Die Knie gehen leicht über die Fußspitzen nach vorne.*

3 *Komm dann ganz langsam und kontrolliert wieder hoch.*

VARIANTE: *Stoße dich, sobald du nach oben kommst, in einer fließenden Bewegung vom Boden ab und springe so senkrecht nach oben. Es muss kein großer Sprung sein, ein kleiner reicht vollkommen. Gehe dann sofort wieder in die Kniebeuge.*

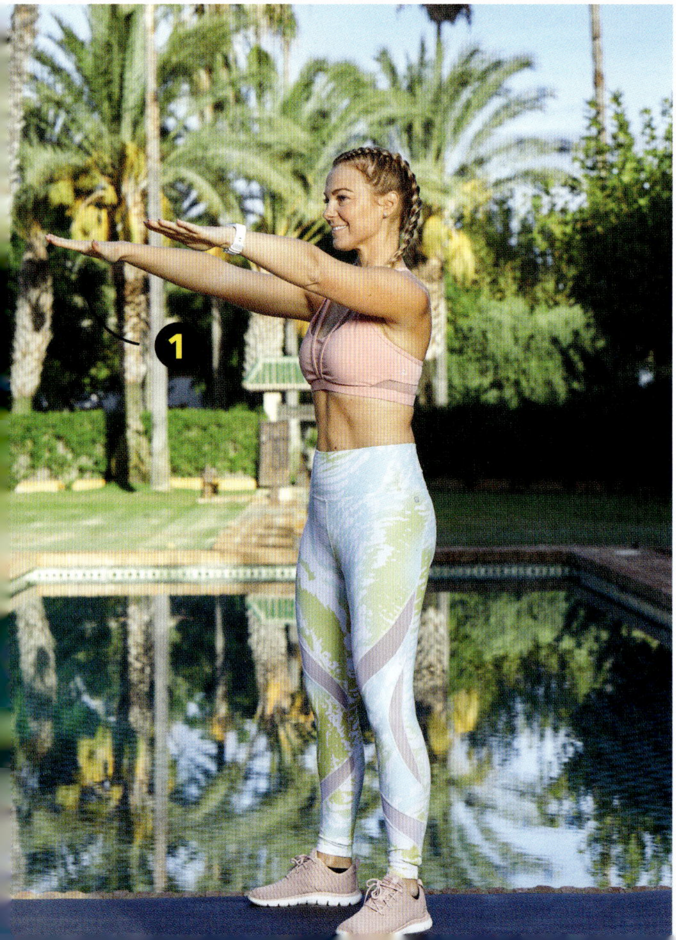

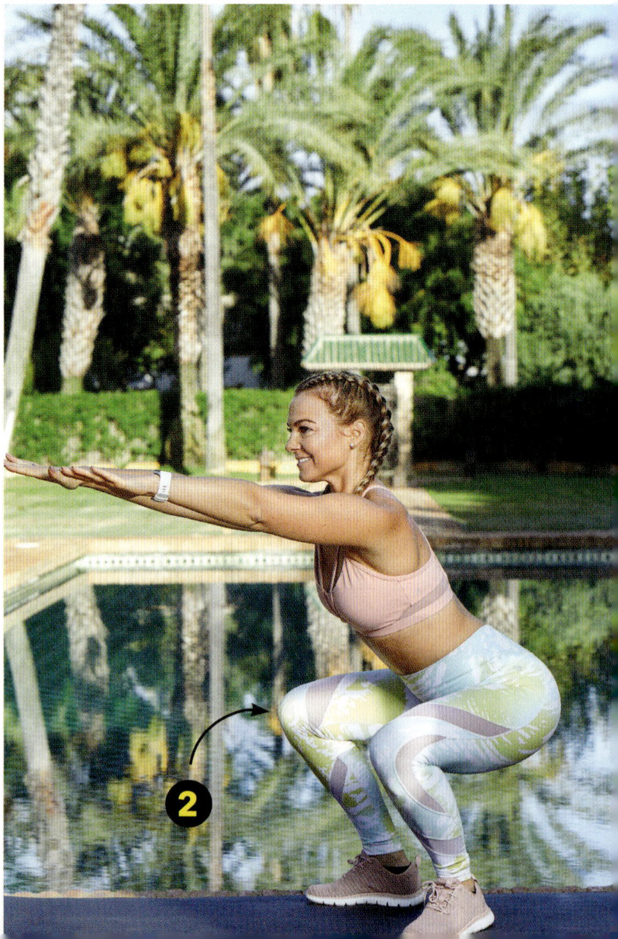

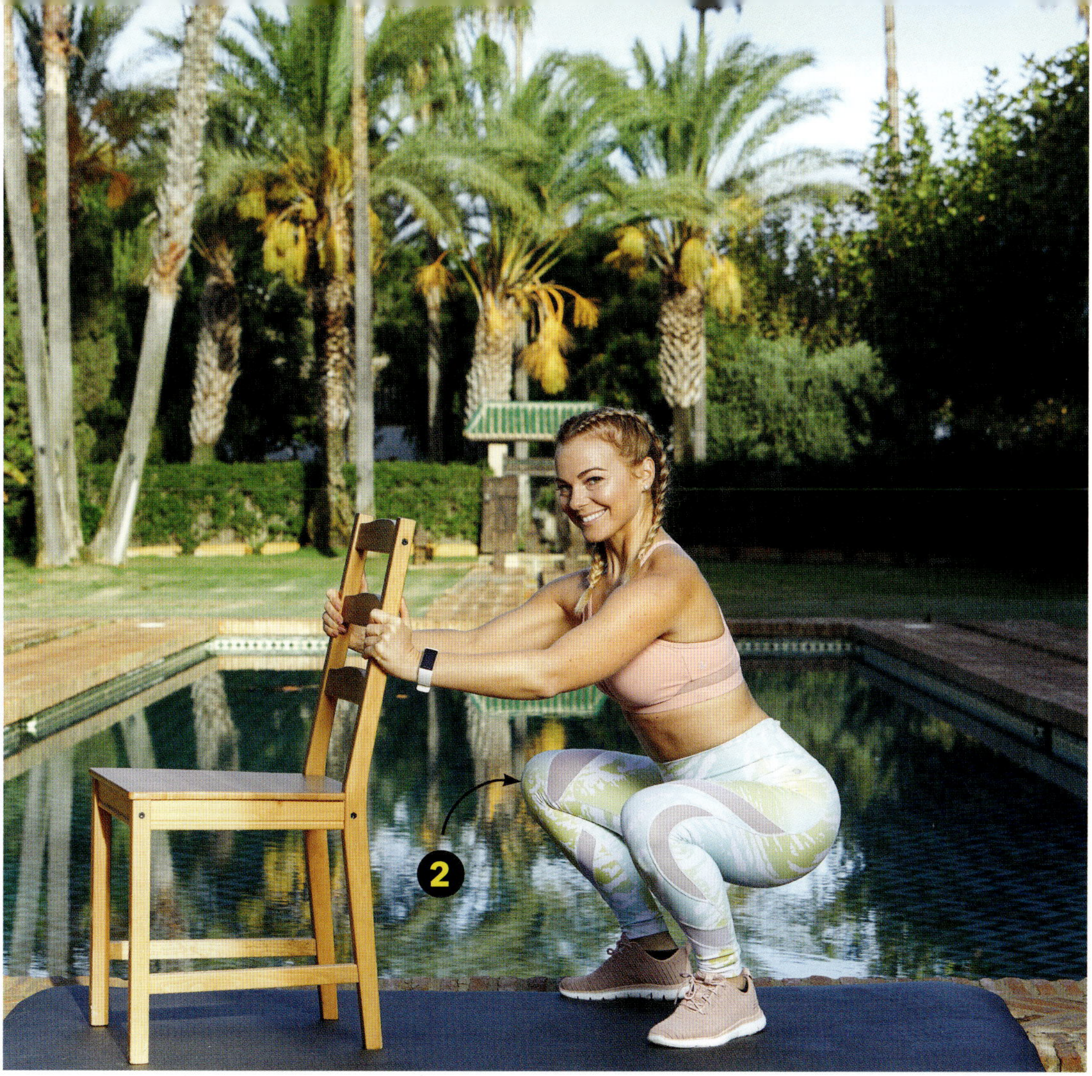

STATISCHE KNIEBEUGEN (BEI KNIEPROBLEMEN)

1 *Stelle dich aufrecht hinter einen stabilen Stuhl, die Beine sind schulterbreit geöffnet. Halte dich seitlich an der Stuhllehne fest.*

2 *Beuge die Knie, der Po geht tief nach unten, im Idealfall bis kurz unter die Knie. Kopf und unterer Rücken sind neutral. Das Knie geht leicht über die Fußspitze nach vorne.*

3 *Halte die Spannung in dieser Position so lange wie möglich und komme dann in einer ganz langsamen und kontrollierten Bewegung wieder nach oben.*

VARIANTE: *Du kannst die Übung zur Stabilität auch an einer Wand durchführen. Stelle dich dazu mit schulterbreit geöffneten Beinen und etwas Abstand mit dem Rücken zur Wand. Lehne den Rücken gegen die Wand und rutsche mit dem Po nach unten, im Idealfall bis kurz unter die Knie. Halte die Spannung in dieser Position.*

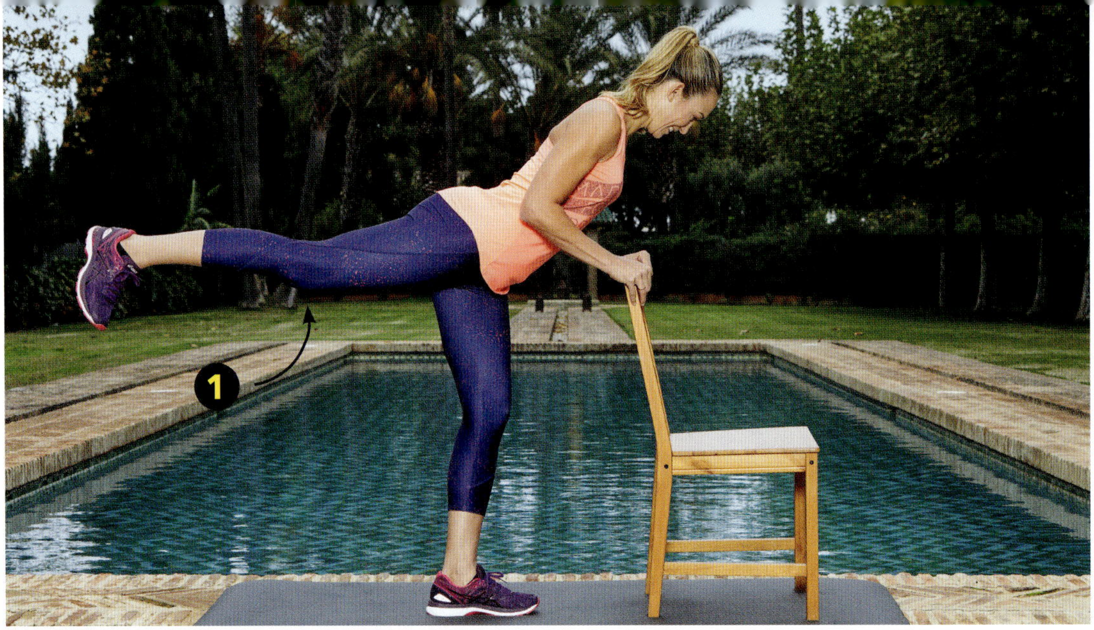

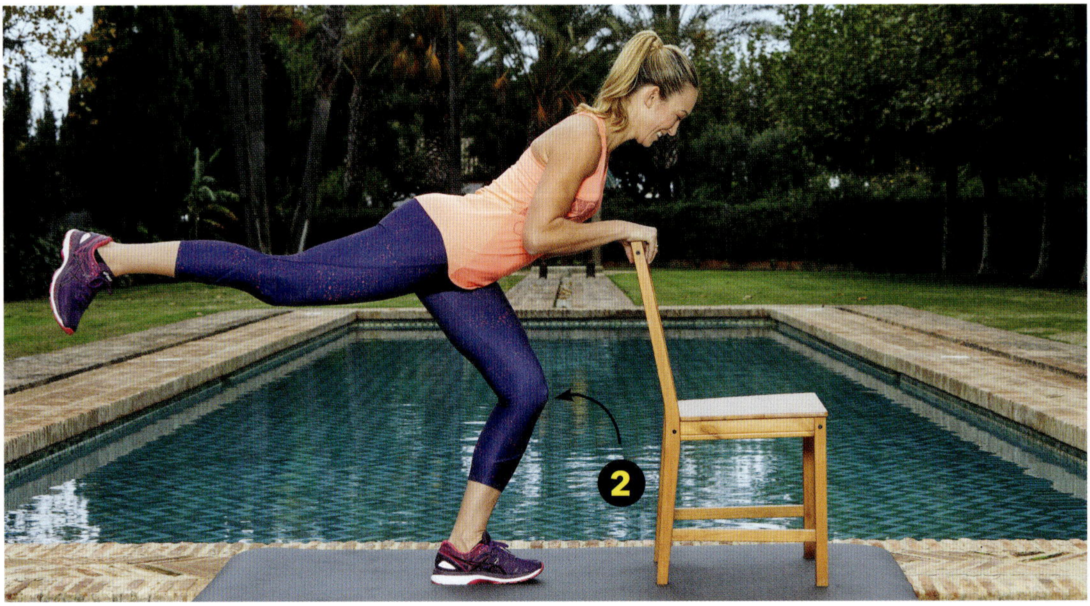

VORGEBEUGTE KNIEBEUGEN AUF EINEM BEIN (STANDWAAGE)

1 *Stelle dich aufrecht hinter einen Stuhl. Gehe mit dem Oberkörper nach vorne und halte dich an der Rückenlehne des Stuhls fest. Das rechte Bein geht gleichzeitig nach hinten oben, bis es mit deinem Körper eine Linie bildet. Es ist wichtig, dass alle Muskeln angespannt sind.*

2 *Beuge nun langsam das Knie des Standbeins und komme dann kontrolliert wieder nach oben.*

3 *Wiederhole diesen Bewegungsablauf fließend. Wechsle dann die Seite.*

SEITLICHES BEINHEBEN

1 *Lege dich seitlich auf den Boden. Der Körper bildet vom Scheitel bis zu den Fersen eine gerade Linie. Winkle das untere Bein im 90-Grad-Winkel nach hinten ab. Der untere Arm liegt flach auf dem Boden unter deinem abgelegten Kopf, der andere Arm dient zum Abstützen.*

2 *Ziehe die Zehen des gestreckten Beines zu dir und hebe das Bein nach oben an, soweit es für dich angenehm ist. Senke es wieder ab, bis es fast auf dem unteren aufliegt, und bringe es dann wieder nach oben. Wechsle dann die Seite.*

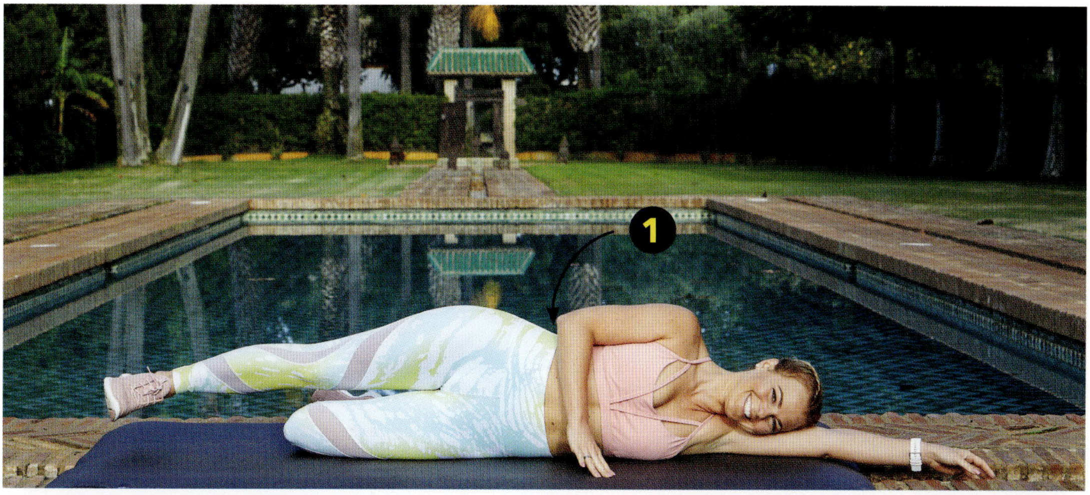

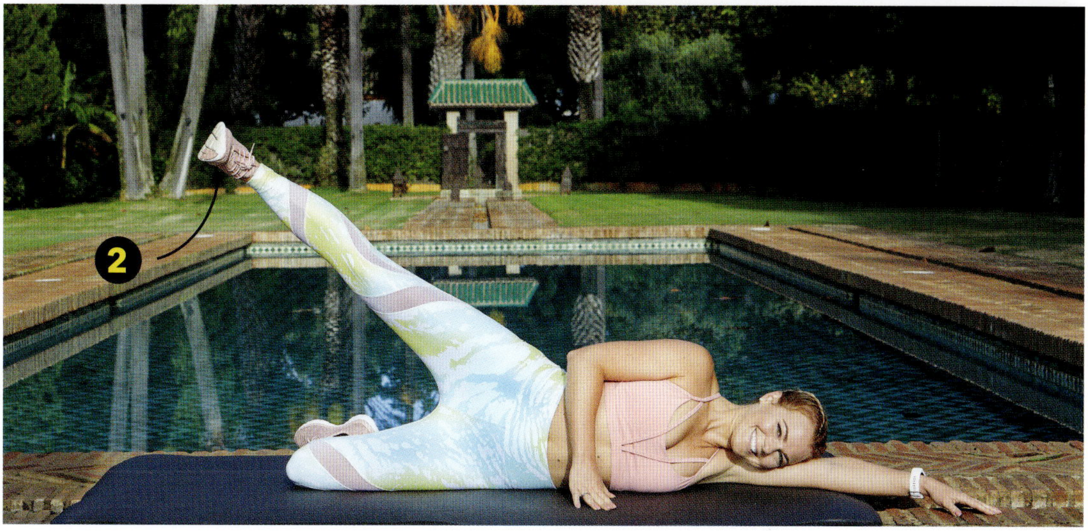

SEILSPRINGEN OHNE SEIL

1 *Stelle dich aufrecht hin, die Beine sind nah beieinander. Hebe die Arme etwa auf Hüfthöhe, als würdest du ein Springseil halten.*

2 *Springe nun mit beiden Beinen gleichzeitig oder abwechselnd immer wieder leicht nach oben, die Kraft kommt dabei aus den Fußspitzen und Unterschenkeln. Spanne die gesamte Übung über die Bauchmuskeln an und bewege die Arme, als würden sie ein Springseil führen.*

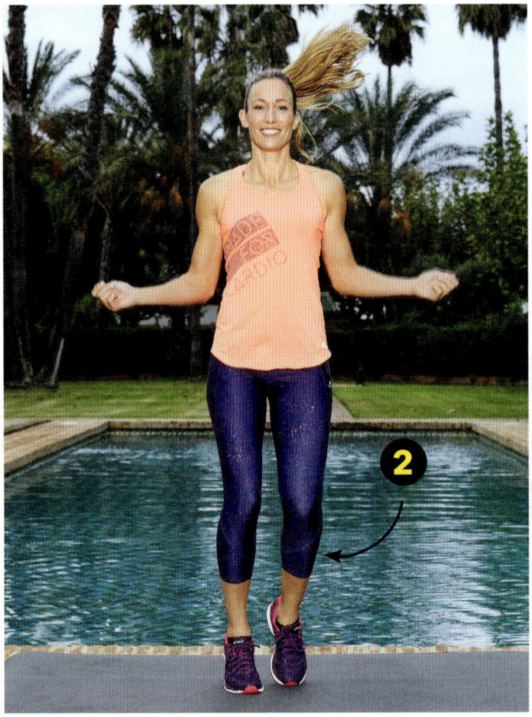

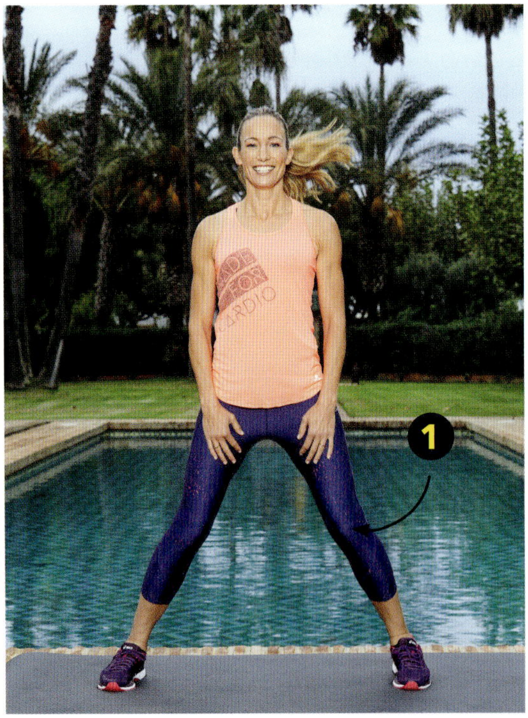

JUMPING JACKS OHNE ARME

1 *Stelle dich aufrecht hin, die Beine sind hüftbreit geöffnet. Die Knie sind leicht gebeugt.*

2 *Öffne deine Beine nun in einem Sprung nach außen. Bringe sie in einem weiteren Sprung wieder zusammen.*

VARIANTE: *Du kannst die Jumping Jacks natürlich auch mit den Armen ausführen.*

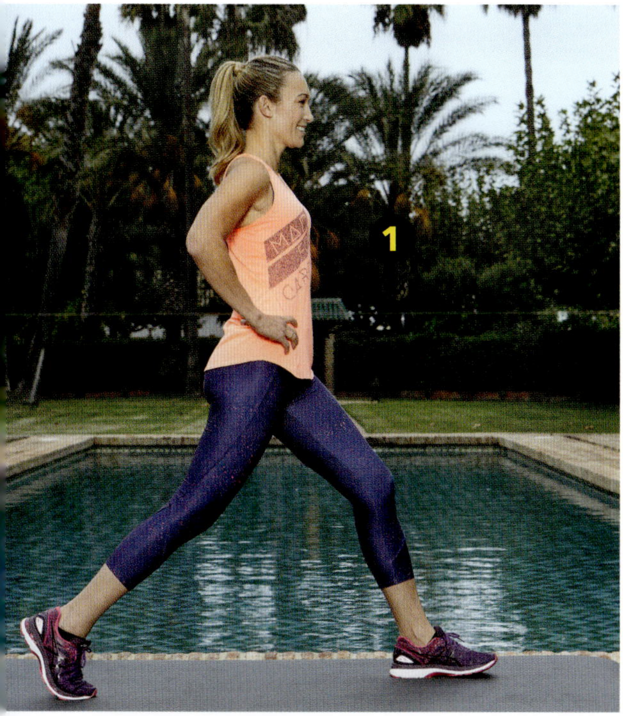

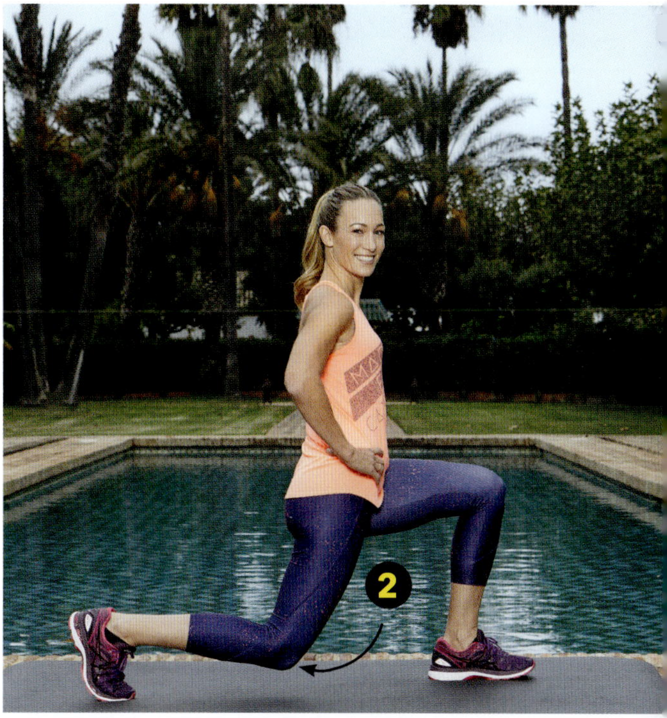

AUSFALLSCHRITT

1 *Stehe aufrecht und stabil. Stütze dich mit den Händen in den Hüften ab. Führe einen großen Ausfallschritt nach hinten aus.*

2 *Beuge nun das vordere Knie, bis das hintere fast den Boden berührt. Der Oberkörper bleibt aufrecht. Komme langsam und kontrolliert in die Ausgangsposition und wechsle die Seite.*

ACHTUNG: *Führe diese Übung nicht bei Knieproblemen durch. Eine gute Alternative sind statische Kniebeugen (Seite 131).*

PO-KICKS NACH OBEN

1 *Gehe in den Vierfüßlerstand. Die Hände sind direkt unter den Schultern. Der Körper bildet vom Scheitel bis zum Steiß eine gerade Linie, die Füße sind aufgestellt.*

2 *Hebe nun ein Bein nach oben an, das Knie ist im 90-Grad-Winkel gebeugt. Die Fußsohle zeigt Richtung Decke, die Zehen sind angezogen. Spanne aktiv den Po an.*

3 *Halte diese Spannung einen Moment und bringe dann das Bein wieder in die Ausgangsposition. Führe die Übung nun auf der anderen Seite durch.*

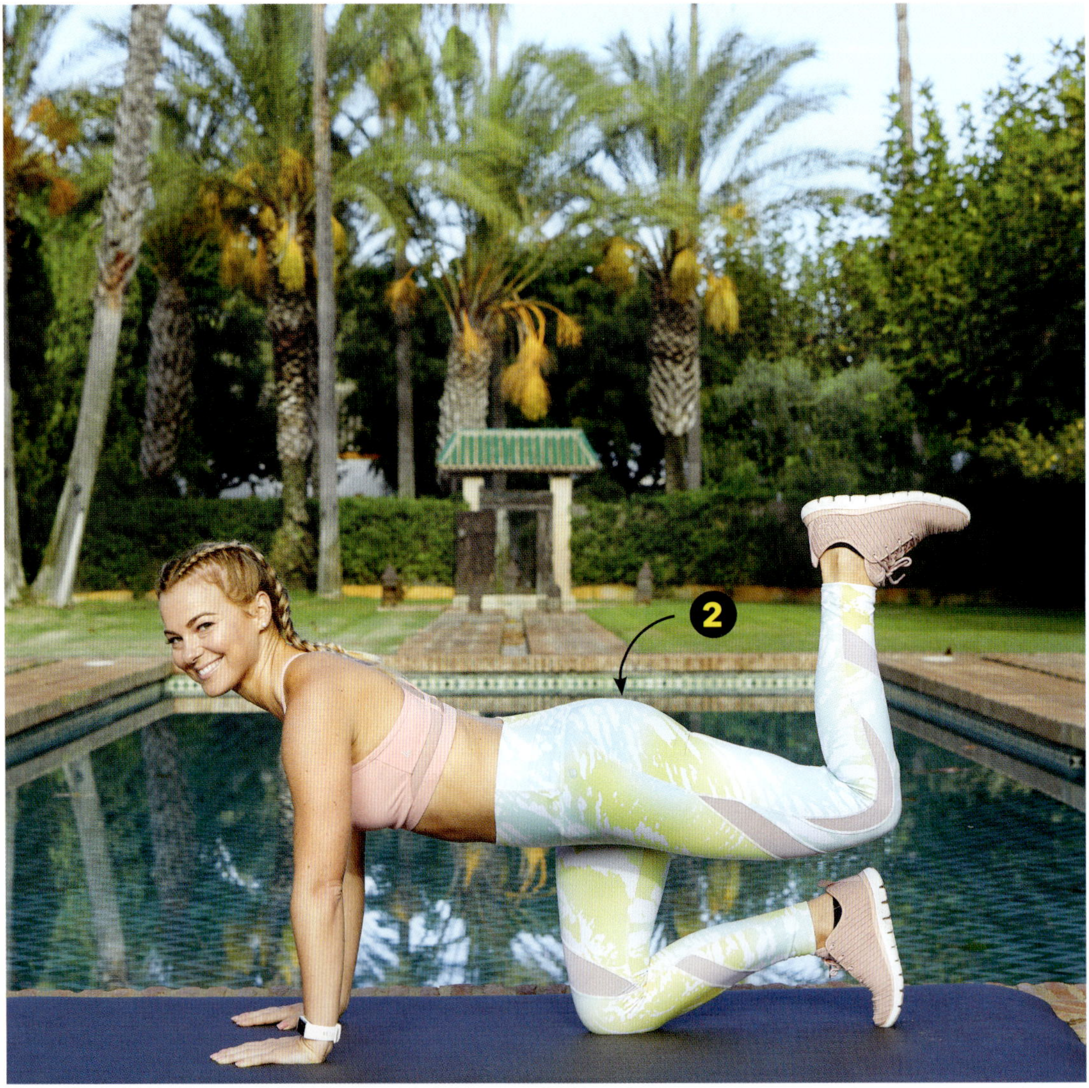

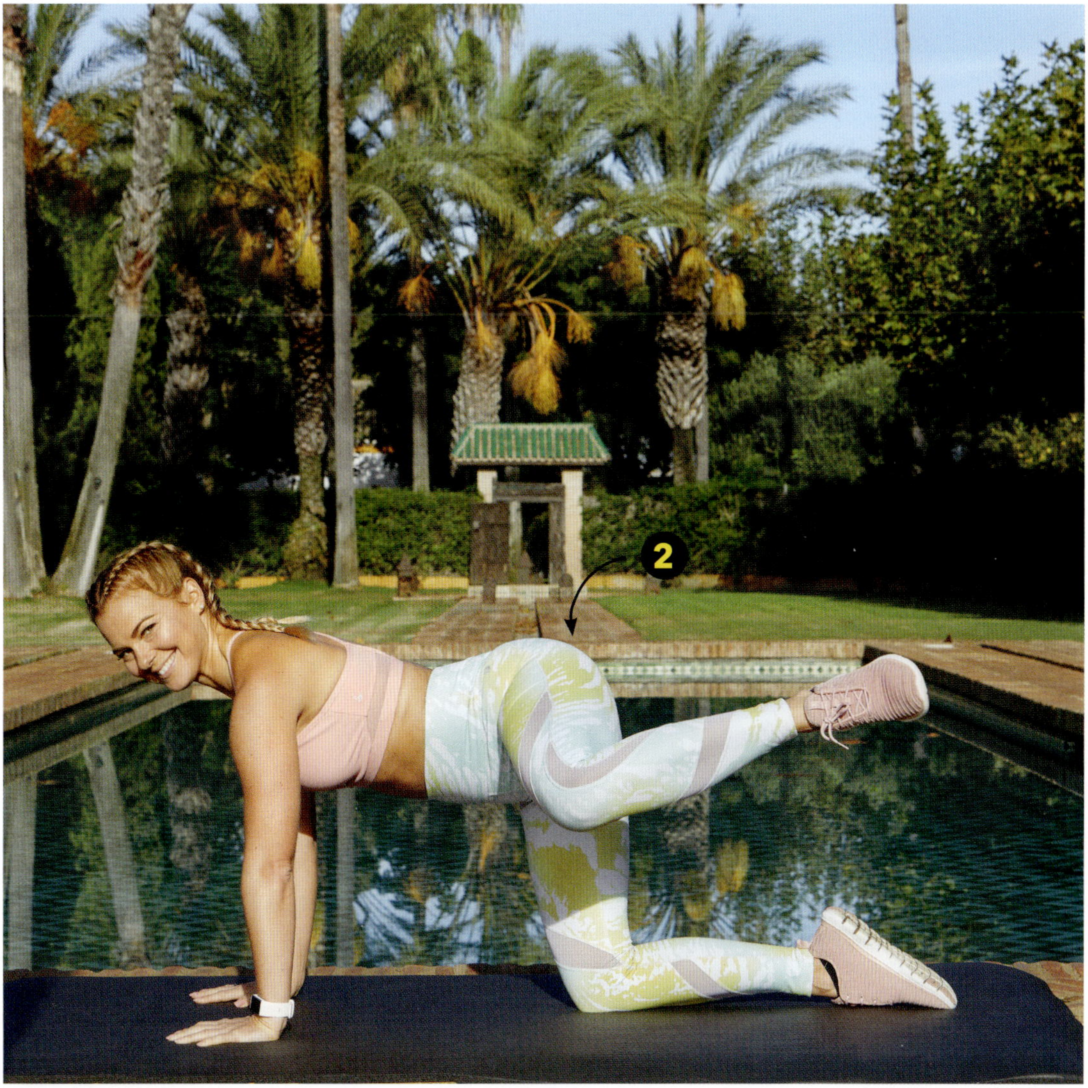

DIRTY DOGS

1 *Gehe in den Vierfüßlerstand. Die Hände sind direkt unter den Schultern. Der Körper bildet vom Scheitel bis zum Steiß eine gerade Linie, die Fußrücken liegen locker auf dem Boden ab.*

2 *Hebe nun ein Bein zur Seite an, bis das Knie auf Höhe der Hüfte ist. Das Knie ist im 90-Grad-Winkel gebeugt. Die Zehen sind angezogen. Spanne aktiv den Po an.*

3 *Halte diese Spannung einen Moment und bringe dann das Bein wieder in die Ausgangsposition. Führe die Übung nun auf der anderen Seite durch.*

Eine Übung für alles

Das bringt's: Trainiert deinen kompletten Körper.

BERGSTEIGER

1 *Lege dich auf den Bauch, stütze dich auf die Arme und stell die Zehenspitzen auf. Die Hände sind direkt unter den Schultern, die Finger sind gespreizt. Der Körper bildet vom Scheitel bis zu den Füßen eine gerade Linie.*

2 *Bringe nun abwechselnd die Knie unter deinen Körper in Richtung des Ellbogens und stelle sie wieder ab, so, als würdest du lossprinten wollen. Arme und Rücken bleiben die gesamte Übung über gleich.*

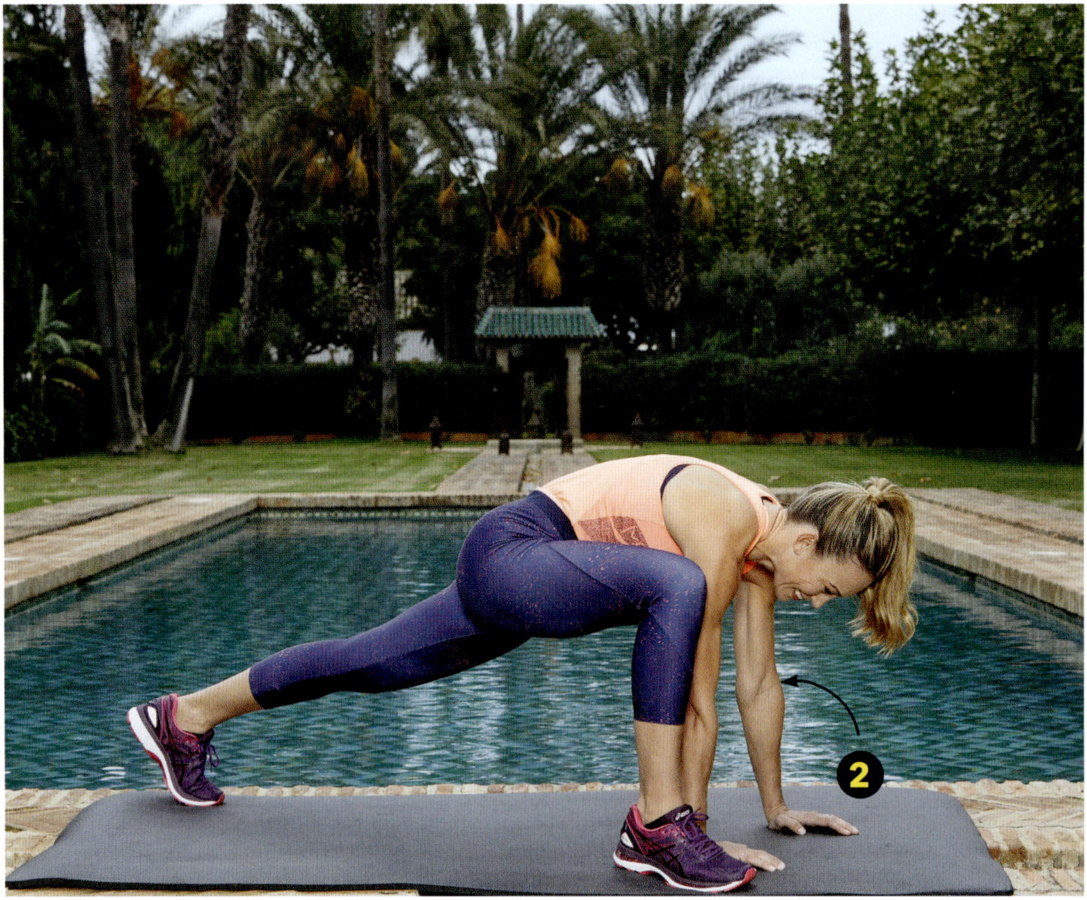

BURPEES

1 *Stehe aufrecht, die Beine sind schulterbreit geöffnet. Springe aus dieser Position gerade nach oben, deine Arme sind nach oben ausgestreckt.*

2 *Gehe wie bei einer Kniebeuge in die Hocke und stütze dich mit den Händen vor dem Körper auf dem Boden ab.*

3 *Springe mit den Beinen nach hinten, sodass du in eine Liegestützposition kommst. Führe eine Liegestütze aus. Springe aus dieser Position wieder in die Hocke und dann nach oben. Wiederhole die Übung.*

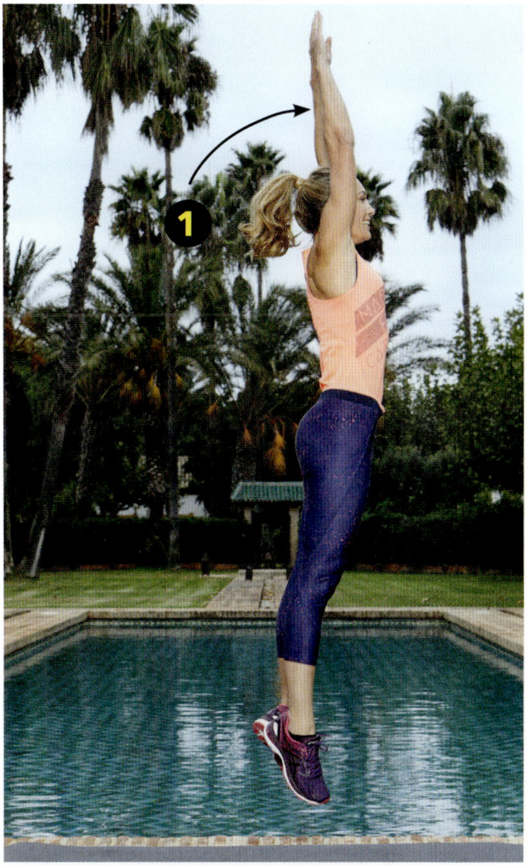

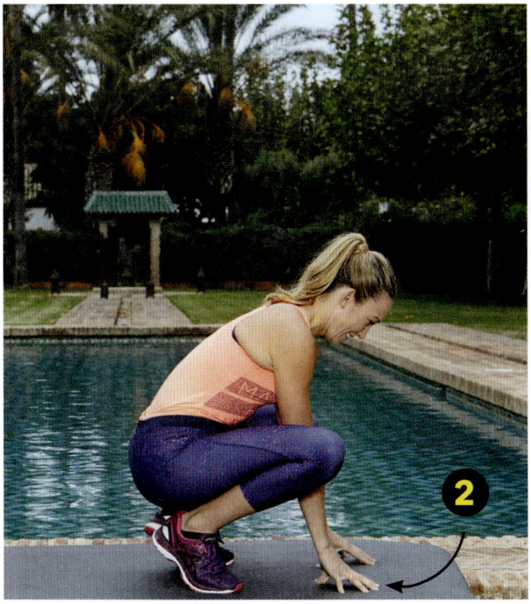

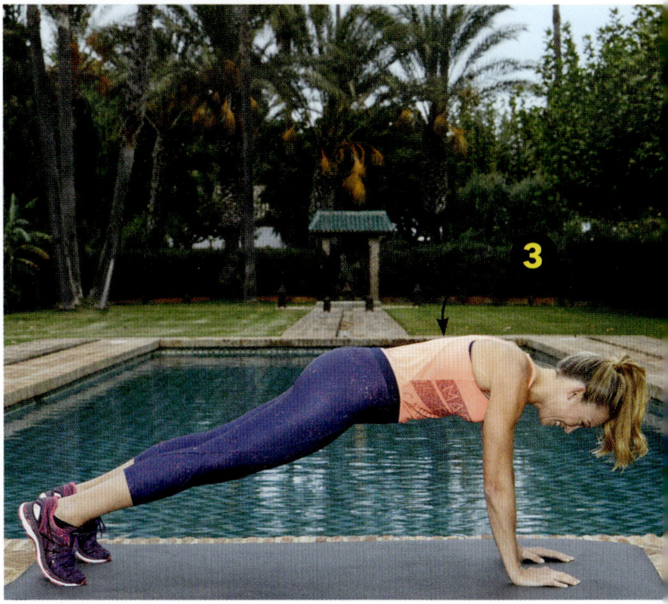

Warm-up: Dauer ca. 10 Minuten

AKTIVE DEHNUNG MIT ETWAS BEWEGUNG

- *Beginne 3–5 Minuten mit lockerem Traben auf der Stelle. Nimm die Arme dabei mit.*
- *Stelle dich aufrecht hin und bewege deinen Kopf mehrfach ganz sanft nach links und rechts. Pausiere dazwischen kurz in der geraden Position.*
- *Beweg den Kopf mehrfach langsam nach vorne und hinten. Lege dabei gerne den Kopf auch mal vorsichtig seitlich ab.*
- *Kreise die Schultern in einer möglichst großen Bewegung nach hinten. Diese Übung kannst du gerne auch wechselseitig ausführen. Lasse deine Arme dabei gestreckt.*
- *Kreise deine Hüften langsam und in gleichmäßigen Bewegungen. Folge dabei leicht mit den Knien der Bewegung deiner Hüfte.*
- *Stell einen Fuß auf den Ballen und bewege das Sprunggelenk im Kreis. Wechsle den Fuß und wiederhole die Übung.*
- *Stelle dich aufrecht hin, hebe einen Arm über den Kopf und neige den Oberkörper zur entgegengesetzten Seite. Wechsle mehrfach die Seite.*
- *Stelle dich aufrecht hin, die Beine sind etwas mehr als schulterbreit geöffnet. Beuge den Oberkörper langsam nach vorne.*
- *Richte den Oberkörper auf und beuge im Wechsel ein Knie zur Seite.*
- *Fasse mit den Händen von hinten einen Fuß und ziehe ihn Richtung Gesäß. Halte dich dabei beispielsweise an einer Wand fest. Halte die Position kurz, dann wechsle den Fuß. Führe die Übung mehrfach durch.*
- *Zieh ein Bein nach vorne, umfasse das Knie, ziehe es in Richtung Bauch und halte die Position für einige Sekunden (auch hier kannst du dich bei Bedarf anlehnen). Führe die Übung mehrfach hintereinander durch, sie dehnt die Hüftbeugemuskulatur.*
- *Stell dich aufrecht hin und hebe die Arme seitlich in die Waagrechte. Die Handflächen zeigen nach oben, die Daumen nach hinten. Bewege die Arme nach hinten, bis du die Dehnung in der Brustmuskulatur spürst.*

Cool-down: Dauer ca. 15 Minuten

- *Lege dich auf den Rücken und stelle die Beine auf und schüttle alles aus. Atme 1- bis 2-mal tief ein und wieder aus.*
- *Lege die Beine ab und streck die Arme über deinen Kopf. Mache dich ganz lang.*
- *Mache nun ein Bein länger als das andere, halte die Spannung 20 Sekunden und wechsle dann das Bein.*
- *Hebe die Beine so weit wie möglich geschlossen an und bringe sie über die Hüfte in Richtung Kopf, dabei sind die Knie gebeugt. Lockere das Becken, indem du es hin- und herdrehst.*
- *Bring die Beine wieder vor dich und stelle sie auf. Komm mit dem Oberkörper hoch. Atme 1- bis 2-mal tief ein und wieder aus.*
- *Streck nun die Beine aus, mach wieder eines länger als das andere und halte die Spannung 20 Sekunden und wechsle dann das Bein.*
- *Kreise die Schultern in einer möglichst großen Bewegung nach hinten. Diese Übung kannst du gerne auch wechselseitig ausführen. Lasse deine Arme dabei gestreckt. Stehe dann langsam auf.*
- *Wiederhole nun die Übungen aus dem Warm-up ab Punkt 2, führe sie aber statisch, also ohne viel zusätzliche Bewegung, durch. Spanne dabei deine Muskeln nicht zu stark an, alles soll möglichst locker sein.*
- *Nimm deine Arme zum Abschluss über deinen Kopf und strecke sie so weit nach oben wie möglich.*

Einsteiger-Trainingsplan: Woche 1 bis 3

TAG 1: BRUST/BAUCH/ARME

BRUST

● *Liegestütze auf den Knien* (siehe Seite 116), 10–15 Wdh.
Dann aufstehen und 15 Sekunden locker auf der Stelle laufen.
60–90 Sekunden Pause

● *Breite Liegestütze auf den Knien* (siehe Seite 117), 10–12 Wdh.
Dann aufstehen und 15–25 Sekunden locker auf der Stelle laufen.
60–90 Sekunden Pause

● *Enge Liegestütze auf den Knien* (siehe Seite 117), 8–10 Wdh.
Dann aufstehen und 30 Sekunden locker auf der Stelle laufen.
60–90 Sekunden Pause

● *Liegestütze auf den Knien,* Arme nur bis zur Hälfte beugen (siehe Seite 116), 10–20 Wdh.
Dann aufstehen und 30 Sekunden locker auf der Stelle laufen.
2–5 Minuten Pause zum Durchatmen, Lockern und Trinken

BAUCH

● *Gerade Crunches* (siehe Seite 106), 10–15 Wdh.
Dann aufstehen und 15 Sekunden ***Skippings*** *(siehe Seite 127).*
60–90 Sekunden Pause

● *Seitliche Crunches im Wechsel* rechts und links (siehe Seite 109), 8–12 Wdh.
Dann aufstehen und 15–25 Sekunden den ***Skippings****.*
60–90 Sekunden Pause

● *Gerade Crunches* (siehe Seite 106), Position 10–15 Sekunden statisch halten.
Dann aufstehen und 30 Sekunden ***Skippings****.*
60–90 Sekunden Pause

● *Seitliche Crunches*, dabei Knie im 90-Grad-Winkel halten, im Wechsel rechts und links (siehe Seite 109), 6–8 Wdh.
Dann aufstehen und 30 Sekunden ***Skippings.***
● *2–5 Minuten Pause zum Durchatmen, Lockern und Trinken.*

ARME

● *Dips auf dem Boden* (siehe Seite 124) 8–10 Wdh.
Dann aufstehen und 10–15 Sekunden ***Footballer*** *(siehe Seite 129).*
60–90 Sekunden Pause

● 6–8 Wdh.
Dann aufstehen und 15–25 Sekunden ***Footballer****.*
60–90 Sekunden Pause

● 6–8 Wdh.
Dann aufstehen und 30 Sekunden ***Footballer****.*
60–90 Sekunden Pause

● 6–8 Wdh.
Dann aufstehen und 30 Sekunden ***Footballer****.*
60–90 Sekunden Pause

TAG 2: BEINE/BAUCH/PO

BEINE

● *Kniebeugen, dynamisch* bei gesunden Knien (siehe Seite 130), *statisch* bei Knieproblemen (siehe Seite 131), 10–15 Wdh. oder 10–15 Sekunden halten.
Dann 15 Sekunden ***Seilspringen*** *(siehe Seite 134).*
60–90 Sekunden Pause

● *Kniebeugen*, 10–15 Wdh. oder 10–15 Sek halten.
Dann 15–25 Sekunden ***Seilspringen****.*
60–90 Sekunden Pause

● *Kniebeugen*, 10–15 Wdh. oder 10–15 Sekunden halten.
Dann 30 Sekunden ***Seilspringen****.*
60–90 Sekunden Pause

● *Kniebeugen*, 10–15 Wdh. oder 10–15 Sekunden halten.
Dann 30 Sekunden ***Seilspringen****.*
2–5 Minuten Pause zum Durchatmen, Trinken und Lockern.

● *Seitliches Beinheben* (siehe Seite 133), 10–15 Wdh. pro Seite.
Dann aufstehen und 15 Sekunden ***tiefe Frontkicks*** *im Wechsel rechts und links (siehe Seite 129).*
60–90 Sekunden Pause

● *Seitliches Beinheben*, 10–15 Wdh. pro Seite. Dann aufstehen und 15–25 Sekunden ***Kniestöße*** im Wechsel rechts und links (siehe Seite 126).
60–90 Sekunden Pause

- ***Po-Kicks*** *(siehe Seite 136), 10–15 Wdh. pro Seite. Dann aufstehen und 30 Sekunden gerade Schläge im Wechsel nach vorne in leichter Kniebeuge.*

60–90 Sekunden Pause

- ***Po-Kicks****, 10–15 Wdh. pro Seite. Dann aufstehen und 30 Sekunden gerade Schläge im Wechsel nach vorne in leichter Kniebeuge.*

60–90 Sekunden Pause

BAUCH

- ***Beckenheben*** *(siehe Seite 111), 10–15 Sekunden halten. Dann aufstehen und 15 Sekunden locker auf der Stelle laufen.*

60–90 Sekunden Pause

- ***Beckenheben****, 10–15 Sekunden halten. Dann aufstehen und 15–25 Sekunden locker auf der Stelle laufen.*

60–90 Sekunden Pause

- ***Seitlicher Crunch*** *2 zum linken Knie (siehe Seite 110), 10–15 Sekunden halten. Dann aufstehen und 30 Sekunden locker auf der Stelle laufen.*

60–90 Sekunden Pause

- ***Seitlicher Crunch*** *2 zum rechten Knie, 10–15 Sekunden halten. Dann aufstehen und 30 Sekunden locker auf der Stelle laufen.*

TAG 3: RÜCKEN/ SCHULTERN/ARME

RÜCKEN

- ***Rückenübung aus Bauchlage*** *(siehe Seite 112), Füße bleiben dabei auf dem Boden, 10–15 Wdh. Dann aufstehen und 15 Sekunden* ***Skippings*** *(siehe Seite 127).*

60–90 Sekunden Pause

- *Jetzt* ***Arme und Beine diagonal anheben*** *(siehe Seite 112), 10–20 Wdh. Dann aufstehen 15–25 Sekunden* ***Skippings****.*

60–90 Sekunden Pause

- ***Vorgebeugtes Rudern*** *mit Gewicht in jeder Hand (siehe Seite 113), 10–15 Wdh. Dann 30 Sekunden* ***Skippings****.*

60–90 Sekunden Pause

- ***Vorgebeugtes Rudern*** *mit Gewicht in jeder Hand, 10–15 Wdh. Dann 30 Sekunden* ***Skippings****.*

60–90 Sekunden Pause

SCHULTERN

- ***Seitliches Armheben*** *mit Gewicht in jeder Hand (siehe Seite 120), 10–15 Wdh. Dann 15 Sekunden* ***Footballer*** *(siehe Seite 129).*

60–90 Sekunden Pause

- ***Nackendrücken*** *mit Gewicht in jeder Hand (siehe Seite 121), 10–15 Wdh. Dann 15–25 Sekunden* ***Footballer****.*

60–90 Sekunden Pause

- ***Frontheben*** *mit Gewicht in jeder Hand (siehe Seite 123), 10–15 Wdh. Dann 30 Sekunden* ***Footballer****.*

60–90 Sekunden Pause

- *Arme 30 Sekunden in sehr kleinen und schnellen Bewegungen heben und senken. Dann 30 Sekunden* ***Footballer****.*

60–90 Sekunden Pause

ARME

- ***Gerade Bizepscurls*** *(siehe Seite 123), 10–15 Wdh. Dann 15 Sekunden* ***Kniestöße*** *im Wechsel rechts und links (siehe Seite 126).*

60–90 Sekunden Pause

- ***Hammercurls*** *(siehe Seite 123), 10–15 Wdh.*

10–15 Sekunden Pause

Dann 15–25 Sekunden ***Kniestöße*** *im Wechsel rechts und links.*

60–90 Sekunden Pause

- ***Gerade Bizepscurls****, 10–15 Wdh. Dann 30 Sekunden* ***Kniestöße*** *im Wechsel rechts und links.*

60–90 Sekunden Pause

- ***Hammercurls****, 10–15 Wdh. Dann 30 Sekunden* ***Kniestöße*** *im Wechsel rechts und links.*

TAG 4: CARDIO

Gehe draußen an der frischen Luft 25–30 Minuten zügig und nimm die Arme dabei aktiv mit. Du kannst vorher 5 Minuten locker alle Gelenke durchbewegen, bevor du losmarschierst. Versuche dich hier je nach körperlicher Form zu fordern, gehe aber nicht bis an deine Leistungsgrenze. Danach lockern und dehnen (siehe Seite 140).

Einsteiger-Trainingsplan: Woche 4 bis 6

TAG 1: BRUST/BAUCH/ARME

BRUST

- ***Liegestütze auf den Knien*** *(siehe Seite 116), 15–20 Wdh.*
  Dann aufstehen und 20 Sekunden vor- und zurücklaufen (Tempo etwas schneller als in Woche 1–3).
  40–60 Sekunden Pause
- ***Liegestütze mit versetzten Händen*** *(siehe Seite 118), 10–15 Wdh.*
  Dann aufstehen und 25–30 Sekunden vor- und zurücklaufen.
  40–60 Sekunden Pause
- ***Liegestütze mit versetzten Händen*** *(Seitenwechsel), 10–15 Wdh.*
  Dann aufstehen, 25–30 Sekunden vor- und zurücklaufen.
  40–60 Sekunden Pause
- ***Breite/enge Liegestütze:*** *Hände zuerst breit auseinander, dann enger positionieren (siehe Seite 117), 8–10 Wdh. pro Seite.*
  Dann aufstehen, 30–40 Sekunden vor- und zurücklaufen.
  40–60 Sekunden Pause

BAUCH

- ***Gerade Crunches*** *(siehe Seite 106), 15–20 Wdh.*
  Dann aufstehen und 20 Sekunden ***Kniestöße*** *im Wechsel rechts und links (siehe Seite 126).*
  40–60 Sekunden Pause
- ***Seitliche Crunches*** *im Wechsel (siehe Seite 109), 12–20 Wdh. pro Seite.*
  Dann aufstehen und 25–30 Sekunden ***Kniestöße*** *im Wechsel rechts und links.*
  40–60 Sekunden Pause
- ***Gerade Crunches*** *(siehe Seite 106, Variante), 12–20 Wdh.*
  Dann aufstehen und 25–30 Sekunden ***Kniestöße*** *im Wechsel rechts und links.*
  40–60 Sekunden Pause
- ***Seitliche Crunches*** *(siehe Seite 109, Variante), 12–20 Wdh. pro Seite.*
  Dann aufstehen 30–40 Sekunden ***Kniestöße*** *im Wechsel rechts und links.*
  40–60 Sekunden Pause

ARME

- ***Dips auf einem Stuhl*** *(siehe Seite 125), 8–10 Wdh.*
  Dann aufstehen und 20 Sekunden ***Skippings*** *(siehe Seite 127).*
  40–60 Sekunden Pause
- *8–10 Wdh.*
  Dann aufstehen und 25–30 Sekunden ***Skippings****.*
  40–60 Sekunden Pause
- *6–8 Wdh.*
  Dann aufstehen und 25–30 Sekunden ***Skippings****.*
  40–60 Sekunden Pause
- *6–8 Wdh.*
  Dann aufstehen und 40–60 Sekunden ***Skippings****.*

TAG 2: CARDIO

GANZKÖRPER-TABATA

8 Sets (Dauer: 4 Minuten)

- *20 Sekunden* ***Skippings*** *(siehe Seite 127),*
  10 Sekunden Pause
- *20 Sekunden* ***dynamische Kniebeugen*** *(siehe Seite 130) (bei Knieproblemen* ***statisch****, siehe Seite 131),*
  10 Sekunden Pause
- *20 Sekunden schnell auf der Stelle laufen,*
  10 Sekunden Pause
- *20 Sekunden* ***Plank*** *halten (siehe Seite 114),*
  10 Sekunden Pause
- *20 Sekunden* ***Kniestöße*** *im Wechsel rechts und links (siehe Seite 126),*
  10 Sekunden Pause
- *20 Sekunden* ***Liegestütze*** *auf den Knien (siehe Seite 116),*
  10 Sekunden Pause
- *20 Sekunden* ***Footballer*** *(siehe Seite 129),*
  10 Sekunden Pause
- *20 Sekunden* ***Seitliche Crunches*** *im Wechsel (siehe Seite 109),*
  10 Sekunden Pause

TAG 3: BEINE/PO/BAUCH

BEINE

- **Kniebeugen dynamisch**, bei Knieproblemen **statisch** (siehe Seite 130/131), 12–20 Wdh. oder 15–20 Sekunden halten.

Dann 20 Sekunden auf der Stelle laufen, Knie dabei hoch anheben.

40–60 Sekunden Pause

- **Ausfallschritt** nach hinten (siehe Seite 135), 12–20 Wdh. (Bei Knieproblemen 15–20 Sekunden in der **Kniebeuge** bleiben.)

Dann 25–30 Sekunden auf der Stelle laufen, Knie dabei hoch anheben.

40–60 Sekunden Pause

- **Kniebeuge** 15–20 Sekunden tief halten (siehe Seite 130).

Dann 25–30 Sekunden auf der Stelle laufen, Knie dabei hoch anheben.

40–60 Sekunden Pause

- **Ausfallschritt** nach hinten, 12–20 Wdh. (Bei Knieproblemen 10–12 Sekunden in der **Kniebeuge** bleiben.)

Dann 30–40 Sekunden auf der Stelle laufen und Knie dabei hoch anheben.

40–60 Sekunden Pause

- **Seitliches Beinheben** (siehe Seite 133), 15–20 Wdh. pro Seite

Dann aufstehen und 20 Sekunden **tiefe Frontkicks** im Wechsel rechts und links (siehe Seite 129).

40–60 Sekunden Pause

- **Seitliches Beinheben**, 15–20 Wdh. pro Seite.

Dann aufstehen und 20 Sekunden tiefe **Frontkicks** im Wechsel rechts und links.

40–60 Sekunden Pause

- **Po-Kicks** (siehe Seite 136), 15–20 Wdh. pro Seite.

Aufstehen und 25–30 Sekunden **Fahrstuhlboxen** (siehe Seite 128). (Bei Knieproblemen statisch.)

40–60 Sekunden Pause

- **Po-Kicks**, 15–20 Wdh.

Dann Bein wechseln, 15–20 Wdh. Aufstehen und 25–30 Sekunden **Fahrstuhlboxen**. (Bei Knieproblemen statisch.)

40–60 Sekunden Pause

BAUCH

- **Gerade Crunches** (siehe Seite 106, Variante 2), 15–20 Sekunden halten.

Dann aufstehen und 20 Sekunden locker auf der Stelle laufen.

40–60 Sekunden Pause

- **Core-Lift** (siehe Seite 107), 15–20 Wdh.

Dann aufstehen und 25–30 Sekunden locker auf der Stelle laufen.

40–60 Sekunden Pause

- **Seitliche Crunches** (siehe Seite 109, Variante), 12–20 Wdh.

Dann aufstehen und 25–30 Sekunden zügig auf der Stelle laufen.

40–60 Sekunden Pause

- **Core-Lift**, 15–20 Wdh.

Dann aufstehen und 25–30 Sekunden locker auf der Stelle laufen.

40–60 Sekunden Pause

TAG 4: CARDIO

Warm-up (siehe Seite 140)

- Gehe 25–30 Minuten zügig draußen an der frischen Luft. Komm ab und zu ins Traben und nimm die Arme dabei aktiv mit. Fordere dich, gehe aber nicht bis an deine Leistungsgrenze.

GANZKÖRPER-TABATA

8 Sets (Dauer: 4 Minuten)

- 20 Sekunden **Jumping Jacks ohne Arme** (siehe Seite 134),

10 Sekunden Pause

- 20 Sekunden **Ausfallschritte** nach hinten (siehe Seite 135) (bei Knieproblemen **statische Kniebeuge**),

10 Sekunden Pause

- 20 Sekunden **Kniestöße** im Wechsel rechts und links (siehe Seite 126),

10 Sekunden Pause

- 20 Sekunden **Plank** halten (siehe Seite 114), abwechselnd einen Fuß leicht anheben,

10 Sekunden Pause

- 20 Sekunden **tiefe Frontkicks** im Wechsel rechts und links (siehe Seite 129),

10 Sekunden Pause

- 20 Sekunden **breite Liegestütze auf den Knien** (siehe Seite 117),

10 Sekunden Pause

- 20 Sekunden auf der Stelle laufen, Knie dabei hoch anheben,

10 Sekunden Pause

- 20 Sekunden **seitliche Crunches** im Wechsel (siehe Seite 109)

TAG 5 RÜCKEN/ SCHULTERN/ARME

RÜCKEN

- ***Arm und Bein diagonal anheben*** *(siehe Seite 114), 15–20 Wdh.*
*Dann aufstehen und 20 Sekunden **Footballer** (siehe Seite 129).*
40–60 Sekunden Pause
- ***Arm und Bein diagonal anheben**, 15–20 Wdh.*
*Dann aufstehen und 20–25 Sekunden **Footballer**.*
40–60 Sekunden Pause
- ***Vorgebeugtes Rudern*** *mit Gewicht in jeder Hand (siehe Seite 113), 15–20 Wdh.*
*Dann 20–25 Sekunden **Seilspringen** ohne Seil (siehe Seite 134).*
40–60 Sekunden Pause
- ***Vorgebeugtes Rudern*** *mit Gewicht in jeder Hand, 15–20 Wdh.*
Dann 30–40 Sekunden Seilspringen ohne Seil.

SCHULTERN

- ***Seitliches Armheben*** *mit Gewicht in jeder Hand (siehe Seite 120), 15–20 Wdh.*
*Dann 20 Sekunden **Jumping Jacks** ohne Arme (siehe Seite 134).*
40–60 Sekunden Pause
- ***Nackendrücken*** *mit Gewicht in jeder Hand (siehe Seite 121), 15–20 Wdh.*
*Dann 25–30 Sekunden **Skippings** (siehe Seite 127).*
40–60 Sekunden Pause
- ***Frontheben*** *mit Gewicht in jeder Hand (siehe Seite 122), Arme wechselseitig leicht anheben.*
*25–30 Sekunden **Seilspringen** ohne Seil (siehe Seite 134).*
40–60 Sekunden Pause
- *Seitliches Armheben mit Gewicht in jeder Hand, 15–20 Wdh.*
*Dann 20 Sekunden **Jumping Jacks ohne Arme**.*
40–60 Sekunden Pause

ARME

- *Gerade Bizepscurls (siehe Seite 123), 15–20 Wdh.*
*Dann 20 Sekunden **Kniestöße** im Wechsel rechts und links (siehe Seite 126).*
40–60 Sekunden Pause
- ***Hammercurls*** *(siehe Seite 123), 15–20 Wdh.*
*Dann 25–30 Sekunden **Jumping Jacks ohne Arme** (siehe Seite 134).*
40–60 Sekunden Pause
- ***Gerade Bizepscurls**, 15–20 Wdh.*
*Dann 25–30 Sekunden **Kniestöße** im Wechsel rechts und links.*
40–60 Sekunden Pause
- ***Hammercurls**, 15–20 Wdh.*
10–15 Sekunden Pause
- *Dann 30–40 Sekunden **Jumping Jacks ohne Arme.***

Einsteiger-Trainingsplan: Woche 7 bis 9

TAG 1: BRUST/ARME/ CARDIO

BRUST

- **Liegestütze auf den Knien** (siehe Seite 116), 20–25 Wdh.

40–60 Sekunden Pause

- **Breite Liegestütze** auf den Knien (siehe Seite 117), 15 bis max. 25 Wdh.

40–60 Sekunden Pause

- **Liegestütze** mit versetzten Armen (siehe Seite 118), 15 bis max. 25 Wdh. pro Seite.

40–60 Sekunden Pause

- **Enge Liegestütze** (siehe Seite 117), 10 bis max. 20 Wdh.

40–60 Sekunden Pause

- **Liegestütze**, Arme nur bis zur Hälfte beugen (siehe Seite 115), 10 bis max. 20 Wdh.

40–60 Sekunden Pause

ARME

- **Dips auf dem Boden** (siehe Seite 124), 10–15 Wdh.

40–60 Sekunden Pause

- **Dips auf dem Stuhl** (siehe Seite 125), 10–15 Wdh.

40–60 Sekunden Pause

- **Dips auf dem Boden**, 10–15 Wdh.

40–60 Sekunden Pause

- **Dips auf dem Stuhl**, 10–15 Wdh.

40–60 Sekunden Pause

- **Dips auf dem Boden**, Wdh. bis nichts mehr geht.

CARDIO

Leichte bis mittlere Intensität bei der Belastung, das bedeutet, du könntest theoretisch noch auf Fragen antworten.

- Dauer: 20 Minuten
- 60–90 Sekunden locker auf der Stelle laufen. Kurze Pause, dabei durchschütteln und -atmen, dann geht's los.
- 10 Sekunden zügig auf der Stelle laufen.

10 Sekunden Pause

- 10 Sekunden zügig auf der Stelle laufen.

10 Sekunden Pause

- 15 Sekunden **Footballer** auf der Stelle (siehe Seite 129).

15 Sekunden Pause

- 15 Sekunden **Footballer** auf der Stelle.

15 Sekunden Pause

- 20 Sekunden **Skippings** (siehe Seite 127).

20 Sekunden Pause

- 20 Sekunden **Skippings**.

20 Sekunden Pause

- 25 Sekunden auf der Stelle laufen, Knie dabei hoch anheben.

25 Sekunden Pause

- 25 Sekunden auf der Stelle laufen, Knie dabei hoch anheben.

25 Sekunden Pause

- 30 Sekunden **Kniestöße** im Wechsel rechts und links (siehe Seite 126).

30 Sekunden Pause

- 30 Sekunden **Kniestöße** im Wechsel rechts und links.

30 Sekunden Pause

- 35 Sekunden gerade Schläge im Wechsel nach vorne in leichter Kniebeuge.

35 Sekunden Pause

- 35 Sekunden gerade Schläge im Wechsel nach vorne in leichter Kniebeuge.

35 Sekunden Pause

- 40 Sekunden **Seilspringen** ohne Seil (siehe Seite 134).

40 Sekunden Pause

- 40 Sekunden **Seilspringen** ohne Seil.

40 Sekunden Pause

- 45 Sekunden tiefe **Frontkicks** im Wechsel rechts und links (siehe Seite 129).

45 Sekunden Pause

- 45 Sekunden **tiefe Frontkicks**, im Wechsel rechts und links.

45 Sekunden Pause

- 50 Sekunden zügig auf der Stelle laufen.

50 Sekunden Pause

- 50 Sekunden zügig auf der Stelle laufen.

2–3 Minuten ganz locker gehen, durchatmen und dehnen.

TAG 2: CARDIO

- Warm-up und Cool-down (siehe Seite 140).
- Gehe draußen an der frischen Luft 30–35 Minuten zügig und steigere ab und an dein Tempo. Höre dabei auf deinen Körper.

GANZKÖRPER-TABATA

8 Sets (Dauer: 4 Minuten)

- *20 Sekunden* ***Jumping Jacks*** *ohne Arme (siehe Seite 134),*

10 Sekunden Pause

- *20 Sekunden* ***Skippings*** *(siehe Seite 127),*

10 Sekunden Pause

- *20 Sekunden* ***Kniestöße*** *im Wechsel rechts und links (siehe Seite 126),*

10 Sekunden Pause

- *20 Sekunden* ***Footballer*** *(siehe Seite 129),*

10 Sekunden Pause

- *20 Sekunden* ***tiefe Frontkicks*** *im Wechsel rechts und links (siehe Seite 129),*

10 Sekunden Pause

- *20 Sekunden zügig auf der Stelle laufen,*

10 Sekunden Pause

- *20 Sekunden auf der Stelle laufen, Knie dabei hoch anheben,*

10 Sekunden Pause

- *20 Sekunden* ***Jumping Jacks ohne Arme****,*

10 Sekunden Pause

TAG 3: BEINE/PO/BAUCH

BEINE

- ***Kniebeugen statisch*** *(siehe Seite 131), 30–40 Sekunden halten.*

Dann 20 Sekunden auf der Stelle laufen, Knie dabei hoch anheben.

40–60 Sekunden Pause

- ***Kniebeugen*** *statisch, 30–40 Sekunden halten.*

Dann 20 Sekunden auf der Stelle laufen, Knie dabei hoch anheben.

40–60 Sekunden Pause

- ***Ausfallschritte*** *nach hinten (siehe Seite 135), 12–20 Wdh. (Bei Knieproblemen bei den Kniebeugen bleiben, 30–40 Sekunden halten.)*

Dann 25–30 Sekunden auf der Stelle laufen, Knie dabei hoch anheben.

40–60 Sekunden Pause

- ***Ausfallschritte*** *nach hinten, 12–20 Wdh. (Bei Knieproblemen bei den* ***Kniebeugen*** *bleiben, 30–40 Sekunden halten.)*

Dann 25–30 Sekunden auf der Stelle laufen, Knie dabei hoch anheben.

40–60 Sekunden Pause

- ***Seitliches Beinheben*** *(siehe Seite 133), 20 Wdh. Dann 10 Sekunden oben halten.*

Umdrehen und Beine wechseln, 20 Wdh. Dann 10 Sekunden oben halten.

Dann aufstehen und 20 Sekunden ***tiefe Frontkicks*** *im Wechsel rechts und links (siehe Seite 129).*

40–60 Sekunden Pause

- ***Seitliches Beinheben****, 20 Wdh. Dann 10 Sekunden oben halten.*

Umdrehen und Beine wechseln, 20 Wdh. Dann 10 Sekunden oben halten.

Dann aufstehen und 20 Sekunden ***tiefe Frontkicks*** *im Wechsel rechts und links.*

40–60 Sekunden Pause

- ***Po-Kicks*** *(siehe Seite 136), 25–30 Wdh.*

Dann aufstehen und 25–30 Sekunden ***Fahrstuhlboxen*** *(siehe Seite 128). (Bei Knieproblemen statisch.)*

40–60 Sekunden Pause

- ***Po-Kicks****, 25–30 Wdh.*

Dann aufstehen und 25–30 Sekunden ***Fahrstuhlboxen****. (Bei Knieproblemen statisch.)*

40–60 Sekunden Pause

BAUCH

- ***Seitliche Crunches*** *(siehe Seite 109, Variante), 12–20 Wdh. pro Seite*

Dann aufstehen und 25–30 Sekunden zügig auf der Stelle laufen.

40–60 Sekunden Pause

- ***Core-Lift*** *(siehe Seite 107), 20–25 Wdh.*

Dann aufstehen und 25–30 Sekunden zügig auf der Stelle laufen.

40–60 Sekunden Pause

- *10* ***gerade Crunches*** *(siehe Seite 106, Variante), 10* ***seitliche Crunches****, Füße aufstellen, 10* ***gerade Crunches*** *(Variante).*

Dann aufstehen und 25–30 Sekunden zügig auf der Stelle laufen.

40–60 Sekunden Pause

- ***Core-Lift****, 20–25 Wdh.*

Dann aufstehen und 25–30 Sekunden zügig auf der Stelle laufen.

40–60 Sekunden Pause

- ***Gerade Crunches*** *(Variante), bis nichts mehr geht.*

TAG 3: CARDIO

- *Gehe zum Aufwärmen 10–15 Minuten locker laufen.*

GANZKÖRPER-TABATA

mit 16 Sets (Dauer ohne Laufen: 8 Minuten)

- *20 Sekunden **Jumping Jacks ohne Arme** (siehe Seite 134),*
  10 Sekunden Pause
- *20 Sekunden **Skippings** (siehe Seite 127),*
  10 Sekunden Pause
- *20 Sekunden **Kniestöße** im Wechsel rechts und links (siehe Seite 126),*
  10 Sekunden Pause
- *20 Sekunden **Footballer** (siehe Seite 129),*
  10 Sekunden Pause
- *20 Sekunden tiefe **Frontkicks** im Wechsel rechts und links (siehe Seite 129),*
  10 Sekunden Pause
- *20 Sekunden zügig auf der Stelle laufen,*
  10 Sekunden Pause
- *20 Sekunden auf der Stelle laufen, Knie dabei hoch anheben,*
  10 Sekunden Pause
- *20 Sekunden **Jumping Jacks ohne Arme**,*
  10 Sekunden Pause
- *5–10 Minuten locker laufen.*
- *20 Sekunden **Skippings**,*
  10 Sekunden Pause
- *20 Sekunden **dynamische Kniebeugen** (siehe Seite 130) (bei Knieproblemen statisch),*
  10 Sekunden Pause
- *20 Sekunden schnell auf der Stelle laufen,*
  10 Sekunden Pause
- *20 Sekunden **Plank** halten (siehe Seite 114),*
  10 Sekunden Pause
- *20 Sekunden **Kniestöße** im Wechsel rechts und links,*
  10 Sekunden Pause
- *20 Sekunden **Liegestütze auf den Knien** (siehe Seite 116),*
  10 Sekunden Pause
- *20 Sekunden **Footballer**,*
  10 Sekunden Pause
- *20 Sekunden **seitliche Crunches** im Wechsel rechts und links (siehe Seite 109),*
  10 Sekunden Pause

TAG 4: RÜCKEN/ SCHULTERN

RÜCKEN

- ***Bein und Arm anheben** (siehe Seite 114), 20 Wdh. pro Seite*
  *Dann **Plank** 10 Sekunden halten (siehe Seite 114).*
  *Aufstehen und 20 Sekunden **Footballer** (siehe Seite 129).*
  40–60 Sekunden Pause
- ***Plank** 30–40 Sekunden halten.*
  Dann aufstehen und 20 Sekunden zügig auf der Stelle laufen.
  40–60 Sekunden Pause
- ***Vorgebeugtes Rudern** mit Gewicht in jeder Hand (siehe Seite 113), 15–20 Wdh.*
  *Dann **Plank** 10 Sekunden halten.*
  40–60 Sekunden Pause
- ***Vorgebeugtes Rudern** mit Gewicht in jeder Hand, 15–20 Wdh.*
  *Dann **Plank** 10 Sekunden halten.*
  40–60 Sekunden Pause
- *Von der **Plank** in den **Armstütz** (siehe Seite 114) kommen. Danach wieder zurück in die **Plank** gehen, 10–15 Wdh.*
- ***Rückenübung aus Bauchlage**, Beine gehen mit nach oben (siehe Seite 112), 10–15 Wdh.*
  40–60 Sekunden Pause

SCHULTERN

- *30–60 Sekunden **seitliches Armheben (pulsieren)**, Handflächen zeigen nach unten, mit Gewichten (siehe Seite 120).*
  Dann 60 Sekunden zügig auf der Stelle laufen.
  40–60 Sekunden Pause
- *30–60 Sekunden **seitliches Armheben**.*
  Dann 60 Sekunden zügig auf der Stelle laufen.
  40–60 Sekunden Pause
- *30–60 Sekunden **Frontheben**, mit Gewichten (siehe Seite 122).*
  Dann 60 Sekunden auf der Stelle laufen.
  40–60 Sekunden Pause
- *30–60 Sekunden **Frontheben**, mit Gewichten*
  Dann 60 Sekunden zügig auf der Stelle laufen.
  40–60 Sekunden Pause
- ***Seitliches Armheben**, bis nichts mehr geht.*

TAG 5: CARDIO

Warm-up (siehe Seite 140). Gehe dann an der frischen Luft 60 Minuten zügig laufen. Danach lockern und dehnen (siehe Seite 140).

Einsteiger-Trainingsplan: Woche 10

TAG 1: BRUST/RÜCKEN/CARDIO

Dauer: 16 Minuten

- *30 Sekunden* **Liegestütze auf den Knien** *(siehe Seite 116).*
- *30 Sekunden* **Rückenübung aus Bauchlage** *(siehe Seite 112).*
- *30 Sekunden locker auf der Stelle laufen.*

90 Sekunden Pause

- *15 Sekunden* **Liegestütze auf den Knien.**
- *15 Sekunden* **Rückenübung aus Bauchlage.**
- *15 Sekunden locker auf der Stelle laufen.*

90 Sekunden Pause

- *30 Sekunden* **breite Liegestütze auf den Knien** *(siehe Seite 117).*
- *30 Sekunden* **Rückenübung aus Bauchlage.**
- *30 Sekunden* **Footballer** *(siehe Seite 129).*

90 Sekunden Pause

- *15 Sekunden* **breite Liegestütze auf den Knien.**
- *15 Sekunden* **Rückenübung aus Bauchlage.**
- *15 Sekunden* **Footballer.**

90 Sekunden Pause

- *30 Sekunden* **Armstütz** *halten (siehe Seite 114).*
- *30 Sekunden* **Rückenübung aus Bauchlage** *halten.*
- *30 Sekunden* **Skippings** *(siehe Seite 127).*

90 Sekunden Pause

- *15 Sekunden* **Armstütz** *halten.*
- *15 Sekunden* **Rückenübung aus Bauchlage** *halten.*
- *15 Sekunden* **Skippings** *(siehe Seite 127).*

TAG 2: BEINE/BAUCH/CARDIO

Dauer: 16 Minuten

- *30 Sekunden* **Kniebeugen dynamisch**, *bei Knieproblemen statisch (siehe Seite 130).*
- *30 Sekunden* **gerade Crunches** *(siehe Seite 106).*
- *30 Sekunden* **Jumping Jacks ohne Arme** *(siehe Seite 134).*

90 Sekunden Pause

- *15 Sekunden* **Kniebeugen dynamisch**, *bei Knieproblemen statisch.*
- *15 Sekunden* **gerade Crunches.**
- *15 Sekunden* **Jumping Jacks ohne Arme.**

90 Sekunden Pause

- *30 Sekunden* **Ausfallschritte nach hinten** *(siehe Seite 135), bei Knieproblemen* **statische Kniebeuge.**
- *30 Sekunden* **seitliche Crunches** *im Wechsel rechts und links (siehe Seite 109).*
- *30 Sekunden* **Skippings** *(siehe Seite 127).*

90 Sekunden Pause

- *15 Sekunden* **Ausfallschritte nach hinten**, *bei Knieproblemen* **statische Kniebeuge.**
- *15 Sekunden* **seitliche Crunches** *im Wechsel rechts und links.*
- *15 Sekunden* **Skippings.**

90 Sekunden Pause

- *30 Sekunden* **Fahrstuhlboxen** *(siehe Seite 128), bei Knieproblemen statisch.*
- *30 Sekunden* **gerade Crunches** *(siehe Seite 106) und nach vorne Boxen.*
- *30 Sekunden* **Kniestöße** *im Wechsel rechts und links (siehe Seite 126).*

90 Sekunden Pause

- *15 Sekunden* **Fahrstuhlboxen**, *bei Knieproblemen statisch.*
- *15 Sekunden* **gerade Crunches** *und nach vorne boxen.*
- *15 Sekunden* **Kniestöße** *im Wechsel rechts und links.*

TAG 3: CARDIO

Gehe draußen an der frischen Luft 40–60 Minuten zügig und nimm die Arme dabei aktiv mit. Du kannst vorher 5 Minuten locker alle Gelenke durchbewegen, bevor du losmarschierst. Versuch dich hier je nach körperlicher Form zu fordern, gehe aber nicht bis an deine Leistungsgrenze. Danach Cool-down (siehe Seite 140).

TAG 4: ARME/SCHULTER/ CARDIO

Dauer: 14 Minuten

- *30 Sekunden* ***seitliches Armheben*** *(siehe Seite 120).*
- *30 Sekunden* ***Nackendrücken*** *(siehe Seite 121).*
- *30 Sekunden* ***Hammercurls*** *(siehe Seite 123).*
- *30 Sekunden* ***Bergsteiger*** *(siehe Seite 138).*

2 Minuten Pause

- *30 Sekunden* ***seitliches Armheben.***
- *30 Sekunden* ***Nackendrücken.***
- *30 Sekunden* ***Hammercurls.***
- *30 Sekunden Bergsteiger (siehe Seite 138).*

2 Minuten Pause

- *30 Sekunden* ***seitliches Armheben.***
- *30 Sekunden* ***Nackendrücken.***
- *30 Sekunden* ***Dips auf dem Boden*** *(siehe Seite 124).*
- *30 Sekunden Bergsteiger.*

2 Minuten Pause

- *15 Sekunden* ***seitliches Armheben****, in jeder Hand ein Gewicht.*
- *15 Sekunden* ***Nackendrücken****, in jeder Hand ein Gewicht.*
- *15 Sekunden* ***Dips auf dem Stuhl*** *(siehe Seite 125).*
- *15 Sekunden Bergsteiger.*

2 Minuten Pause

TAG 5: CARDIO

- *Gehe draußen an der frischen Luft 30–40 Minuten zügig walken. Erhöhe alle 5 Minuten dein Tempo für 1 Minute deutlich.*

BEGINNE AUFGEWÄRMT & LEICHT SCHWITZEND

Fortgeschrittenen-Trainingsplan: Woche 1 bis 3

TAG 1: BRUST/RÜCKEN

BRUST

- ***Klassische Liegestütze*** *(siehe Seite 115, Variante 1), am tiefsten Punkt 2–3 Sekunden halten, 10 Wdh.*

60–90 Sekunden Pause

- ***Breite Liegestütze*** *(siehe Seite 117), am tiefsten Punkt 4–6 Sekunden halten, 8 Wdh.*

60–90 Sekunden Pause

- ***Enge Liegestütze*** *(siehe Seite 117, Variante), am tiefsten Punkt 6–8 Sekunden halten, 6 Wdh.*

60–90 Sekunden Pause

- ***Liegestütze mit versetzten Händen*** *(siehe Seite 118, Variante), am tiefsten Punkt 6–8 Sekunden halten, 2 Wdh. pro Seite*

RÜCKEN

- ***Rückenübung aus Bauchlage*** *(siehe Seite 112), Hände neben dem Kopf, am obersten Punkt 2–3 Sekunden halten, dann ablegen, 10 Wdh.*

60–90 Sekunden Pause

- ***Rückenübung aus Bauchlage****, Hände vor die Stirn, am obersten Punkt 4–6 Sekunden halten, dann ablegen, 8 Wdh.*

60–90 Sekunden Pause

- ***Rückenübung aus Bauchlage****, Arme nach vorne strecken, die Ellbogen sind noch leicht gebeugt, am obersten Punkt 6–8 Sekunden halten, dann ablegen, 6 Wdh.*

60–90 Sekunden Pause

- ***Rückenübung aus Bauchlage****, Arme ganz ausstrecken, am obersten Punkt 6–8 Sekunden halten, dann ablegen, 4 Wdh.*

60–90 Sekunden Pause

- ***Vorgebeugtes Rudern*** *mit Gewicht in jeder Hand (siehe Seite 113), wenn Arme ganz hinten sind, 6–8 Sekunden halten, Arme langsam wieder Richtung Körper bewegen, 10–15 Wdh.*

60–90 Sekunden Pause

- *Vorgebeugtes Rudern mit Gewicht in jeder Hand, wenn Arme ganz hinten sind, 4–6 Sekunden halten, Arme langsam wieder Richtung Körper bewegen, 10–12 Wdh.*

60–90 Sekunden Pause

10 MINUTEN ZIRKEL

- *20 Sekunden* ***Liegestütze****,*

40 Sekunden Pause

- 20 Sekunden **vorgebeugtes Rudern**,

40 Sekunden Pause

- 20 Sekunden **breite Liegestütze**,

40 Sekunden Pause

- 20 Sekunden **Rückenübung aus Bauchlage**,

40 Sekunden Pause

- 20 Sekunden **enge Liegestütze**,

40 Sekunden Pause

- 20 Sekunden **vorgebeugtes Rudern**,

40 Sekunden Pause

- 20 Sekunden **versetzte Liegestütze**,

40 Sekunden Pause

- 20 Sekunden **Rückenübung aus Bauchlage**,

40 Sekunden Pause

- 20 Sekunden **versetzte Liegestütze** (Armwechsel),

40 Sekunden Pause

- 20 Sekunden **Plank** (siehe Seite 114).

TAG 2: CARDIO

Dauer: 20 Minuten

- 2 Minuten zügig auf der Stelle laufen, 1 Minute locker traben.
- 2 Minuten zügig auf der Stelle laufen, 1 Minute locker traben.
- 2 Minuten zügige **Skippings** (siehe Seite 127), 1 Minute locker traben.
- 2 Minuten zügige **Skippings**, 1 Minute locker traben.
- 2 Minuten **Kniestöße** im Wechsel rechts und links (siehe Seite 126), 1 Minute locker traben.
- 2 Minuten **Kniestöße** im Wechsel rechts und links, 1 Minute locker traben.
- 30 Sekunden **Jumping Jacks** ohne Arme (siehe Seite 134), 1 Minute Pause.
- 30 Sekunden **Bergsteiger** (siehe Seite 138).

TAG 3: BEINE/PO/BAUCH

BEINE

- **Ausfallschritte** nach hinten im Wechsel rechts und links (siehe Seite 135), am tiefsten Punkt 2–3 Sekunden halten, 10 Wdh.

60–90 Sekunden Pause

- **Kniebeuge** (siehe Seite 130, Variante), am tiefsten Punkt 4–6 Sekunden halten, 8 Wdh.

60–90 Sekunden Pause

- **Vorgebeugte Kniebeuge** auf einem Bein (siehe Seite 132), am tiefsten Punkt 6–8 Sekunden halten, 6 Wdh.

60–90 Sekunden Pause

- **Vorgebeugte Kniebeuge** auf anderem Bein (Beinwechsel), am tiefsten Punkt 6–8 Sekunden halten, 6 Wdh.

60–90 Sekunden Pause

- **Dirty Dogs** (siehe Seite 137), am obersten Punkt Gesäß 2–3 Sekunden anspannen, 10 Wdh.

60–90 Sekunden Pause

- **Dirty Dogs** mit anderem Bein, am obersten Punkt das Gesäß 2–3 Sekunden anspannen, 10 Wdh.

60–90 Sekunden Pause

- **Po-Kicks** (siehe Seite 136), am obersten Punkt das Gesäß 2–3 Sekunden anspannen, 10 Wdh.

60–90 Sekunden Pause

- **Po-Kicks** mit dem anderen Bein, am obersten Punkt das Gesäß 2–3 Sekunden anspannen, 10 Wdh.

60–90 Sekunden Pause

- **Seitliches Beinheben** (siehe Seite 133), am obersten Punkt 2–3 Sekunden halten, 10 Wdh.

60–90 Sekunden Pause

- **Seitliches Beinheben** mit dem anderen Bein, am obersten Punkt 2–3 Sekunden halten, 10 Wdh.

TAG 4: CARDIO

- *Warm-up 30 Minuten zu deiner Lieblingsmusik bewegen. Wähle Lieder mit einer Länge von ca. 3 Minuten aus, zum Beispiel:*
- *1. Song: Wie lange kannst du zu dem Lied zügig auf der Stelle laufen?*

Mind. 30 Sekunden Pause

- *2. Song: Wie lange kannst du* **Jumping Jacks** *ohne Arme (siehe Seite 134) machen?*

Mind. 30 Sekunden Pause

- *3. Song: Wie lange kannst du* **Skippings** *(siehe Seite 127) machen?*

Mind. 30 Sekunden Pause

- *4. Song: Nochmals zügig auf der Stelle laufen.*

Tipps: Die Übungen können auch mit Bergsteigern, Laufen mit ho-

hen Knien etc. ergänzt oder vertauscht werden. Je höher die Intensität der Bewegungsausführung ist, desto kürzer soll auch die Dauer der Durchführung sein (max. 4 Minuten).

- *Take your time! Achte auf deine Pausen, überanstrenge dich nicht, ABER fordere dich bei jedem Song!*

TAG 5: SCHULTERN/ARME

- *30 Sekunden* ***seitliches Armheben*** *ohne Gewichte (siehe Seite 120).*

Dann Arme nach vorne bringen und 30 Sekunden im Wechsel ***Frontheben*** *(siehe Seite 122), Arme auf Augenhöhe und* ***Nackendrücken*** *30 Sekunden (siehe Seite 121).*

60 Sekunden Pause

Insgesamt viermal wiederholen.

Tipp: Wenn das zu leicht ist, nimm ein Gewicht in jede Hand.

- *30 Sekunden* ***gerade Bizepscurls*** *mit Gewicht in jeder Hand (siehe Seite 123),*

30 Sekunden Pause

- *30 Sekunden* ***gerade Bizepscurls*** *mit Gewicht in jeder Hand,*

30 Sekunden Pause

- *30 Sekunden* ***Hammercurls*** *mit Gewicht in jeder Hand (siehe Seite 123),*

30 Sekunden Pause

- *30 Sekunden* ***Hammercurls*** *mit Gewicht in jeder Hand,*

30 Sekunden Pause

- *30 Sekunden* ***Dips auf dem Stuhl*** *(siehe Seite 125),*

30 Sekunden Pause

- *30 Sekunden* ***Dips auf dem Stuhl,***

30 Sekunden Pause

- *30 Sekunden* ***Dips auf dem Boden*** *(siehe Seite 124),*

30 Sekunden Pause

- *30 Sekunden* ***Dips auf dem Boden,***

30 Sekunden Pause

Fortgeschrittenen-Trainingsplan: Woche 4 bis 6

TAG 1: BRUST/ARME

BRUST

- ***Klassische Liegestütze****, Füße sind dabei etwas erhöht (siehe Seite 115), 10 Wdh.*

Dann aufstehen und 30 Sekunden ***Skippings*** *(siehe Seite 127).*

60–90 Sekunden Pause

- ***Breite Liegestütze****, Füße sind dabei etwas erhöht (siehe Seite 117), 8–10 Wdh.*

Dann aufstehen und 30 Sekunden ***Skippings****.*

60–90 Sekunden Pause

- ***Klassische Liegestütze****, nach dem Hochdrücken immer eine Hand zum Körper ziehen im Wechsel rechts und links, 8–10 Wdh.*

Dann aufstehen und 30 Sekunden ***Kniestöße*** *im Wechsel rechts und links (siehe Seite 126).*

60–90 Sekunden Pause

- ***Einarmige Liegestütze*** *(siehe Seite 116, Variante), 3–4 Wdh. pro Seite, dazwischen kurz auslockern.*

Dann aufstehen und ***Kniestöße*** *im Wechsel rechts und links.*

60–90 Sekunden Pause

ARME

- ***Liegestütze im umgekehrten V*** *(siehe Seite 119), 4–8 Wdh.*

Dann aufrichten und 30 Sekunden ***Footballer*** *(siehe Seite 129).*

60–90 Sekunden Pause

- ***Liegestütze im umgekehrten V****, 4–8 Wdh.*

Dann aufrichten und 30 Sekunden ***Footballer****.*

60–90 Sekunden Pause

- ***Dips auf dem Stuhl*** *(siehe Seite 125), 6–8 Wdh.*

Dann aufstehen und 30 Sekunden ***Kniestöße*** *im Wechsel rechts und links (siehe Seite 126).*

60–90 Sekunden Pause

- *Dips auf dem Stuhl, 6–8 Wdh.*

Dann aufstehen und 30 Sekunden ***Kniestöße*** *im Wechsel rechts und links.*

60–90 Sekunden Pause

ANSCHLIESSEND EIN GANZKÖRPER-TABATA

8 Sets (Dauer: 4 Minuten)

- *20 Sekunden* ***Jumping Jacks***

ohne Arme (siehe Seite 134),

10 Sekunden Pause

- *20 Sekunden **Skippings** (siehe Seite 127),*

10 Sekunden Pause

- *20 Sekunden **Kniestöße** im Wechsel rechts und links,*

10 Sekunden Pause

- *20 Sekunden **Footballer**,*

10 Sekunden Pause

- *20 Sekunden **tiefe Frontkicks** im Wechsel rechts und links (siehe Seite 129),*

10 Sekunden Pause

- *20 Sekunden zügig auf der Stelle laufen,*

10 Sekunden Pause

- *20 Sekunden auf der Stelle laufen, Knie dabei hoch anheben,*

10 Sekunden Pause

- *20 Sekunden **Jumping Jacks** ohne Arme,*

10 Sekunden Pause

TAG 2: CARDIO

Dauer: 23 Minuten

Wärme dich vorher gut auf, du solltest schwitzen, bevor du loslegst. Mittlere bis schwere Intensität bei der Belastung, das bedeutet, du kannst dich nicht dabei unterhalten.

- *10 Sekunden zügig auf der Stelle laufen.*

10 Sekunden Pause

- *10 Sekunden zügig auf der Stelle laufen.*

10 Sekunden Pause

- *15 Sekunden **Footballer** (siehe Seite 129).*

15 Sekunden Pause

- *15 Sekunden **Footballer**.*

15 Sekunden Pause

- *20 Sekunden **Skippings** (siehe Seite 127).*

20 Sekunden Pause

- *20 Sekunden **Skippings**.*

20 Sekunden Pause

- *25 Sekunden auf der Stelle laufen, Knie dabei hoch anheben.*

25 Sekunden Pause

- *25 Sekunden auf der Stelle laufen, Knie dabei hoch anheben.*

25 Sekunden Pause

- *30 Sekunden **Kniestöße** im Wechsel rechts und links (siehe Seite 126).*

30 Sekunden Pause

- *30 Sekunden **Kniestöße** im Wechsel rechts und links.*

30 Sekunden Pause

- *35 Sekunden gerade Schläge im Wechsel nach vorne in leichter Kniebeuge.*

35 Sekunden Pause

- *35 Sekunden gerade Schläge im Wechsel nach vorne in leichter Kniebeuge.*

35 Sekunden Pause

- *40 Sekunden **Seilspringen** ohne Seil (siehe Seite 134).*

40 Sekunden Pause

- *40 Sekunden **Seilspringen** ohne Seil.*

40 Sekunden Pause

- *45 Sekunden **tiefe Frontkicks** im Wechsel rechts und links (siehe Seite 129).*

45 Sekunden Pause

- *45 Sekunden **tiefe Frontkicks** im Wechsel rechts und links.*

45 Sekunden Pause

- *50 Sekunden zügig auf der Stelle laufen.*

50 Sekunden Pause

- *50 Sekunden zügig auf der Stelle laufen.*

50 Sekunden Pause

- *5 Minuten ganz locker gehen, durchatmen und dehnen.*

TAG 3: BEINE/PO

- ***Ausfallschritt nach hinten** im Wechsel rechts und links (siehe Seite 135), am tiefsten Punkt 2–3 Sekunden halten, 10 Wdh.*

Dann 20 Sekunden zügig auf der Stelle laufen.

60–90 Sekunden Pause

- ***Kniebeuge** (siehe Seite 130, Variante), am tiefsten Punkt 4–6 Sekunden halten, 8 Wdh.*

Dann 20 Sekunden zügig laufen.

60–90 Sekunden Pause

- ***Vorgebeugte Kniebeuge** auf einem Bein (siehe Seite 132), am tiefsten Punkt 6–8 Sekunden halten, 6 Wdh.*

*Dann 20 Sekunden **Skippings** (siehe Seite 127).*

60–90 Sekunden Pause

- ***Vorgebeugte Kniebeuge** auf anderem Bein, am tiefsten Punkt 6–8 Sekunden halten, 6 Wdh.*

*Dann 20 Sekunden **Skippings**.*

60–90 Sekunden Pause

- ***Dirty Dogs** (siehe Seite 137), am obersten Punk das Gesäß 2–3 Sekunden anspannen, 10 Wdh.*

*Dann 10 Sekunden **Bergsteiger***

(siehe Seite 138).

60–90 Sekunden Pause

- Dirty Dogs mit anderem Bein, am obersten Punk das Gesäß 2–3 Sekunden anspannen, 10 Wdh.

Dann 10 Sekunden **Bergsteiger**.

60–90 Sekunden Pause

- **Po-Kicks** (siehe Seite 136), am obersten Punk das Gesäß 2–3 Sekunden anspannen, 10 Wdh.

Dann 10 Sekunden **Bergsteiger**.

60–90 Sekunden Pause

- **Po-Kicks** mit dem anderen Bein, am obersten Punk das Gesäß 2–3 Sekunden anspannen, 10 Wdh.

Dann 10 Sekunden **Bergsteiger**.

60–90 Sekunden Pause

- **Seitliches Beinheben** (siehe Seite 133), am obersten Punkt 2–3 Sekunden halten, 10 Wdh.

Dann aufstehen und 20 Sekunden auf der Stelle laufen.

60–90 Sekunden Pause

- **Seitliches Beinheben** mit dem anderen Bein, am obersten Punkt 2–3 Sekunden halten, 10 Wdh.

Dann aufstehen und 20 Sekunden auf der Stelle laufen.

60–90 Sekunden Pause

GANZKÖRPER-TABATA

8 Sets (Dauer: 4 Minuten)

- 20 Sekunden **Jumping Jacks** ohne Arme (siehe Seite 134),

10 Sekunden Pause

- 20 Sekunden **Skippings** (siehe Seite 127),

10 Sekunden Pause

- 20 Sekunden **Kniestöße** im Wechsel rechts und links (siehe Seite 126),

10 Sekunden Pause

- 20 Sekunden **Footballer** (siehe Seite 129),

10 Sekunden Pause

- 20 Sekunden **tiefe Frontkicks** im Wechsel rechts und links (siehe Seite 129),

10 Sekunden Pause

- 20 Sekunden zügig auf der Stelle laufen,

10 Sekunden Pause

- 20 Sekunden auf der Stelle laufen, Knie dabei hoch anheben,

10 Sekunden Pause

- 20 Sekunden **Jumping Jacks** ohne Arme,

10 Sekunden Pause

TAG 4: RÜCKEN/ARME

RÜCKEN

- **Rückenübung aus Bauchlage** (siehe Seite 112), am obersten Punkt 2–3 Sekunden halten, dann ablegen, 10 Wdh.

Dann aufstehen und 30 Sekunden zügig auf der Stelle laufen.

60–90 Sekunden Pause

- **Rückenübung aus Bauchlage**, Hände vor die Stirn, am obersten Punkt 4–6 Sekunden halten, dann ablegen, 8 Wdh.

Dann aufstehen und 30 Sekunden zügig auf der Stelle laufen.

60–90 Sekunden Pause

- **Rückenübung aus Bauchlage**, Arme nach vorne strecken, die Ellbogen sind noch leicht gebeugt, am obersten Punkt 6–8 Sekunden halten, dann ablegen, 6 Wdh.

Dann aufstehen und 30 Sekunden zügig auf der Stelle laufen.

60–90 Sekunden Pause

- **Rückenübung aus Bauchlage**, Arme ganz ausstrecken, am obersten Punkt 6–8 Sekunden halten, dann ablegen, 4 Wdh.

Dann aufstehen und 30 Sekunden zügig auf der Stelle laufen.

60–90 Sekunden Pause

- **Vorgebeugtes Rudern** mit Gewicht in jeder Hand (siehe Seite 113), wenn Arme ganz hinten sind, 6–8 Sekunden halten, Arme langsam wieder Richtung Körper bewegen, 10–15 Wdh.

Dann 30 Sekunden **Footballer** (siehe Seite 129).

60–90 Sekunden Pause

- **Vorgebeugtes Rudern** mit Gewicht in jeder Hand, wenn Arme ganz hinten sind, 4–6 Sekunden halten, Arme langsam wieder Richtung Körper bewegen, 10–12 Wdh.
- Dann 30 Sekunden **Footballer**.

60–90 Sekunden Pause

ARME

- **Gerade Bizepscurls** (siehe Seite 123), 15 Wdh.

Dann 30 Sekunden **Kniestöße** im Wechsel rechts und links (siehe Seite 126).

60–90 Sekunden Pause

- **Hammercurls** (siehe Seite 123), 15 Wdh.

Dann 30 Sekunden *Jumping Jacks*

ohne Arme (siehe Seite 134).

60–90 Sekunden Pause

- ***Gerade Bizepscurls**, 15 Wdh.*

*Dann 30 Sekunden **Kniestöße** im Wechsel rechts und links.*

60–90 Sekunden Pause

- ***Hammercurls**, 10–15 Wdh.*

*Dann 30 Sekunden **Jumping Jacks** ohne Arme.*

60–90 Sekunden Pause

ANSCHLIESSEND EIN GANZKÖRPER-TABATA

8 Sets (Dauer: 4 Minuten)

- *20 Sekunden **Jumping Jacks** ohne Arme,*

10 Sekunden Pause

- *20 Sekunden **Skippings** (siehe Seite 127),*

10 Sekunden Pause

- *20 Sekunden **Kniestöße** im Wechsel rechts und links,*

10 Sekunden Pause

- *20 Sekunden **Footballer** (siehe Seite 129),*

10 Sekunden Pause

- *20 Sekunden **tiefe Frontkicks** im Wechsel rechts und links (siehe Seite 129),*

10 Sekunden Pause

- *20 Sekunden zügig auf der Stelle laufen,*

10 Sekunden Pause

- *20 Sekunden auf der Stelle laufen, Knie dabei hoch anheben,*

10 Sekunden Pause

- *20 Sekunden **Jumping Jacks ohne Arme**,*

10 Sekunden Pause

TAG 5: BAUCH

- ***Seitliche Crunches**, im Wechsel rechts und links (siehe Seite 109, Variante), 20 Wdh.*

Dann aufstehen und 30 Sekunden zügig auf der Stelle laufen.

60–90 Sekunden Pause

- ***Seitliche Crunches**, im Wechsel rechts und links, 20 Wdh.*

Dann aufstehen und 30 Sekunden zügig auf der Stelle laufen.

60–90 Sekunden Pause

- ***Core-Lift** (siehe Seite 107), 20 Wdh.*

Dann aufstehen und 30 Sekunden zügig auf der Stelle laufen.

60–90 Sekunden Pause

- ***Core-Lift**, 20–25 Wdh.*

Dann aufstehen und 25–30 Sekunden zügig auf der Stelle laufen.

60–90 Sekunden Pause

- ***Gerade Crunches**, Beine oben (siehe Seite 106), 10 Wdh., seitliche Crunches, Beine angestellt, 10 Wdh., gerade Crunches, Beine angestellt, 10 Wdh.*

Dann aufstehen und 30 Sekunden zügig auf der Stelle laufen.

60–90 Sekunden Pause

- ***Rudern im Sitzen** (siehe Seite 111), 10 Wdh.*

60–90 Sekunden Pause

- ***Rudern im Sitzen**, 10 Wdh.*

60–90 Sekunden Pause

- ***Gerade Crunches**, Beine aufgestellt, bis zum Muskelversagen.*

60–90 Sekunden Pause

ANSCHLIESSEND EIN GANZKÖRPER-TABATA

8 Sets (Dauer: 4 Minuten)

- *20 Sekunden **Jumping Jacks** mit Armen (siehe Seite 134),*

10 Sekunden Pause

- *20 Sekunden **Skippings** (siehe Seite 127),*

10 Sekunden Pause

- *20 Sekunden **Kniestöße** im Wechsel rechts und links (siehe Seite 126),*

10 Sekunden Pause

- *20 Sekunden **Footballer** (siehe Seite 129),*

10 Sekunden Pause

- *20 Sekunden zügig auf der Stelle laufen,*

10 Sekunden Pause

- *20 Sekunden **Bergsteiger** (siehe Seite 138),*

10 Sekunden Pause

- *20 Sekunden auf der Stelle laufen, Knie dabei hoch anheben,*

10 Sekunden Pause

- *20 Sekunden **Jumping Jacks** mit Armen,*

10 Sekunden Pause

Profi-Trainingsplan: Woche 1 bis 2

TAG 1

- *30 Sekunden zügig auf der Stelle laufen.*
- *60 Sekunden* ***dynamische Kniebeugen*** *(siehe Seite 130).*
- *30 Sekunden* ***Skippings*** *(siehe Seite 127).*
- *60 Sekunden* ***Yoga-Liegestütze*** *(siehe Seite 115, Variante).*
- *30 Sekunden* ***hohe Frontkicks*** *im Wechsel rechts und links (siehe Seite 129).*
- *60 Sekunden* ***Plank*** *(siehe Seite 114).*

1 Minute Pause

- *30 Sekunden zügig auf der Stelle laufen.*
- *60 Sekunden* ***klassische Liegestütze*** *(siehe Seite 115).*
- *30 Sekunden* ***Skippings****.*
- *60 Sekunden* ***Ausfallschritte*** *nach hinten im Wechsel rechts und links (siehe Seite 135).*
- *30 Sekunden* ***hohe Frontkicks*** *im Wechsel rechts und links.*
- *60 Sekunden* ***gerade Crunches*** *(siehe Seite 106).*

1 Minute Pause

- *30 Sekunden zügig auf der Stelle laufen.*
- *60 Sekunden* ***Bergsteiger*** *(siehe Seite 138).*
- *30 Sekunden* ***Skippings*** *(siehe Seite 127).*
- *60 Sekunden* ***Burpees*** *(siehe Seite 139).*
- *30 Sekunden* ***hohe Frontkicks*** *im Wechsel rechts und links.*
- *60 Sekunden* ***seitliche Crunches*** *im Wechsel rechts und links (siehe Seite 109).*

1 Minute Pause

- *30 Sekunden zügig auf der Stelle laufen.*
- *60 Sekunden* ***breite Liegestütze*** *(siehe Seite 117).*
- *30 Sekunden* ***Skippings****.*
- *60 Sekunden leicht gesprungene* ***Kniebeugen*** *(siehe Seite 130).*
- *30 Sekunden* ***hohe Frontkicks*** *im Wechsel rechts und links.*
- *60 Sekunden* ***Rückenübung aus Bauchlage*** *(siehe Seite 112).*
- *30 Sekunden zügig auf der Stelle laufen.*
- *60 Sekunden* ***Burpees*** *(siehe Seite 139).*
- *30 Sekunden* ***Skippings****.*
- *60 Sekunden* ***Jumping Jacks mit Armen*** *(siehe Seite 134).*
- *30 Sekunden* ***hohe Frontkicks*** *im Wechsel rechts und links.*
- *60 Sekunden* ***Bergsteiger****.*

TAG 2

Gehe nach dem Warm-up draußen an der frischen Luft 45–60 Minuten locker laufen. Du kannst dich dabei unterhalten. Danach lockern und dehnen (siehe Seite 140).

TAG 3

- *60 Sekunden* ***Jumping Jacks mit Armen*** *(siehe Seite 134).*
- *60 Sekunden statische* ***Kniebeuge*** *(siehe Seite 131).*
- *60 Sekunden* ***Burpees*** *(siehe Seite 139).*
- *60 Sekunden* ***Jumping Jacks mit Armen****.*

2 Minuten Pause

- ***Yoga-Liegestütze*** *(siehe Seite 115, Variante), 15–20 Wdh.*
- *Dann aufstehen und* ***dynamische Kniebeugen*** *(siehe Seite 130), 15–20 Wdh.*
- *Auf den Rücken legen und* ***gerade Crunches*** *(siehe Seite 106), 30 Wdh.*
- *Aufstehen und* ***Burpees****, 10–15 Wdh.*
- *Auf Bauch legen und* ***klassische Liegestütze*** *(siehe Seite 115), 10 Wdh.*
- *Aufstehen und* ***Ausfallschritte*** *nach hinten im Wechsel rechts und links (siehe Seite 135), 20 Wdh.*
- *Auf den Bauch legen und 30–40 Sekunden* ***Plank*** *halten (siehe Seite 114).*
- *Dann enge* ***Liegestütze*** *auf den Knien (siehe Seite 117), 10 Wdh.*
- *Auf den Rücken drehen und* ***seitliche Crunches****, im Wechsel rechts und links (siehe Seite 109), 20–30 Wdh.*
- *Aufstehen und* ***Burpees****, 10–15 Wdh.*
- *Dann* ***Ausfallschritte*** *nach hinten im Wechsel rechts und links, 20 Wdh.*
- *Auf den Bauch legen und*

__Yoga-Liegestütze__, 15–20 Wdh.

2 Minuten Pause

- *60 Sekunden __Bergsteiger__ (siehe Seite 138).*
- *Aufrichten und 30 Sekunden locker auf der Stelle laufen.*
- *60 Sekunden __Jumping Jacks mit Armen__.*
- *30 Sekunden locker auf der Stelle laufen.*
- *60 Sekunden __Burpees__.*
- *30 Sekunden locker auf der Stelle laufen.*
- *60 Sekunden __Skippings__ (siehe Seite 127).*
- *30 Sekunden locker auf der Stelle laufen.*
- *60 Sekunden __Footballer__ (siehe Seite 129).*
- *30 Sekunden locker auf der Stelle laufen.*

TAG 4

Laufe dich 10 Minuten locker ein. Suche dir eine Treppe oder einen einigermaßen steilen Berg. Mittlere bis schwere Intensität der Belastung, das bedeutet, du kannst dich nicht dabei unterhalten. Strecke 10–20 Meter.

- *Treppe/Berg hochlaufen, oben 20 __dynamische Kniebeugen__ (siehe Seite 130). Locker runterlaufen.*
- *Hochlaufen, oben 10 __klassische Liegestütze__ (siehe Seite 115). Locker runterlaufen.*
- *Hochlaufen, oben 18 __dynamische Kniebeugen__. Locker runterlaufen.*
- *Hochlaufen, oben 8 __klassische Liegestütze__. Locker runterlaufen.*
- *Hochlaufen, oben 16 __dynamische Kniebeugen__. Locker runterlaufen.*
- *Hochlaufen, oben 6 __klassische Liegestütze__. Locker runterlaufen.*
- *Hochlaufen, oben 14 __dynamische Kniebeugen__. Locker runterlaufen.*
- *Hochlaufen, oben 4 __klassische Liegestütze__. Locker runterlaufen.*
- *Hochlaufen, oben 12 __dynamische Kniebeugen__. Locker runterlaufen.*
- *Hochlaufen, oben 2 __klassische Liegestütze__. Locker runterlaufen.*

5 Minuten Pause

- *Treppe/Berg hochlaufen, oben 20 __Jumping Jacks mit Armen__ (siehe Seite 134). Locker runterlaufen.*
- *Hochlaufen, oben 10 __klassische Liegestütze__. Locker runterlaufen.*
- *Hochlaufen, oben 18 __Jumping Jacks mit Armen__. Locker runterlaufen.*
- *Hochlaufen, oben 8 __klassische Liegestütze__. Locker runterlaufen.*
- *Hochlaufen, oben 16 __Jumping Jacks mit Armen__. Locker runterlaufen.*
- *Hochlaufen, oben 6 __klassische Liegestütze__. Locker runterlaufen.*
- *Hochlaufen, oben 14 __Jumping Jacks mit Armen__. Locker runterlaufen.*
- *Hochlaufen, oben 4 __klassische Liegestütze__. Locker runterlaufen.*
- *Hochlaufen, oben 12 __Jumping Jacks mit Armen__. Locker runterlaufen.*
- *Hochlaufen, oben 2 __klassische Liegestütze__.*

TAG 5

Draußen an der frischen Luft 45–60 Minuten langsam und locker laufen. Leichte Intensität der Belastung, du kannst dich dabei unterhalten.

Profi-Trainingsplan Woche 3 bis 4

TAG 1

- *60 Sekunden* **Jumping Jacks mit Armen** *(siehe Seite 134).*
- *30 Sekunden* **dynamische Kniebeugen** *(siehe Seite 130).*
- *60 Sekunden* **Bergsteiger** *(siehe Seite 138).*
- *30 Sekunden* **Plank** *(siehe Seite 114).*
- *60 Sekunden* **Burpees** *(siehe Seite 139).*
- *30 Sekunden* **Kniestöße** *im Wechsel rechts und links (siehe Seite 126).*
- *60 Sekunden* **Jumping Jacks mit Armen***.*
- *30 Sekunden* **Skippings** *(siehe Seite 127).*

2 Minuten Pause

- *klassische* **Liegestütze** *(siehe Seite 115), 2 Sekunden Pause (zähle hier dazu immer laut: 21, 22), 10 Wdh.*

2 Minuten Pause

- *Auf den Rücken legen und* **gerade Crunches** *(siehe Seite 106), 25 Wdh.*

Dann **seitliche Crunches** *im Wechsel rechts und links (siehe Seite 109), 20 Wdh.*

Dann **Core-Lift** *(siehe Seite 107), 15 Wdh.*

2 Minuten Pause

- *60 Sekunden* **Plank** *(siehe Seite 114).*

Auf den Rücken drehen und 60 Sekunden **geraden Crunch** *halten.*

Auf den Bauch drehen und 60 Sekunden **Liegestütz** *(siehe Seite 115).*

Dann 60 Sekunden **Plank***.*

2 Minuten Pause

- *Aufstehen und* **dynamische Kniebeugen***, 30 Wdh.*

Dann **Ausfallschritte** *nach hinten im Wechsel rechts und links (siehe Seite 135), 30 Wdh.*

- *Dann leicht gesprungene* **Kniebeugen** *(siehe Seite 130, Variante), 30 Wdh.*

1–3 Minuten **statische Kniebeugen** *(siehe Seite 131).*

TAG 2

Gehe draußen an der frischen Luft 45–60 Minuten langsam und locker laufen. Leichte Intensität der Belastung, du kannst dich dabei unterhalten.

TAG 3

- **Dynamische Kniebeugen** *(siehe Seite 130), 30 Wdh.*

Auf den Bauch legen und **klassische Liegestütze** *(siehe Seite 115), 10 Wdh.*

- *Dann 60 Sekunden* **Plank** *(siehe Seite 114).*
- *Aufstehen und* **Ausfallschritte** *nach hinten im Wechsel rechts und links (siehe Seite 135), 30 Wdh.*
- *Auf den Bauch legen und* **klassische Liegestütze***, 10 Wdh.*
- *Auf den Rücken drehen und* **gerade Crunches** *(siehe Seite 106), 30 Wdh.*
- *Auf den Bauch drehen und 60 Sekunden* **Plank***.*
- *Dann* **Rückenübung aus Bauchlage** *(siehe Seite 112), 30 Wdh.*
- *Setze dich auf und mache* **Dips auf dem Boden** *(siehe Seite 124), 20 Wdh.*
- *Dann* **Bergsteiger** *(siehe Seite 138), 15 Wdh.*
- *Aufrichten und* **Burpees** *(siehe Seite 139), 10 Wdh.*
- *Dann* **Jumping Jacks mit Armen** *(siehe Seite 134), 20 Wdh.*

2 Minuten Pause

- **Dynamische Kniebeugen***, 25 Wdh.*
- *Auf den Bauch legen und* **klassische Liegestütze***, 8 Wdh.*
- *Dann 45 Sekunden* **Plank***.*
- *Aufstehen und* **Ausfallschritte** *nach hinten im Wechsel rechts und links, 20 Wdh.*
- *Auf den Bauch legen und* **klassische Liegestütze***, 8 Wdh.*
- *Auf den Rücken drehen und* **gerade Crunches***, 25 Wdh.*
- *Auf den Bauch drehen und 45 Sekunden* **Plank***.*
- *Dann* **Rückenübung aus Bauchlage***, 20 Wdh.*
- *Setze dich auf und mache* **Dips auf dem Boden***, 15 Wdh.*
- *Dann* **Bergsteiger***, 10 Wdh.*
- *Aufrichten und* **Burpees***, 5 Wdh.*
- *Dann* **Jumping Jacks mit Armen***, 15 Wdh.*

TAG 4

- *30 Sekunden locker auf der Stelle laufen.*
- *60 Sekunden* ***Plank*** *(siehe Seite 114).*
- *30 Sekunden locker auf der Stelle laufen.*
- *60 Sekunden* ***statische Kniebeuge*** *an der Wand (siehe Seite 131).*
- *30 Sekunden locker auf der Stelle laufen.*
- *60 Sekunden* ***geraden Crunch*** *halten (siehe Seite 106).*
- *30 Sekunden locker auf der Stelle laufen.*
- *60 Sekunden* ***Plank****.*
- *30 Sekunden locker auf der Stelle laufen.*
- *60 Sekunden* ***statische Kniebeuge*** *an einer Wand.*
- *30 Sekunden locker auf der Stelle laufen.*

3–5 Minuten Pause

- *20 Sekunden locker auf der Stelle laufen.*
- *90 Sekunden* ***Plank****.*
- *20 Sekunden locker auf der Stelle laufen.*
- *90 Sekunden* ***statische Kniebeuge*** *an einer Wand.*
- *20 Sekunden locker auf der Stelle laufen.*
- *90 Sekunden* ***geraden Crunch*** *halten.*
- *20 Sekunden locker auf der Stelle laufen.*
- *90 Sekunden* ***Plank****.*
- *20 Sekunden locker auf der Stelle laufen.*
- *90 Sekunden* ***statische Kniebeuge*** *an einer Wand.*

TAG 5

Gehe draußen an der frischen Luft 45 Minuten langsam und locker laufen. Steigere dein Tempo alle 3 Minuten für 2 Minuten. Leichte bis mittlere Intensität der Belastung, du kannst dich dabei unterhalten.

10-Minuten-Work-out

HALTEÜBUNGEN FÜR MEHR KRAFT

- *1 Minute* ***statische Kniebeuge*** *(siehe Seite 131).*
- *1 Minute* ***Armstütz*** *(siehe Seite 114, Variante).*
- *1 Minute* ***Plank*** *(siehe Seite 114).*
- *1 Minute* ***Core-Lift*** *(siehe Seite 107).*
- *30 Sekunden* ***enge Liegestütze auf den Knien*** *knapp über dem Boden halten (siehe Seite 117).*
- *30 Sekunden* ***breite Liegestütze*** *auf Knien knapp über dem Boden halten (siehe Seite 117).*
- *1 Minute* ***statische Kniebeuge****.*
- *1 Minute* ***Armstütz****.*
- *1 Minute* ***Plank****.*
- *1 Minute* ***Core-Lift****.*
- *30 Sekunden* ***enge Liegestütze*** *auf Knien halten.*
- *30 Sekunden* ***breite Liegestütze*** *auf Knien halten.*

ALS CARDIO-VERSION

- *1 Minute* ***Jumping Jacks*** *mit Armen (siehe Seite 134).*
- *1 Minute* ***dynamische Kniebeugen*** *(siehe Seite 130).*
- *1 Minute* ***Skippings*** *(siehe Seite 127).*
- *1 Minute* ***gerade Crunches*** *(siehe Seite 106).*
- *1 Minute* ***Footballer*** *(siehe Seite 129).*
- *1 Minute* ***Burpees*** *(siehe Seite 139).*
- *1 Minute* ***dynamische Kniebeugen****.*
- *1 Minute* ***Bergsteiger*** *(siehe Seite 138).*
- *1 Minute* ***seitliche Crunches*** *im Wechsel rechts und links (siehe Seite 109).*
- *1 Minute* ***Rückenübung aus Bauchlage*** *(siehe Seite 112).*

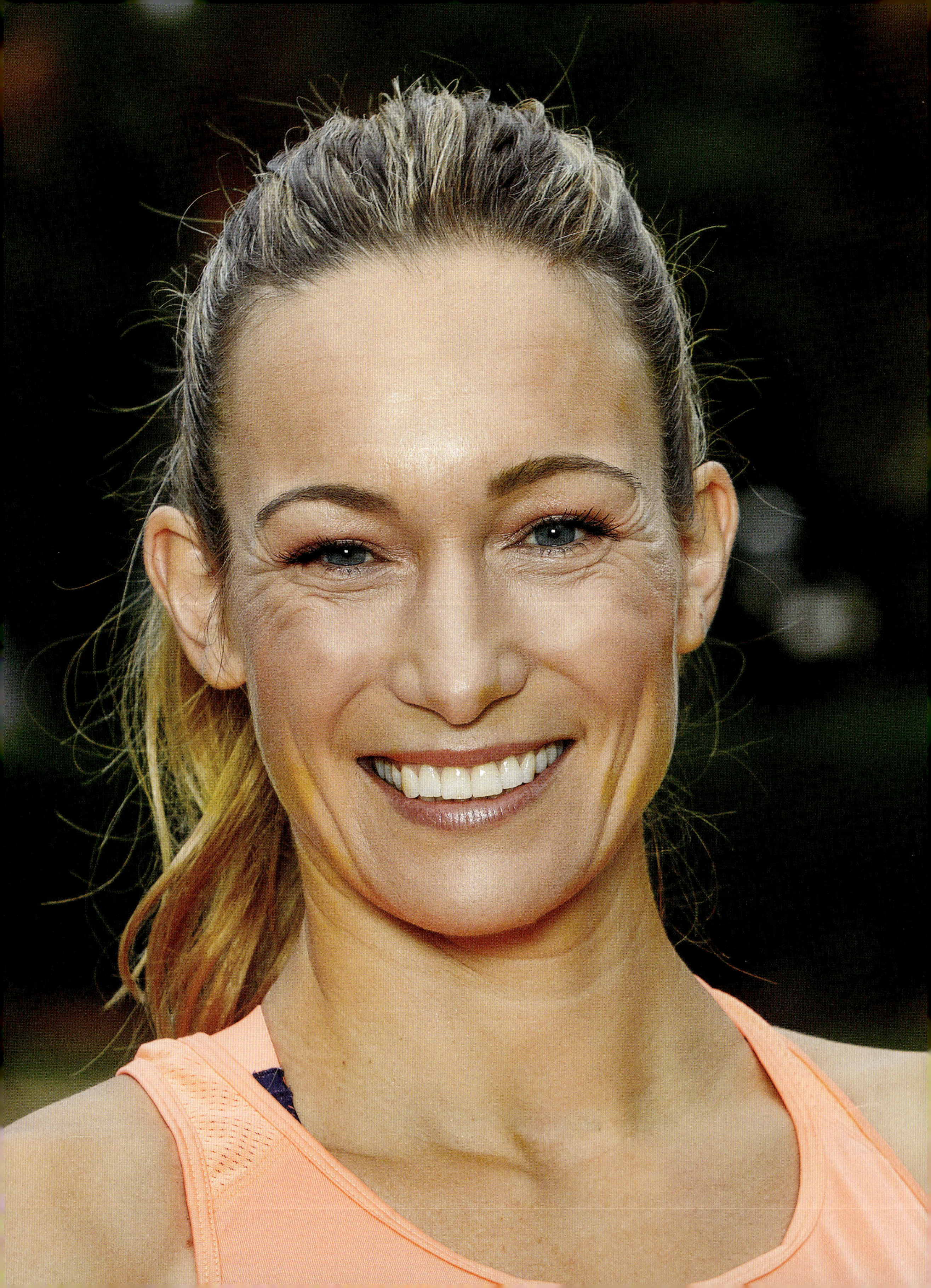

MOTIVATION

MODUL 3

Was dich in diesem Modul erwartet

Dr. Christine Theiss erklärt dir, was Motivation bedeutet und was die besten Motivationstechniken sind. Von der 23-fachen Kickbox-Weltmeisterin kannst du dir eine Menge an Tipps und Tricks in Sachen mentale Stärke abschauen, die dir auf deinem Weg zum Wunschgewicht und bei deiner Life-Change-Challenge eine große Hilfe sein werden.

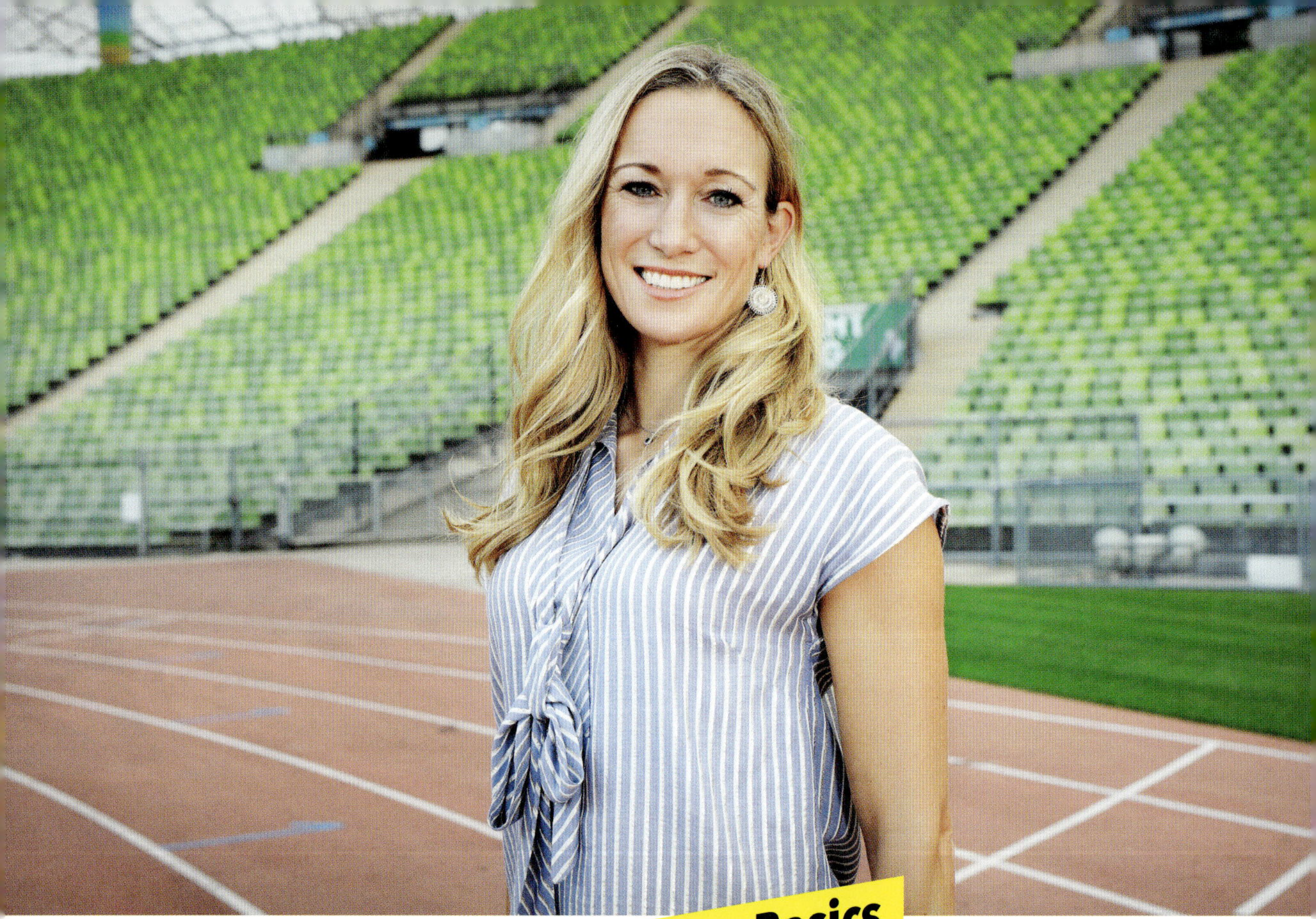

Motivations-Basics

Du fragst dich, wie du die kommenden 10 Wochen bloß auf Süßigkeiten, Fastfood und Co. verzichten sollst? Wie du es schaffst, regelmäßig hoch von der Couch und rein in die Sportschuhe zu kommen? Ich zeige dir viele Tipps und Tricks für deinen erfolgreichen und nachhaltigen Life-Change. Und das Beste ist: All das Wissen kannst du auch für die Zeit danach gut gebrauchen.

WAS IST ÜBERHAUPT MOTIVATION?

Hast du dich schon einmal intensiver damit auseinandergesetzt, wieso du dich so verhältst, wie du es tust? Der Begriff Motivation stammt vom lateinischen Wort „movere" ab, was bewegen bedeutet. In der Motivationspsychologie beschäftigt man sich mit eben diesen Motiven menschlicher Handlungen. Der antike Gelehrte Epikur war der Ansicht, dass unser gesamtes Handeln darauf ausgerichtet ist, die eigene Freude zu maximieren und das eigene Leid zu vermeiden. Die moderne Motivationspsychologie fußt auf seinen Überlegungen.

Eng verknüpft mit dem Verhalten sind unsere Emotionen. Wir suchen positive Emotionen wie

Freude und möchten Schmerz gern vermeiden. Darauf sind auch unsere Bedürfnisse ausgerichtet, auch die Grundbedürfnisse wie Schlaf, Nahrung und Liebe. Das erklärt dann auch, wieso wir uns manchmal so schwer damit tun, unser Verhalten zu verändern. Eine Studie besagt, dass 30 bis 50 Prozent unseres Verhaltens auf Gewohnheiten basieren – eine wahnsinnig hohe Zahl. Daran sieht man schon: Wir Menschen sind von Grund auf sehr bequem. Das macht auch Sinn, denn unser Gehirn wird dadurch entlastet. Der Hirnforscher Gerald Roth sagt, dass Gewohnheiten „stoffwechselbiologisch als auch neuronal billig" sind. Das ist ganz schlüssig: Wo kämen wir hin, wenn wir immer wieder neu drüber nachdenken müssten, ob wir abends Zähne putzen sollen? Es gibt Gewohnheiten, die uns helfen, aber leider auch welche, die uns ziemlich schaden, und trotzdem kommen wir schwer davon los.

VERDAMMT LANG HER: DER SÄBELZAHNTIGER

Unser Körper steckt praktisch noch im Steinzeitalter fest, die Stoffwechselreaktionen entsprechen genau dieser urzeitlichen Veranlagung. Dabei sind aber die Zeiten, in denen wir vor dem Säbelzahntiger flüchten und ein Mammut erlegen mussten, um den Clan zu ernähren, längst vorbei – man kann sich vorstellen, wie viele Kalorien schon allein dieser Überlebenskampf gekostet hat. Im Gegenteil: Wir leben zumindest hier in Deutschland in sehr sicheren Verhältnissen und an jeder Ecke gibt es einen Supermarkt oder eine Imbissbude. Bei diesem ständigen Essensangebot in Verbindung mit der Gewohnheit, auf dem Weg schnell etwas „auf die Hand" mitzunehmen, um im stressigen Büroalltag wieder auf den vier Buchstaben zu sitzen, sind Gewichtsprobleme vorprogrammiert. Das ist die Realität unseres Großstadtlebens. Aber natürlich ist man auch in einer Kleinstadt oder auf dem Land nicht davor gefeit: Das Essensangebot ist hier oft deftiger als in der Großstadt und das Sportangebot erreicht vielerorts leider nur die Note „mangelhaft".

WIE KANNST DU DEIN VERHALTEN VERÄNDERN?

Die gute Nachricht lautet: Du bist dem nicht ausgeliefert. Kein Opfer der Biologie, der Umstände und schon gar nicht deiner Gewohnheiten. Es gibt Mittel und Wege, dein Verhalten zu verändern. Als allererstes ist es wichtig, dass du dein Ess- und Bewegungsverhalten gut beobachtest. Das Protokoll auf Seite 24/25 ist deshalb so ausführlich, damit du merkst, in welchem Kontext du isst, was und wieviel, wie du dich fühlst, wie es dir an dem Tag ging, was dich gefreut und was dich traurig gemacht hat. Die entscheidende Frage dabei: Wie bist du damit umgegangen? Oftmals hat Essen eine Trostfunktion (siehe Interview Seite 164/165). Ab sofort musst du kreativ werden und dir neue Alternativen überlegen.

Das kann zum Beispiel sein:

- *Eine Umarmung des Partners*
- *Ein Anruf bei der besten Freundin*
- *Ein schönes Musikstück hören*
- *Einen kleinen Spaziergang an der frischen Luft machen*
- *Mit dem Haustier spielen*
- *Sich alles von der Seele schreiben*
- *Ein gutes Buch lesen*
- *Ein Foto von der letzten Feier aufhängen*

Spüre in dich hinein und überlege dir, was dir richtig guttut. Manchmal hilft das gleiche Ritual, manchmal ist es aber auch so, dass du dir etwas Neues einfallen lassen musst.

> *Weiter auf Seite 166*

CHRISSI

/

Falsches Ess- und Bewegungsverhalten fängt früh an

Als ehemalige Kickbox-Weltmeisterin, promovierte Medizinerin und *The Biggest Loser* Moderatorin ist Christine Theiss auch ein Profi in Sachen Ernährung. Doch seit der Geburt ihrer Tochter fällt ihr immer wieder auf, wie viel von Anfang an in diesem so wichtigen Bereich falsch läuft.

WORAUF ACHTEST DU BEI DER ERNÄHRUNG DEINER TOCHTER?

Ich habe meine Tochter Cosima insgesamt neun Monate gestillt und nach etwa fünf Monaten schon damit angefangen, sie mit selbst zubereiteten Babybreien zu füttern; beides ging also ineinander über. Die Breie gehen mit dem richtigen Küchengerät ratzfatz und man kann aus Möhre, Kartoffel, Pastinake oder Blumenkohl, aber auch aus Fisch und Fleisch die tollsten Sachen herstellen. Es gibt viele gute Bücher zu dem Thema und mit der Zeit bekommt man ein ganz gutes Gespür fürs Selbermachen.
Diese selbst gemachten Breie schmecken nicht nur im Vergleich zu den Gläschen aus dem Supermarkt um Längen besser, weil sie einfach viel frischer sind. Sondern sie sind deshalb auch nährstoffhaltiger. Das war der Punkt, an dem es mir wie Schuppen von den Augen fiel: Selbst den ganz kleinen Kindern setzen wir schon Fertiggerichte vor! Kein Wunder, dass so viele Menschen mit Gewichtsproblemen herumlaufen, wenn sie schon seit den Kinderschuhen keinen Bezug zu echtem Essen haben.

DARF COSIMA NASCHEN?

Natürlich darf sie auch mal eine Süßigkeit haben, wenn sie mag. Von zu viel Verboten halte ich nämlich nichts, weil dadurch die Leckereien noch verführerischer werden. Nein, sie lernt bei uns am Tisch alles kennen, was wir essen. Bei uns kommen von Haus aus viel frisches Obst und Gemüse auf den Tisch. Wenn ich koche, steht Cosima entweder in ihrer eigenen kleinen Kinderküche und macht mir alles nach oder sie sitzt auf der Arbeitsplatte und schaut mir genau zu. Dadurch geht sie ganz offen mit Essen um. Sie muss ihren Teller nicht komplett leer essen, wenn sie satt ist. Essen wird bei uns wertgeschätzt, aber alles im richtigen Maß.

Viele denken auch beispielsweise, nur weil auf einer Packung „Kind" steht, muss es gesund sein. Oft ist das Gegenteil der Fall.
Weder tröste noch belohne ich Cosima mit Essen. Wenn sie traurig ist, bekommt sie Zuspruch und eine Umarmung. Aber keine Tüte Gummibärchen. Ich will vermeiden, dass sich eine Verbindung von Trost und Essen oder Belohnung und Essen in ihrem Unterbewusstsein herstellt, denn die ist absolut fatal und lässt sich später nur mit viel Mühe wieder auflösen.

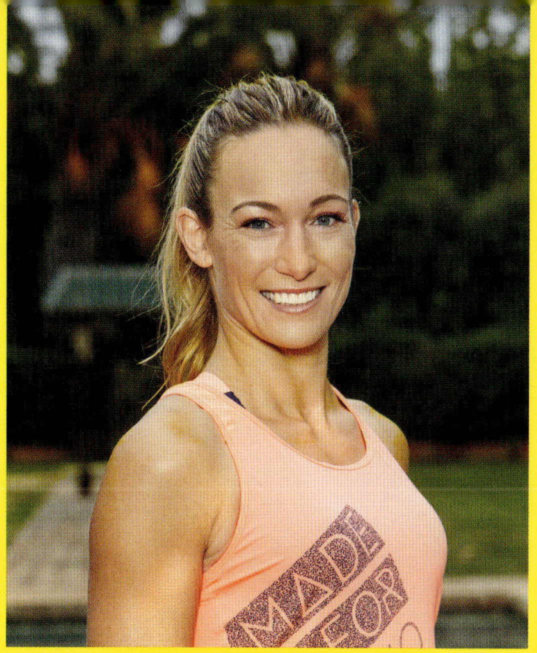

WIE ERZIEHST DU DEINE TOCHTER?

Altersdiabetes ist schon bei Zwölfjährigen auf dem Vormarsch, das muss man sich mal vorstellen! Oftmals fällt der Apfel leider nicht weit vom Stamm und die Bequemlichkeit der Eltern finde ich unfassbar. Diese Kinder haben es schon in der Schule schwer, werden öfter gemobbt und auch später im Berufsleben werden ihnen Steine in den Weg gelegt. Wenn jemand als Kind schon dick war, ist es ungleich schwieriger, als Erwachsener schlank zu werden.
Für mich ist das Allerwichtigste, dass ich ein Vorbild bin. Es bringt überhaupt nichts, einem Kind mit der Bierflasche in der einen und der Chipstüte in der anderen Hand, am besten noch auf der Couch sitzend, zu diktieren, dass es Sport machen und sich gesund ernähren soll. Cosima sieht an mir, dass ich mich viel bewege, gern draußen an der frischen Luft bin und eine Gemüsepfanne mit Reis einem Schnitzel mit Pommes vorziehe – meistens jedenfalls. Auch bei mir kommt der Genuss nicht zu kurz, aber alles in Maßen. Ich bin jedenfalls hin und weg, wenn ich sehe, wie sie durch die Wohnung springt und turnt. Sie fordert andere und mich gerne auf, Sport zu machen und macht dann Übungen vor, die wir nachmachen müssen.

ANEKDOTE AUS UNSERER KÜCHE

Als mein Mann letztens mit Cosima ein Eis essen gehen wollte, fing sie zu weinen an, weil sie stattdessen lieber eine Gemüsepfanne wollte. Die habe ich ihr schnell aus tiefgekühltem Mais, Erbsen und Möhren zubereitet. Das passiert, wenn ein Kind keine Verbote erhält – es entscheidet sich ganz bewusst für Dinge, die guttun.

WAS BESTELLST DU IM RESTAURANT?

Auf dem Kindermenü steht meistens: Spaghetti Bolognese, Schnitzel mit Pommes oder Wiener Würstchen. Gemüse? Fehlanzeige! Ich mache das immer so: Ich bestelle das, worauf ich Lust habe, und ordere für Cosima einen Räuberteller dazu. Sie isst also mit, egal, ob das Gericht auch mal ungewöhnlicher oder ob es etwas schärfer gewürzt ist. Kinder mögen das und gewöhnen sich auch sehr schnell daran. So lernt Cosima spielerisch ganz viele neue Dinge kennen, indem ich es ihr einfach vorlebe. Mein Appell an Eltern lautet: Lasst eure Kinder die ganze bunte Essensvielfalt entdecken.

Es kommt auf dein individuelles Bedürfnis an, deshalb ist es so wichtig, dass du gut mit deinen Gefühlen umgehen lernst und merkst, wann du was brauchst. Mir fällt als Sportlerin auf, dass viele Menschen verlernt haben, auf sich und die Signale ihres Körpers zu hören. Manchmal wird deshalb ein nach sportlicher Betätigung ganz normaler Muskelkater sogar mit Schmerzen verwechselt. Beobachte dich deshalb gut, gehe achtsam mit dir um und schenke dir die Aufmerksamkeit, die du verdient hast! So lernst du dich auch mit der Zeit besser kennen.

Dein Schlafrhythmus und die Entspannungszeiten sind auch superwichtig, darauf gehe ich auf Seite 184 noch genauer ein. Eine der allerwichtigsten Fragen im Protokoll lautet: Was habe ich heute anders gemacht? Das kann zu Beginn die simpelste Kleinigkeit sein. Eine andere Route ins Büro. Ein ungewohnter Anruf beim Liebsten oder der Liebsten. Statt Kaffee Tee zum Frühstück. Damit trainierst du praktisch schon im Kleinen deine Fähigkeit zur Veränderung, sozusagen deinen Veränderungsmuskel. Wenn du das nicht gewohnt bist, fällt dir das am Anfang wahrscheinlich etwas schwer. Aber du wirst das auch beim Sportprogramm merken: Mit der Zeit wird der Muskel immer kräftiger und du immer mutiger, dein Leben kreativ zu führen.

„Ganz kleine Schritte sind besser als gar keine Schritte."

MACH ES DIR SO EINFACH WIE MÖGLICH

Weil wir Menschen die Neigung haben, immer den Weg des geringsten Widerstands zu gehen, musst du das auch bei der Verhaltensveränderung im Hinterkopf behalten. Sprich: Bevor du dich wunderst oder gar über dich ärgerst, dass du es wieder nicht ins Fitnessstudio geschafft hast, schnür direkt zu Hause deine Schuhe und lauf einfach los. Ist es nicht grotesk, dass wir daheim unsere Sporttasche packen, dann mit der Rolltreppe zur U-Bahn fahren, von da aus dann ins Studio, um dann aufs Laufband zu steigen? Das geht auch einfacher und bietet auch nicht so viel Raum für Ausflüchte (siehe Top 10 Ausreden, Seite 168/169).

GUTE VORBEREITUNG HILFT!

Als Kinder mussten wir alle lernen, wie das Zähneputzen geht. Wer sich daran nicht mehr erinnern kann, wie nervenaufreibend das oft war, dem wird das mit den eigenen Kindern wieder in Erinnerung gerufen. Es dauert lange, bis es von einer einmaligen Aktion zu einer echten Gewohnheit wurde. Eltern helfen Kindern dabei, so gut es geht. Eine nette Kinderzahnbürste, bunte Zahncreme, alles schon bereitgestellt. Mach es mit deinem Training genauso: Stell die Sportschuhe direkt vor die Haustür. Lass deine Matte wenn möglich offen liegen, damit du für die nächste Trainingseinheit nur noch draufspringen musst. Koche gesunde Mahlzeiten vor, am besten gleich die doppelte Portion – aber iss natürlich nur die Hälfte davon!

KEINE DISKUSSIONEN MIT SICH SELBER FÜHREN

Unser Gehirn macht uns pausenlos Angebote. Ständig kommentiert, bewertet und erinnert es sich und hofft gewissermaßen, dass wir auf den Zug aufspringen. Das ist ganz normal. Was du

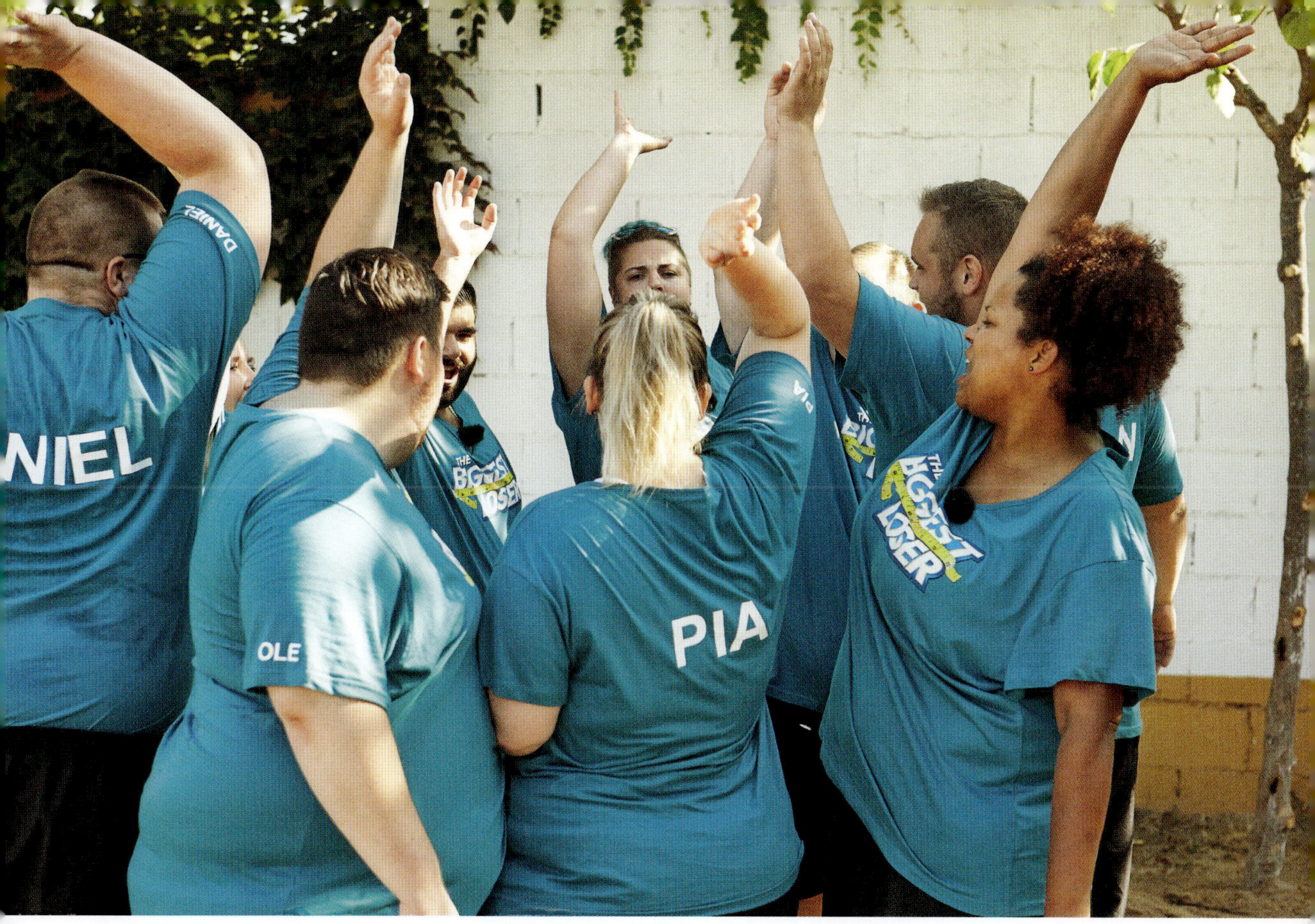

aber von vorneherein komplett unterlassen solltest, ist Diskussionen mit dir selbst zu führen. Klingt zwar erstmal ein bisschen schizophren, aber auch das tun wir tagtäglich. Wenn du dir vorgenommen hast, heute Sport zu machen, dann zieh es durch. Ohne Wenn und Aber. Egal ob es regnet, du dich ein bisschen müde fühlst oder einen anstrengenden Bürotag hattest (siehe Top 10 Ausreden, Seite 168/169).

Du wirst auch schnell feststellen, wie viel besser es dir hinterher geht. Ich versprech's dir! Dieses grandiose Gefühl nach einer knackigen Sporteinheit ist kaum zu toppen. Ein weiteres Plus: Du hast dich selbst besiegt. Zum Glück ist das ein Kampf, bei dem es nur Gewinner gibt. Und du fühlst dich ganz vital und fit im Körper, frisch im Kopf und bekommst eine wohlige Müdigkeit, mit der du abends schneller in den Schlaf findest.

AUF LOS GEHT'S LOS!

Sobald dir in den Sinn kommt, dass du etwas Sport machen könntest, mach's einfach! Seien es ein paar Kniebeugen, Sit-Ups oder Liegestütze. Ein festes Sportprogramm ist wichtig, aber diese kleinen Mini-Einheiten nebenbei sind auch total wertvoll und eine gute Ergänzung, weil sie auch Anreize setzen. Es gibt keinen Tag, an dem ich mich nicht bewusst bewege. Ich habe zum Beispiel eine Sammlung von rund 20 Übungen und ich mache praktisch jeden Tag ein paar davon, oftmals schon morgens im Bad. Du kannst es mir nachmachen: Fang einfach an und steigere dich langsam! Denk dabei aber immer an die Abwechslung (siehe Seite 176).

> *Weiter auf Seite 170*

DIE TOP 10 Ausreden

Der innere Schweinehund ist manchmal recht erfindungsreich und hat jede Menge Fantasie. Egal, ob es um den gemischten Salat oder die nächste Sporteinheit geht – dir fallen jede Menge kreative Ausreden ein? Denkste! Die sind alle schon mal dagewesen. Hier der Beweis!

ICH BIN SO MÜDE!

Immer wieder gern genommen – zu müde, um etwas Frisches zu essen zuzubereiten oder für eine Sporteinheit. Ich verspreche dir, du wirst dich um Längen besser fühlen, wenn du trotzdem den Popo hochbekommst. Frischer, vitaler, ausgeglichener. Es gibt Unmengen Energie und entzieht sicher keine!

ICH HABE RÜCKEN!

Gerade dann solltest du Sport machen! „Rücken" ist eine der Volkskrankheiten. Der Großteil der Rückenprobleme resultiert aus Bewegungsmangel und fatalerweise denken die Leute, sie müssten sich mit Rückenschmerzen ins Bett legen. Das Gegenteil ist der Fall. Lass dich vom Arzt sicherheitshalber durchchecken. Wenn er grünes Licht gibt, steht auch dem Sport nichts im Wege. Deine Schmerzen werden sich auf jeden Fall bessern.

ICH WAR HEUTE EH DEN GANZEN TAG AUF DEN BEINEN!

Das ist zwar an sich eine prima Sache, aber damit hast du nicht im Ansatz genug Kalorien verbraucht oder etwas für deinen Muskelaufbau getan. Eine kleine Sporteinheit geht auf jeden Fall noch, genauso wie du noch ein schnelles gesundes Rezept kochen kannst.

ES REGNET!

Und das ist eine gute Ausrede, weil du aus Zucker bist? Du merkst schon, diesen Vorwand lasse ich am wenigsten gelten. Es gibt kein schlechtes Wetter, nur schlechte Bekleidung. Zieh dich gut an, dann ist auch gegen eine Sporteinheit an der frischen Luft nichts einzuwenden. Es gibt wunderbare Multifunktionsbekleidung – das wäre doch eine schöne Idee für eine Belohnung (siehe Seite 176). Und wenn meine Argumente bei dir immer noch nicht fruchten, dann mach ein paar von Ramins Übungen in deiner Wohnung.

ICH HABE FURCHTBAREN MUSKELKATER!

Das ist am Anfang ganz normal, denn dein Körper ist nicht an das Training gewöhnt. Achte darauf, dass du am Ende der Sporteinheit immer ein Cool-Down machst (siehe Seite 140), weil das die Übersäuerung der Muskeln verhindert. Du kannst nach dem Sport beispielsweise auch Wechselduschen machen (für jeweils 30 Sekunden kalt und dann wieder für 30 Sekunden warm duschen, das fünfmal wiederholen), das fördert die Regeneration. Nicht aufgeben!

ICH HABE KEINE ZEIT!

Mein knapper Kommentar dazu: Zeit hat man nicht, Zeit nimmt man sich. Plane dir die Woche vorab gut, sodass du genügend Zeit für Bewegung und Kochen hast. Schon klar, es ist nicht ganz easy, das alles mit Familie und Beruf zu vereinbaren. Aber es ist machbar und immens wichtig, wenn du dein Ziel nicht aus den Augen verlieren willst.

ICH VERSCHIEBE ES AUF MORGEN!

Dazu hatte schon Oma einen weisen Spruch, und zwar: Was du heute kannst besorgen, das verschiebe nicht auf morgen. Wenn es dir in den Sinn kommt, Sport zu machen, mach's einfach und denk nicht lang drüber nach. Führe keine Diskussionen mit dir selber (siehe Seite 166), sondern lege einfach los!

ES FUNKTIONIERT NICHT!

Es ist völlig normal, dass du auch mal in eine Plateauphase kommst, in der die Gewichtsabnahme stagniert. Es kann auch sein, dass du zwischendurch wieder etwas zunimmst. Keine Panik! Abnehmen ist ein Prozess und von ganz vielen Faktoren abhängig. Am Anfang nimmst du stärker ab, weil du mehr zu verlieren hast, und gegen Ende wird es etwas weniger, je näher du an dein Ziel kommst. Tipps für den Umgang damit bekommst du auf Seite 171. Wichtig ist, nicht vor lauter Frust alles hinzuschmeißen.

ICH KANN'S NICHT!

Es ist noch kein Meister vom Himmel gefallen. Keiner verlangt von dir, dass du über Nacht vom Couch-Potatoe zum Marathonläufer oder Gourmetkoch wirst. Du musst dir schon etwas Zeit geben. Lies dir die Übungen bzw. die Rezepte gut durch und gesteh dir auch zu, dass du Fehler machen darfst. Bleib dran und gib nicht auf!

ICH HABE NICHT GUT GESCHLAFEN!

Lag es am Gedankenkarussell? Oder daran, dass du dich ohnehin zu viel ausruhst? Geh raus an die frische Luft und lauf eine halbe Stunde in zügigem Tempo. Eine von Ramins Sporteinheiten sorgt ebenfalls für eine wohlige Müdigkeit. Es ist erwiesen, dass sich regelmäßiger Sport positiv auf den Schlaf auswirkt. Das funktioniert nicht sofort, aber mit der Zeit sicherlich.

ICH HABE GERADE SO EINEN STRESS!

Gerade in stressigen Phasen solltest du besonders gut auf dich achten. Es gibt jede Menge Rezepte, die schnell gehen und die dich optimal mit Nährstoffen versorgen. Eine Sporteinheit und Bewegung an der frischen Luft hilft dir, den Cortisolspiegel niedrig zu halten. Damit wirst du umso leistungsfähiger.

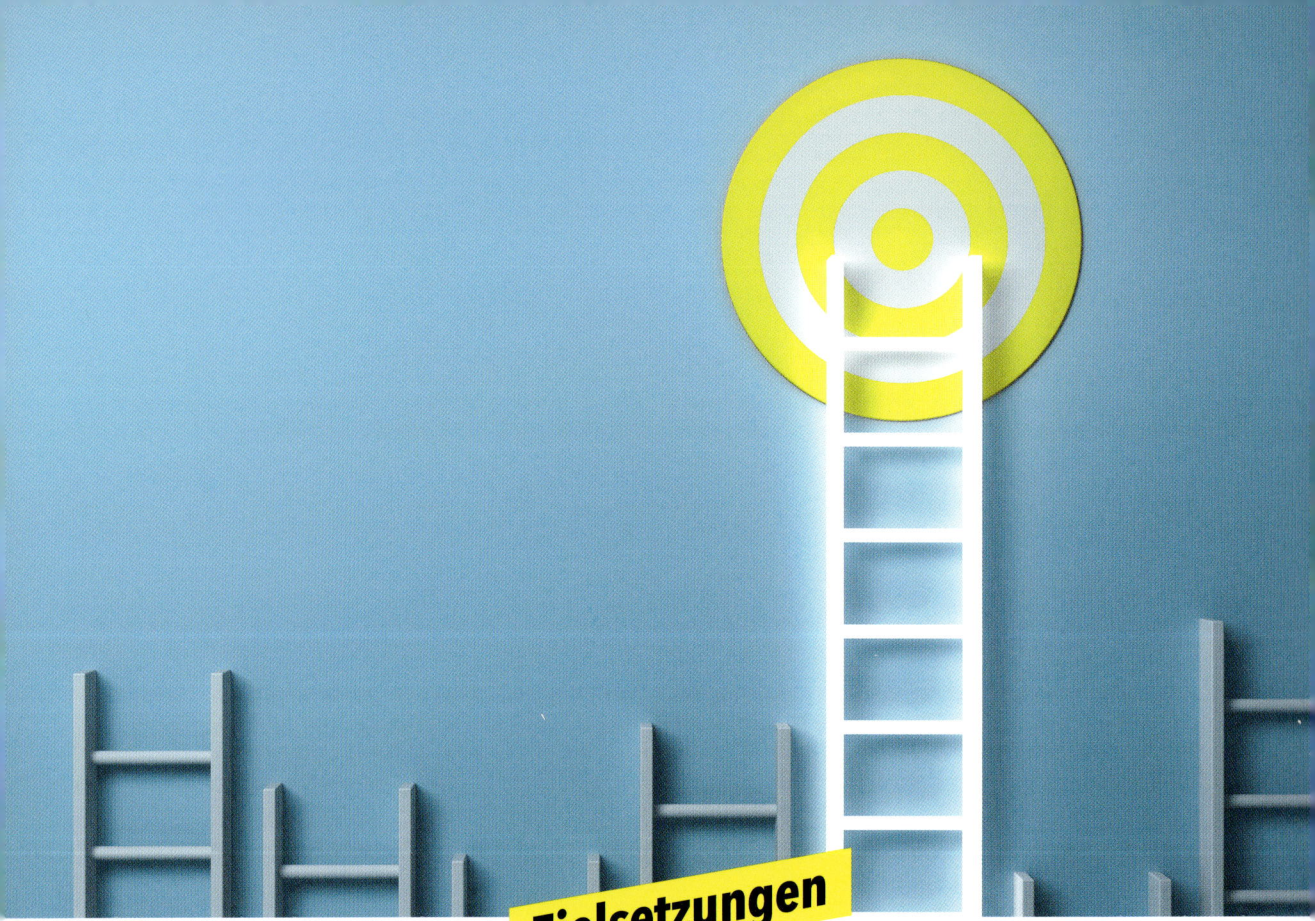

Zielsetzungen

Du hast eine Vision. Du träumst von einer schlanken Figur, von mehr Ausstrahlung, besserem Sex, Erfolg im Job usw. Eine Vision zu haben, ist gut und wichtig. Sie trägt uns durch das Leben und verleiht ihm einen Sinn. Doch eine Vision und ein Ziel unterscheiden sich!

Weißt du, was der Unterschied zwischen einer Vision und einem Ziel ist? Eine Vision kann in weiter Ferne liegen. Sie muss nicht mal erreichbar sein. Mit einem Ziel verhält es sich anders. Ein Ziel solltest du so formulieren, dass es erreichbar ist. Sonst birgt es viel Frustpotential.

WIE EIN ZIEL AM BESTEN AUSSIEHT

Nehmen wir zum Beispiel jemanden mit einem sehr großen Ziel. Dieter möchte 50 Kilo abnehmen. Zunächst ist er total motiviert, stellt seine Ernährung um, macht etwas Sport und die Pfunde purzeln nur so. Aber nach 20 Kilo ist auf einmal Schluss. Dieter versteht die Welt nicht mehr. Sein Ziel war einfach zu hoch gesteckt. Es ist viel besser, sich lieber kleine Ziele zu setzen. Sprich: 500 Gramm für normalgewichtige Menschen bis 1 Kilo für Übergewichtige pro Woche (siehe Seite 36). Das ist gesund und absolut machbar. Und das Tolle daran ist, dass du Woche für Woche ein Erfolgserlebnis hast. Wie genial ist das denn: Jeden Sonntag (bzw. der Tag, den du zum

Wiegetag auserkoren hast, siehe Seite 41) hast du einen glanzvollen Sieg erreicht, den du Schwarz auf Weiß ablesen kannst!

Das heißt nicht, dass du dein großes Gesamtziel aus den Augen verlieren sollst, aber schiebe es in eine Schublade ganz hinten im Gehirn. So und nicht anders hat mein Weg zur Rekordweltmeisterin funktioniert. Ich habe mich nicht gleich von Anfang an hingestellt und gesagt, ich werde Profi-Weltmeisterin. Nein! Für mich war immer der nächste Kampf der wichtigste in meinem Leben. Ihm habe ich alles untergeordnet, egal ob bayerische oder Weltmeisterschaft. Diesen einen Kampf wollte ich gewinnen und wenn er vorbei war, legte ich den Deckel darüber und konzentrierte mich auf den nächsten Kampf.

Das ist bis heute mein Lebensmotto: Ein Schritt nach dem anderen, sonst stolpert man!

UMGANG MIT RÜCKSCHLÄGEN

Ein weiterer Vorteil, Ziele klein und realistisch zu halten, ist, dass ein Rückschlag auf diese Art keine so frustrierenden Dimensionen erreicht. Nehmen wir wieder Dieter als Beispiel. Nach 8 Wochen erfolgreicher Gewichtsabnahme von 12 Kilo kommt er in eine so genannte Plateauphase und das Gewicht stagniert. Wenn Dieter nur ans große Ziel denkt, ist es wahnsinnig demotivierend, wenn er noch 32 Kilo vom Ziel entfernt ist. In kleinen Schritten gedacht, hat er sein Wochenziel nur um 1 Kilo verpasst. Das ist kein Grund den Kopf hängen zu lassen. Sich schütteln und weitermachen, bis die Plateauphase vorbei ist, heißt hier die Devise. Nur sich nicht von großen Zahlen und weit entfernten Zielen frustrieren lassen. Denn Frust sorgt nur dafür, dass man in alte Verhaltensmuster zurückfällt.

NICHT GLEICH DER GROSSE WURF

Es ist doch logisch: Wer gerade erst anfängt, mit dem Joggen zu liebäugeln, trainiert nicht gleich auf den Marathon. Er geht erst flott, läuft dann kurze Einheiten, mit Gehpausen dazwischen, bis er dann erstmals 20 Minuten am Stück durchlaufen kann. Eine langsame, kontinuierliche Steigerung ist nötig. Dazu gehört auch eine gehörige Portion Disziplin und Durchhaltevermögen! Diese mentale Stärke, an einem Ziel dran zu bleiben und beharrlich dafür zu kämpfen, brauchst du auch beim Abnehmen.

Seien wir ehrlich: Bei allen wirklich relevanten Dingen im Leben, egal ob Job, Beziehung oder eben eine Wohlfühlfigur, gilt dasselbe. Wer etwas erreichen will, muss dafür arbeiten, und zwar hart. Es fällt einem nichts in den Schoß, aber für die richtigen Dinge lohnt es sich auch, sich richtig anzustrengen, findest du nicht auch?

SCHRITT FÜR SCHRITT

Oftmals haben wir das Problem, dass wir uns im Kleinklein verzetteln und dabei unser eigentliches Ziel aus den Augen verlieren. Wir lassen uns auch furchtbar gerne ablenken. Erinnerst du dich an die letzte Steuererklärung? Was hast du vorher alles an wahnsinnig wichtigen Dingen erledigt, die aber erst aufgeploppt sind, als der Steuererklärungs-Tag gekommen war? Blanke

> *Weiter auf Seite 174*

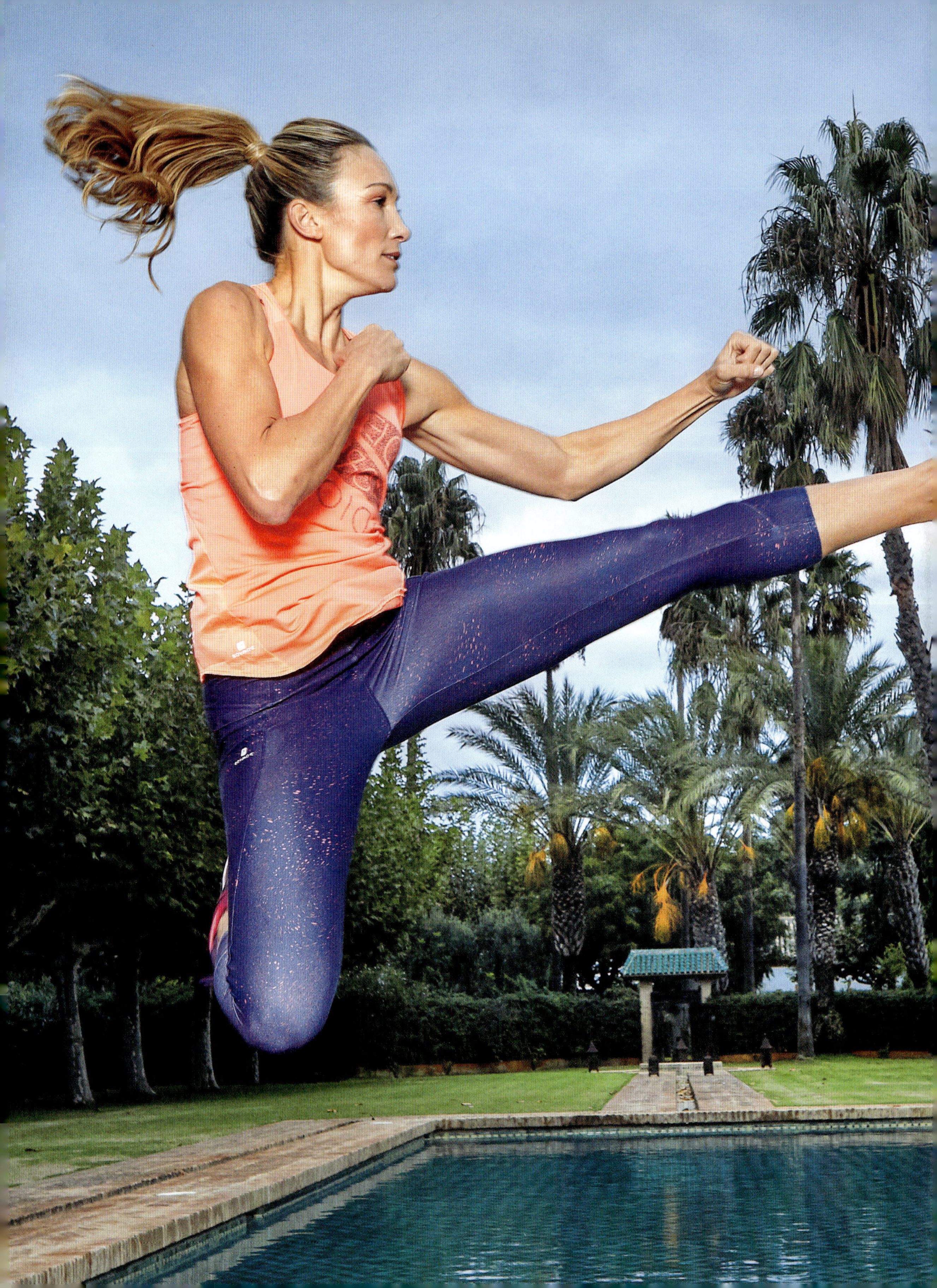

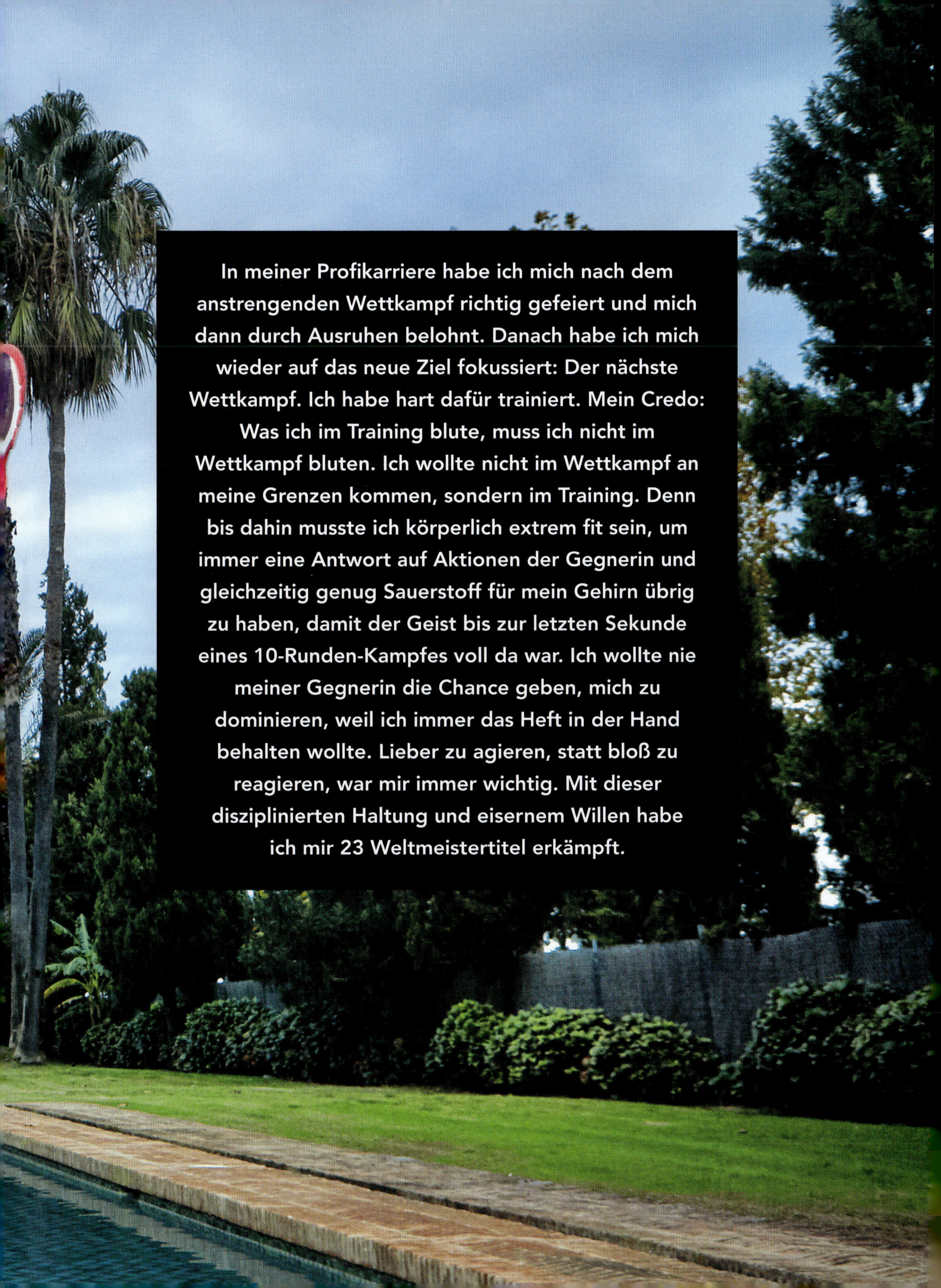

In meiner Profikarriere habe ich mich nach dem anstrengenden Wettkampf richtig gefeiert und mich dann durch Ausruhen belohnt. Danach habe ich mich wieder auf das neue Ziel fokussiert: Der nächste Wettkampf. Ich habe hart dafür trainiert. Mein Credo: Was ich im Training blute, muss ich nicht im Wettkampf bluten. Ich wollte nicht im Wettkampf an meine Grenzen kommen, sondern im Training. Denn bis dahin musste ich körperlich extrem fit sein, um immer eine Antwort auf Aktionen der Gegnerin und gleichzeitig genug Sauerstoff für mein Gehirn übrig zu haben, damit der Geist bis zur letzten Sekunde eines 10-Runden-Kampfes voll da war. Ich wollte nie meiner Gegnerin die Chance geben, mich zu dominieren, weil ich immer das Heft in der Hand behalten wollte. Lieber zu agieren, statt bloß zu reagieren, war mir immer wichtig. Mit dieser disziplinierten Haltung und eisernem Willen habe ich mir 23 Weltmeistertitel erkämpft.

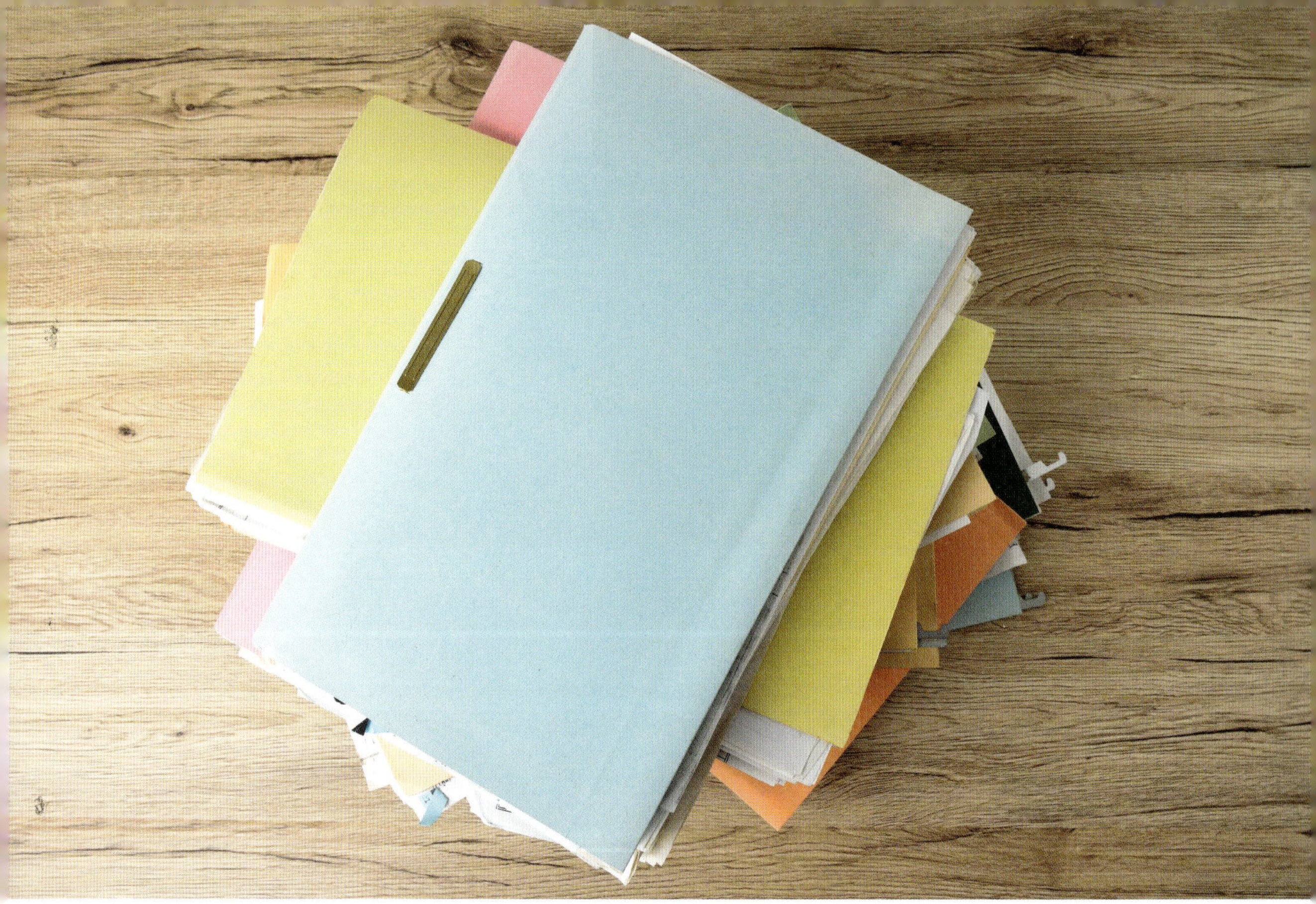

Badfliesen? Kleiderschrank neu sortiert? Kinderzimmer neu gestrichen? Ich weiß Bescheid.

DIE STAPELTECHNIK

Bleib bei der Aufgabe, die du dir vorgenommen hast, und lasse dich weder ablenken noch lenke dich selber ab, indem du irgendwelche Tätigkeiten vermischt. Wenn du in der Arbeit bist, liegt dein Fokus voll und ganz darauf. Beim Sport denkst du nur an die Ausführung und deine Atmung. Du lässt deine Aktentasche im Spind stehen und kramst nicht während des Trainings darin herum. Genauso wenig solltest du das gedanklich tun. Lasse jeder Tätigkeit und jedem Menschen die volle Aufmerksamkeit zukommen! Wenn du Probleme mit der Fokussierung hast und dich gern ablenken lässt, versuche doch mal, deine Aufgaben gedanklich wie in kleine Stapel zu sortieren. Die sortierst du nach Priorität und dann arbeitest du einen nach dem anderen ab. Ganz konzentriert. Und dazwischen kannst du dir eine kurze Pause gönnen. Dann ist die nächste Aufgabe dran. Und dann die nächste. So wird dein Stapel immer kleiner. Und du übst ganz langsam, deine Aufmerksamkeit auf ein Ziel zu richten und das durchzuziehen. Du wirst mit der Zeit merken, wie du dich immer weiter steigerst. Denn auch hier gilt wieder das Prinzip: Einen Berg erklimmt man Schritt für Schritt, Etappe um Etappe. Pausen zum Durchschnaufen, Trinken und Kraftsammeln sind selbstverständlich. Mal gibt's einen leichten Forstweg und mal eine deftige Steigung. Irgendwann steht man am Gipfel und staunt, was man geschafft hat. Organisiere dein Leben auf diese Weise, und du hast schnelle Erfolgserlebnisse, die dich motivieren weiterzumachen.

MEIN WEG

Nur mit dieser Technik war es mir all die Jahre möglich, Dinge vermeintlich gleichzeitig zu machen: Medizinstudium und praktisches Jahr plus den Leistungssport. Oder die Dreharbeiten zu „The Biggest Loser", bei denen wir ja bekanntlich immer wochenlang in Andalusien sind, und dazu die Vorbereitungen auf einen bevorstehenden Weltmeisterschaftskampf.

Es sah immer von außen so aus, als wenn ich mehrere Dinge gleichzeitig geschafft hätte. Aber das habe ich gar nicht. Wenn ich beispielsweise morgens mit Ramin Abtin im andalusischen Camp trainiert habe, dann drehten sich unsere Gedanken und Gespräche nur um Kickboxen, Taktik oder die Gegnerin. Nie aber um „The Biggest Loser". Wenn das Training vorbei war, habe ich den restlichen Tag keinen Gedanken mehr ans Kickboxen verschwendet, sondern mich auf unsere Kandidaten, die anstehenden Challenges oder andere spezifische Themen rund um „The Biggest Loser" konzentriert. Und abends erfolgte ein erneuter Wechsel zwischen den Stapeln: Dann stand nämlich die zweite Trainingseinheit auf dem Programm und der Fokus lag dann natürlich wieder auf dem Sport. So habe ich das bis zum Wettkampf an jedem Tag gehandhabt. Und es hat mich zum Erfolg geführt!

UND HEUTE?

Mittlerweile bin ich keine Profisportlerin mehr. Stattdessen bin ich Mutter eines sehr aktiven Kleinkindes und außerdem mit mehreren beruflichen als auch ehrenamtlichen Betätigungsfeldern beschäftigt.

Ich weiß, dass es oft sehr schwer ist, die eben genannte Stapeltechnik im Alltag umzusetzen und auch ich denke so manches Mal nicht daran. Aber immer, wenn ich den Fokus verliere, bin ich nicht mehr effektiv, sondern schusselig und werde infolgedessen unzufrieden mit mir selbst. Die Stapeltechnik lohnt sich einfach in allen Lebenssituationen. Probier diese Methode einfach mal aus!

FEIERE DICH SELBER!

Wenn du mithilfe der Stapeltechnik das Etappenziel erreicht hast, feier das auch ordentlich ab! Du kannst richtig stolz sein und dir ein großes Lob dafür verpassen. Dabei ist ganz wichtig: Belohne dich dafür! Und damit meine ich natürlich keine Sahnetorte oder ein dickes Eis. Neues Verhalten wird über Belohnung verankert. Das sind am besten erst mal nicht direkt materielle Dinge.

Also zum Beispiel:

- Eine Massage
- Pediküre
- Ein Strauß Blumen
- Ein kleiner Ausflug in die nächstgelegene Stadt
- Ein Museums- oder Kinobesuch
- Eine Wanderung
- Ein Tanzabend

Überlege, was dir guttut. Spüre in dich hinein und frag dich, was dich außer Essen oder alkoholische Getränke in gute Stimmung versetzt. Schreibe in dein Notizbuch oder in der Notiz-App in deinem Smartphone immer wieder schöne Unternehmungen oder Dinge, die dich erfreuen, auf. Das Smartphone hat den Vorteil, dass du es immer dabeihast und spontane Einfälle gleich eintippen kannst. Führe die Liste immer weiter und mache ein Spiel daraus, dir neue Dinge auszudenken. Frage Freunde, was ihnen so guttut und was sie gerne mögen.

EIN HOCH AUF DIE ABWECHSLUNG!

Geh einfach auf Entdeckungsreise und lerne dich dabei noch ein Stückchen besser kennen. Für jeden ist das ganz individuell und persönlich und kann sich auch mit der Zeit verändern. Die gezielte Abwechslung ist auch deshalb so wichtig, weil sich auch Belohnungen mit der Zeit abnutzen und dann zu einer langweiligen Gewohnheit werden. Das ist genauso wie beim Muskeltraining: Nur mit ständig neuen Anreizen wachsen sie auch weiter (siehe Seite 102/103).

WIE WAR DAS MIT DER KONDITIONIERUNG?

Ich bin in einer Rettungshundestaffel und liebe Hunde über alles. Beim Hundetraining ist die Belohnung das A und O, um die Motivation hochzuhalten. Das kann ein Leckerli sein, wenn der Hund ein erwünschtes Verhalten zeigt, oder auch (klingt jetzt erstmal schlicht) ein Lob. Wir vergessen das nur allzu oft, auch unseren Mitmenschen gegenüber. Anerkennung ist einer der größten Verstärker für positives Verhalten. Für sich und für andere!

UND WIEDER FOKUS SETZEN

Wenn du das Etappenziel erreicht hast, dich ausgiebig gelobt und belohnt hast, konzentriere dich wieder auf die neue Woche und dein neues Ziel: Weitere 500 Gramm bzw. 1 Kilo abnehmen. So hangelst du dich von Woche zu Woche weiter, hast deine Vision im Hinterkopf, aber auch wieder klares und erreichbares Ziel vor Augen. Denk immer daran: Der nächste Wiegetag ist der wichtigste, nicht der zurückliegende! Also ruhe dich nicht auf deinem Erfolg aus.

Das gilt übrigens auch, wenn ihr am Ende euer großes Wunschziel erreicht habt. Sucht euch neue, realistische Ziele aus. Ohne klar formulierte Ziele fällt es einem deutlich schwerer, sich zu motivieren. Das können so einfache Dinge sein wie, am Geburtstag der Mutter in ein bestimmtes Kleid zu passen oder eine Teilnahme am nächsten Stadtlauf. Alle Tipps für die Zeit danach findest du auf einen Blick zusammengefasst auf Seite 188.

SCHENK DIR SELBST EIN LÄCHELN

Kennst du diese Smiley-Displays bei Ortseingangsschildern oder in 30er-Zonen? Jeder bremst da doch gerne ab und freut sich, wenn er ein grünes Smiley bekommt. Das ist eine Form von Belohnung. Mach dir das zunutze und kauf dir einen eigenen kleinen Kalender und ein paar schöne Smileysticker. Jedes Mal, wenn du eine Sporteinheit absolviert hast, klebst du einen Sticker auf den entsprechenden Tag. Das Ganze funktioniert natürlich auch mit einer App, aber ein Kalender hat den Vorteil, dass du ihn dir irgendwo gut sichtbar aufhängen kannst. Im Handumdrehen füllt sich der Kalender und du siehst direkt, wie fleißig du warst. Das verleiht dir förmlich Flügel! Und ihr wisst doch: Vorfreude ist bekanntlich die schönste Freude.

GROSSE WÜNSCHE

Schreibe neben den kleinen Wünschen auch ruhig größere, materielle Wünsche auf. Die schicken neuen Schuhe. Das tolle Kleid, das du im Schaufenster gesehen hast. Der Wochenendtrip mit dem Partner ins Wellnesshotel, der Weihnachtsmarktbesuch in Nürnberg. Der Tanzkurs, den du schon ewig mal machen wolltest.
Diese „großen" Belohnungen kannst du dir gönnen, wenn du einen richtigen Meilenstein erreicht hast, zum Beispiel nach 5 Kilo oder

nach 100 Smileys im Sportkalender. Da sollte natürlich in der Gewichtung schon ein erheblicher Unterschied sein im Vergleich zu den kleinen Belohnungen. Plane aber auch sie fest ein, so kannst du dich drauf freuen!

KOMPLIZEN FINDEN

Versuche auch immer deine Familie, deinen Partner und deine guten Freunde miteinzubinden. Erzähl ihnen von deinen Abnehmplänen. Das schafft zum einen Verbindlichkeit, denn wenn deine Lieben davon wissen, wird es schwieriger, Ausreden anzubringen. Vielleicht kannst du sogar deinen Partner oder deinen besten Freund oder deine beste Freundin motivieren mitzumachen?

Es fällt uns Menschen immer leichter, Ziele zu erreichen, wenn wir in Gemeinschaft sind. Wenn man auch zusammen mit einem Freund sich zum regelmäßigen Sport verabredet, macht's zum einen mehr Spaß und zum anderen motiviert man sich gegenseitig, die ganze Sache nicht doch wieder kurzfristig abzublasen. Man will sich doch direkt vor den Augen des „Leidensgenossen" nicht eingestehen, dass man gerade einen schwachen Moment hat. Es bringt auch mehr Freude, Erfolge gemeinsam zu feiern. Zudem hat es den nicht zu unterschätzenden Vorteil, dass immer jemand da ist, der einen schön für die erreichten Erfolge lobt.

VERABREDE DICH MIT DIR SELBER

Feste Sporttermine im Kalender helfen ungemein weiter. Mit Ramins Trainingsprogramm bist du ohnehin vier- bis fünfmal die Woche beschäftigt. Trage dir am besten am Wochenende die Trainingstage für die nächste Woche in den Kalender ein. Nimm den Kalender, den du am häufigsten nutzt, sei es im Smartphone oder im Küchenkalender. Warum du das machen sollst?

Weils doch immer dasselbe ist: Ein Termin, der nicht fixiert ist, ist nicht wirklich existent. Du nimmst dir beispielsweise am Sonntag hoch motiviert vor, am Dienstagnachmittag Sport zu machen, weil du da wunderbar Zeit für dich hast. Am Montag ruft prompt eine Bekannte an, ob ihr euch nicht endlich mal wieder treffen wollt. Und schwupps ist die ursprünglich geplante Sportzeit weg und kurzer Gedankenlosigkeit zum Opfer gefallen. Das wäre nicht passiert, wenn du deinen Sporttermin bereits am Sonntag im Kalender eingeschrieben hättest. Denn einen bereits eingetragenen Termin verschiebt man nicht so leicht.

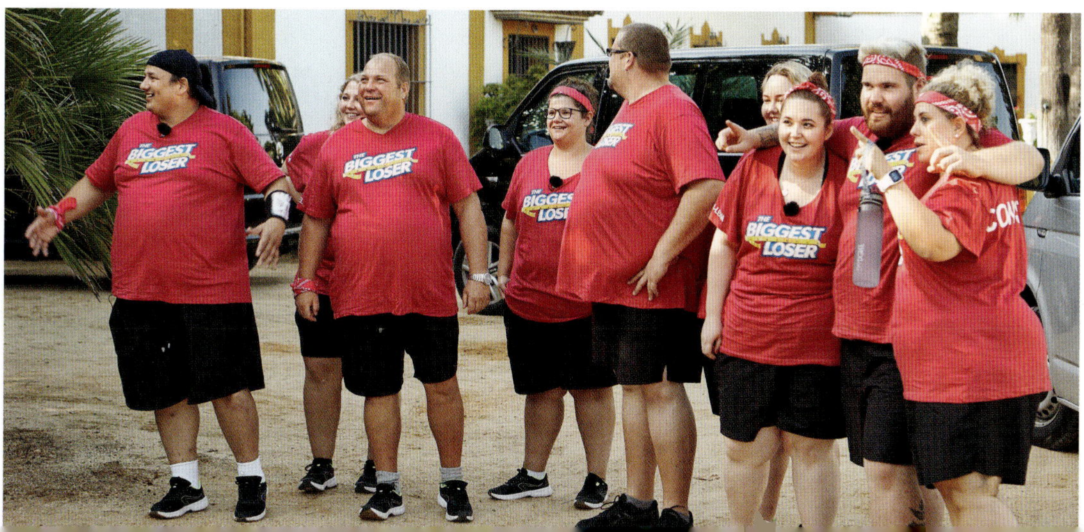

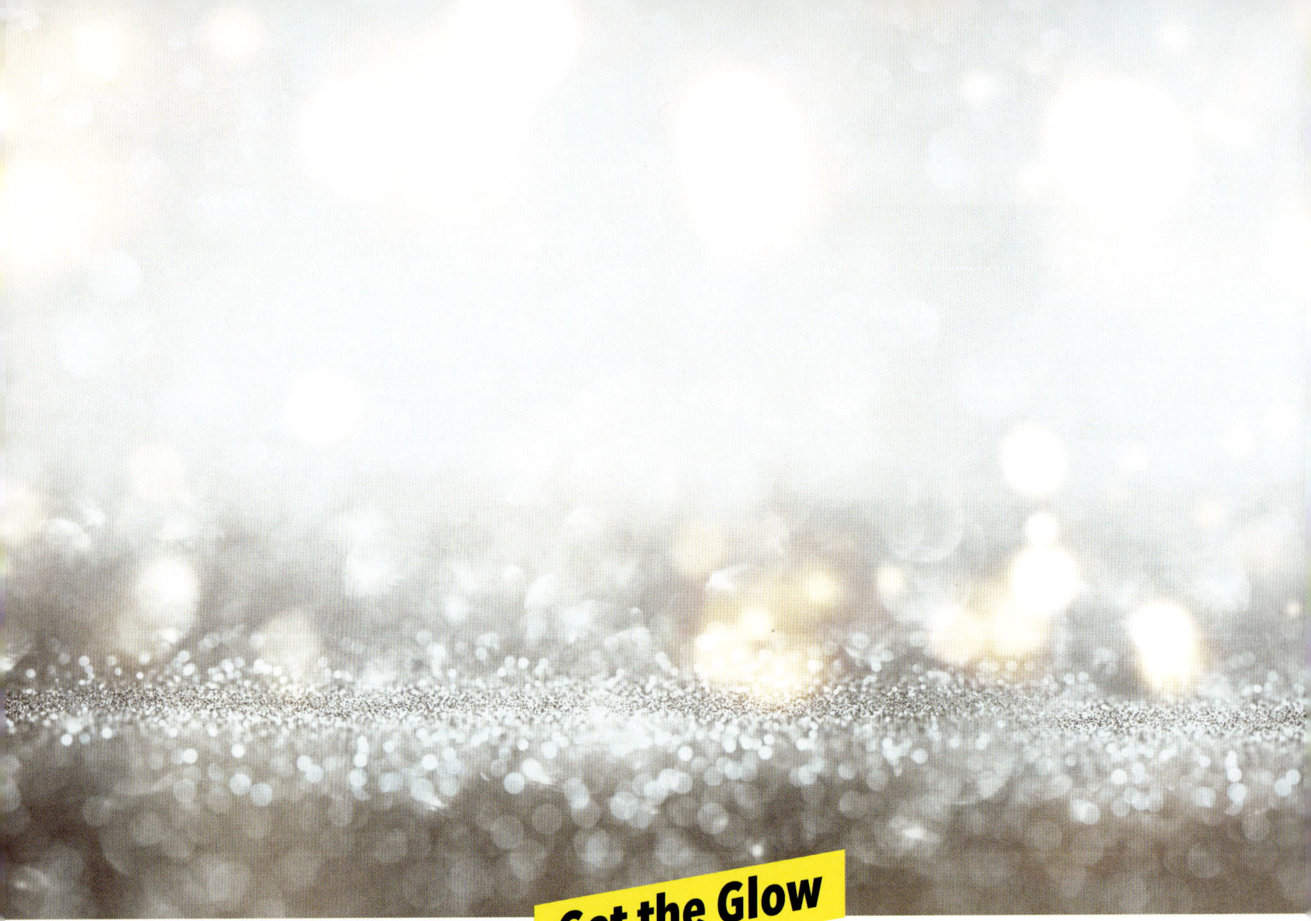

Get the Glow

Ich mag das Finale von „The Biggest Loser" besonders. Nach der Zeit im Camp haben sich die Kandidaten verändert – und damit meine ich nicht bloß die abgenommenen Kilos. Sie haben durch die vergangenen Wochen eine ganz andere Ausstrahlung gewonnen.

Nicht jeder Kandidat ist am Ende des Camps ganz schlank. Dafür war das Übergewicht teilweise zu groß. Darauf kommt es uns als Team aber auch nicht nur an. Wovon wir immer wieder hin und weg sind, sind die immensen Veränderungen im Auftreten, in der Haltung, einfach im gesamten Selbstbewusstsein der Leute.

WORAN LIEGT DAS?

Die Antwort ist denkbar simpel. Die Kandidaten haben gemerkt, dass sie etwas verändern können. Dass sie tatsächlich Macht über sich und ihr Leben haben. Sie haben sich im Laufe des Camps viel Know-how angeeignet zu den Themen Fitness, Ernährung und Gesundheit. Dadurch wurden sie handlungsfähiger, ihr Horizont hat sich erweitert und sie haben viele Werkzeuge für ihren persönlichen Life-Change erhalten. Sie spüren sich besser, haben ihre Bedürfnisse klarer vor Augen und sich eine Zeit gegönnt, in der es nur um sie selbst geht. Mit vielen kleinen Schritten haben sie sich in Richtung Ziel bewegt – sie wurden von uns motiviert und haben außerdem auch gelernt, sich selbst zu motivieren. Das ist für die Zeit nach dem Camp immens wichtig.

Sie können viele kleine Erfolgserlebnisse auf ihrem Konto verbuchen, auf die sie zu Recht sehr stolz sein können. Das hat sie nach vorne gebracht, weit über irgendwelche Kiloangaben hinaus, und ihr Selbstbewusstsein ganz ungemein gestärkt. Sie haben gelernt, dass sie überraschen können, nicht nur andere, sondern sich selbst auch. Die Kandidaten haben dadurch viel von der Frustration, Negativität und Angst ihrer Vergangenheit hinter sich gelassen und sind dadurch in eine ganz neue Positiv-Spirale hineingekommen.

Es ist nie zu spät, um so zu sein, wie man will!

WOW-EFFEKT SCHLÄGT FIGUR

Wer liebt es nicht, wenn er eine tolle Wirkung auf Menschen ausübt? Mit einer starken Ausstrahlung ist es am Ende des Tages auch gar nicht mehr so wichtig, ob da noch ein paar Kilos bis zum Wunschgewicht fehlen. Menschen, die zur Hoppla-da-bin-ich-Fraktion gehören, haben es leichter im Leben. Sie haben klare Ziele vor Augen, kennen ihre Stärken, aber auch ihre Macken. Diese Fähigkeit zur Selbstreflektion, zusammen mit Charme und Witz, ist es, was die Mitmenschen einfach umhaut und weshalb ihre Augen an ihnen kleben bleiben.

> Direktes Feedback zur Ausstrahlung bieten einem oftmals Hunde. Wer mit schlaffer, ungenauer Körpersprache und Inkonsequenz seinen Hund führt, der darf sich nicht wundern, wenn dieser macht, was er will. Wenn ich allerdings mit gerader Körperhaltung, fester Stimme und klaren Regeln unterwegs bin, verhält sich auch mein Hund ganz anders. Wir sind ein Team, anstatt gegeneinander anzutreten.

BETONE DEINE STÄRKEN

Selbstliebe und positive Ausstrahlung gehen Hand in Hand. Zur Selbstliebe gehört auch, dass du dich vor allem auf deine Stärken konzentrierst, anstatt fast ausschließlich auf deine Schwächen zu gucken. Jeder darf und soll sich weiterentwickeln und hat natürlich auch Entwicklungspotential – das meine ich nicht. Aber es bringt dich nicht weiter, wenn du ständig darüber nachgrübelst, dass dein Hintern zu groß oder deine Nase ein bisschen schief ist. Halte dir zum Beispiel ganz bewusst dagegen: Ich habe ganz weiche Haare, einen schönen Busen und eine superschnelle Auffassungsgabe.

WAS IST TOLL AN DIR?

Wenn dir erst mal nichts einfällt, setz dich mit einem Blatt Papier hin und fange an, all die Komplimente aufzuschreiben, die du im Laufe deines Lebens bekommen hast. Und dann überleg nochmal: Was davon kannst du für dich übernehmen? Frage auch deine Freunde oder deinen Partner. Schau dich selbst im Spiegel an und geh ganz gezielt auf Entdeckungsreise –

was gefällt dir richtig gut an dir? Im nächsten Schritt überlege mal, welche Erfolge du im Leben schon feiern konntest. Egal ob in der Schule oder Ausbildung, im Studium, Job, Freizeit oder Privaten. Notiere das alles und lass die Liste leben: Ergänze sie, wann immer dir was einfällt. Du kannst auch ein eigenes kleines Notizbuch damit füllen.

ALLES EINE FRAGE DER HALTUNG

Diese Kenntnisse und Überlegungen sind total wichtig für dich, weil sie dein Selbstwertgefühl stärken. Sie machen dir bewusst, wie viel du zu bieten hast und was du auch schon alles erreicht hast im Leben. Das unterstützt dich dabei, Haltung anzunehmen: Gerader Rücken, Kopf erhoben, Schultern zurück, mit offenem Blick. Gewöhne dir an, so durch die Straßen zu gehen.

Wenn du Kontakt mit jemandem aufnimmst, schau ihm oder ihr direkt in die Augen. Sprich mit klarer Stimme und nicht zu leise. Achte beim Handgeben auf einen angemessen festen Händedruck – wirklich niemand mag einen toten Hamster in der Hand halten. Wenn du darauf achtest, gewinnst du schon viel!

Das sind alles Dinge, die deine Mitmenschen von dir aufnehmen. Wir nehmen alle unbewusst die Körpersignale von anderen wahr und bewerten ganz automatisch, wie jemand drauf ist. Selten bekommt man so direktes Feedback wie beispielsweise im Hundetraining (siehe Kasten vorherige Seite). Man merkt das eher zwischen den Zeilen, wie mein Gegenüber mit mir umgeht. Und eins ist dabei total klar: Warum sollte dir jemand anderes etwas zutrauen, wenn du es selber nicht tust?

TRAU DICH!

Ich kann jeden nur dazu ermutigen, er oder sie selbst zu sein. Das bedeutet: Steh zu deinen Fehlern, die hat jeder. Dazu stehen zu können, zeugt von Souveränität. Arbeite aber vor allem daran, deine Stärken auszubauen. Sie machen dich zu etwas Besonderem. Mit der Life-Change-Challenge lernst du sehr viel Neues dazu und bekommst ein Erfolgserlebnis nach dem anderen.

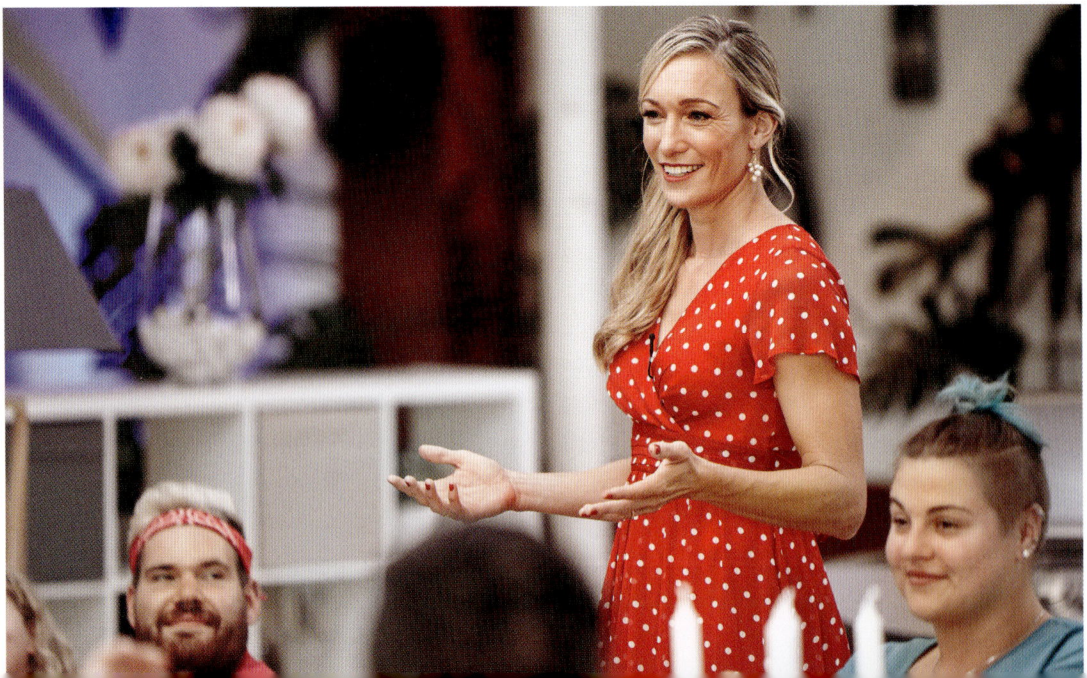

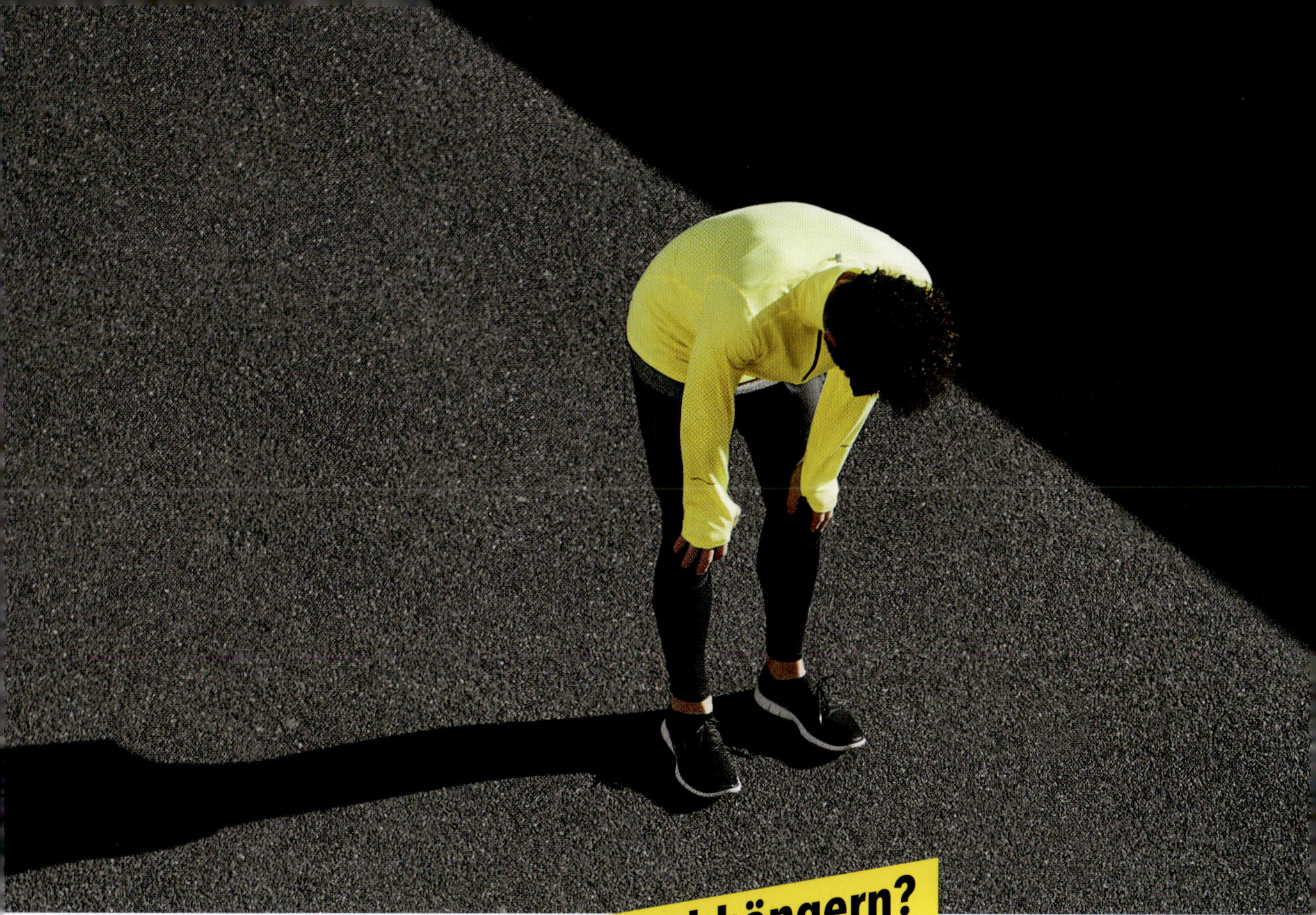

Was tun bei Durchhängern?

Du bist gut gestartet, kommst mit dem Ernährungs- und Trainingsplan klar, aber auf einmal hast du ein Motivationstief? Ich kann dich beruhigen – das ist ganz normal. Ich habe ein paar Tipps für dich gesammelt, wie du damit umgehen kannst.

Du hast bislang viel darüber erfahren, wie du dich zum Sport motivieren kannst. Du hast gelernt, wie du ein Ziel definierst, daran festhältst, dich fokussierst – kurzum, wie du dich selber motivieren kannst. Dass du nicht nonstop Top-Leistung bringen kannst, ist tatsächlich absolut menschlich. Niemand ist eine Maschine oder ein Duracell-Häschen. Und anstatt dir jetzt noch ein paar markige Tschakka-Sprüche um die Ohren zu knallen, mache ich dir jetzt gleich einen ganz anderen, wahrscheinlich ziemlich unerwarteten Vorschlag.

REICH EINEN URLAUBSANTRAG BEI DIR SELBST EIN

Du hast richtig gelesen. Das war mit das Wichtigste, was ich in meinen Jahren als Profisportlerin gelernt habe: Die Regeneration ist genauso wichtig wie die Belastung. Du darfst auch mal Urlaub vom Sportprogramm nehmen. Wenn du merkst, dass du in einem richtigen Motivationstief steckst und dir die Sit-Ups schon zu den Ohren raushängen, dann wird es Zeit für eine Pause. Das machst du am besten so, wie du es auch im Job tun würdest. Du überlegst dir einen geeigneten Zeitraum, also einen Start- und einen Endpunkt. Für sinnvoll halte ich ein bis zwei Wochen. Die Zeit zelebrierst du richtig: Beine auf die Couch, ausschlafen und meinetwegen der Lift statt der Treppe.

SPORTVERBOT

Auch wenn du in diesem „Urlaub" Lust auf Sport bekommst: Lass es sein! Du fliegst auch nicht aus dem Urlaub an der Adria heim, nur weil du plötzlich Sehnsucht nach deinen Kollegen hast. Hebe dir diese Lust für deinen ersten Arbeits- sprich: Sporttag auf. Und egal, ob du an diesem bestimmten Tag in der Stimmung dazu bist oder nicht, selbstverständlich machst du an diesem Tag deinen Sport. Du kannst auch nicht einfach im Büro fernbleiben, nur weil der Urlaub so schön war.

Warum diese strikte Sportfreiplanung? Damit soll verhindert werden, dass du dich an das schlechte Gewissen gewöhnst, welches sich automatisch einstellt, wenn du Sporteinheiten sausen lässt. Aber wenn du das mehrmals gemacht hast, fängst du an, das schlechte Gewissen zu überhören und in alte Verhaltensmuster zurückzufallen. Also lieber den Urlaub ohne Gewissensbisse schön und ganz bewusst genießen und anschließend mit neuer Energie durchstarten. So wie du das im Urlaub vom Beruf eben auch machst. Genauso habe ich das auch all die Jahre über während meiner Profisportkarriere gemacht: Nach einem WM-Kampf wurde erst gefeiert und dann die sportlose Zeit einfach genossen (siehe Seite 173).

ABER ACHTUNG!

Das bezieht sich natürlich auf die Zeit nach der Challenge. In der Challenge solltest du möglichst die Zähne zusammenbeißen und durchpowern, da in Ramins Sportprogramm ohnehin Ruhetage eingeplant sind. Nur wenn es wirklich gar nicht geht, kannst du eine Woche pausieren. Dann solltest du aber in jedem Fall diese Woche hinten dranhängen und die Challenge damit nach hinten raus verlängern.

UMGANG MIT GRENZEN

Es ist sehr wichtig, dass du deine Grenzen spürst. Im Sport ist es gut, wenn du immer etwas darüber hinaus gehst, um das Muskelwachstum anzuregen und deine Kondition auszubauen. Ein gutes Bewusstsein für Grenzen hilft dir aber auch in der Zeit nach der Challenge. Wenn du dein Wunschgewicht erreicht hast, mach für dich fest, wann für dich eine bestimmte Schallgrenze erreicht ist. Bei mir ist bei 65 Kilo auf der Waage Schicht im Schacht. Wenn ich diese Zahl auf der Waage sehe, lege ich Extra-Sporteinheiten ein und achte noch mehr auf die Ernährung. Dann bin ich innerhalb von zwei Tagen wieder im Lot.

Ein Durchschnittsmann nimmt im Jahr in etwa 500 Gramm zu. Nachdem es auch sehr disziplinierte Männer gibt (meiner gehört zum Beispiel dazu), gibt es auch welche, die deutlich mehr zunehmen. Überlege für dich, was deine Grenze ist, dann hast du die Zahl immer im Hinterkopf und kannst gleich intervenieren, wenn's aus dem Ruder läuft. Sei dabei auch immer ehrlich zu dir selbst, es bringt dich überhaupt nicht weiter, dich selbst zu betrügen!

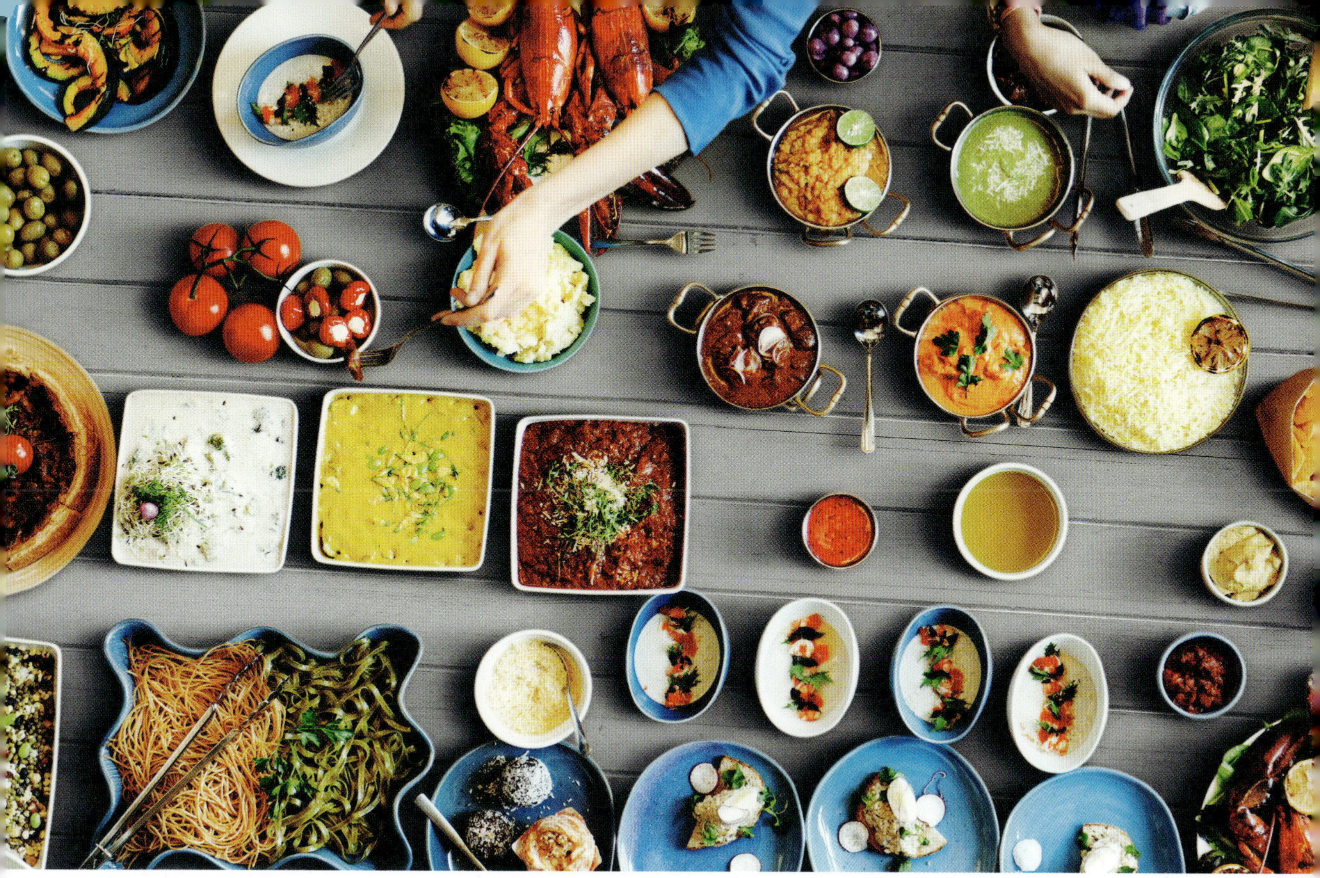

GENIESS DAS LEBEN!

Ich empfehle dir trotzdem, eine Einladung oder ein Fest zu genießen und nicht traurig an deinem Salat ohne Dressing zu knabbern. Sei lieber feierkompatibel und diszipliniere dich dann aber anschließend im Alltag gleich wieder, da haben deine Gastgeber und du mehr davon. Sich immer alles zu verbieten, bringt dich nicht weiter, weil es dir den Spaß raubt. Innerhalb deiner klaren Grenze darfst und sollst du aber natürlich ein schönes Leben führen. Wenn das dann für dich selbstverständlich ist, musst du auch nicht lange überlegen oder mit dir hadern, sondern du handelst dann ganz einfach entsprechend.

GENUSS IM URLAUB

Eine Gewichtszunahme von zwei Kilo bei Frauen und drei bei Männern ist durchaus okay. Versuche dich grundsätzlich aber auch im Urlaub an die Regeln zur gesunden Ernährung zu halten, die du in Mareikes Modul mitbekommen hast (siehe Seite 32/33). Durch häufige Ausreißer machst du deinen Erfolg schnell wieder zunichte. Es ist nichts dagegen einzuwenden, wenn du mal ein Abendessen mit einem Cocktail oder einem Glas Wein genießt.

TIPP

ESSEN AM BÜFFET

Mein persönlicher Tipp für den Urlaub mit Büffet: Nimm vorneweg einen Salat, dann ist der größte Hunger schon einmal weg. Und für den Hauptgang nimm einfach einen (!) kleinen Teller. Beim Büffet lädt man sich den Teller in der Regel immer zu voll. Aber bei einem großen vollen Teller ist dann doch gleich doppelt so viel drauf wie auf einem kleinen vollen Teller.

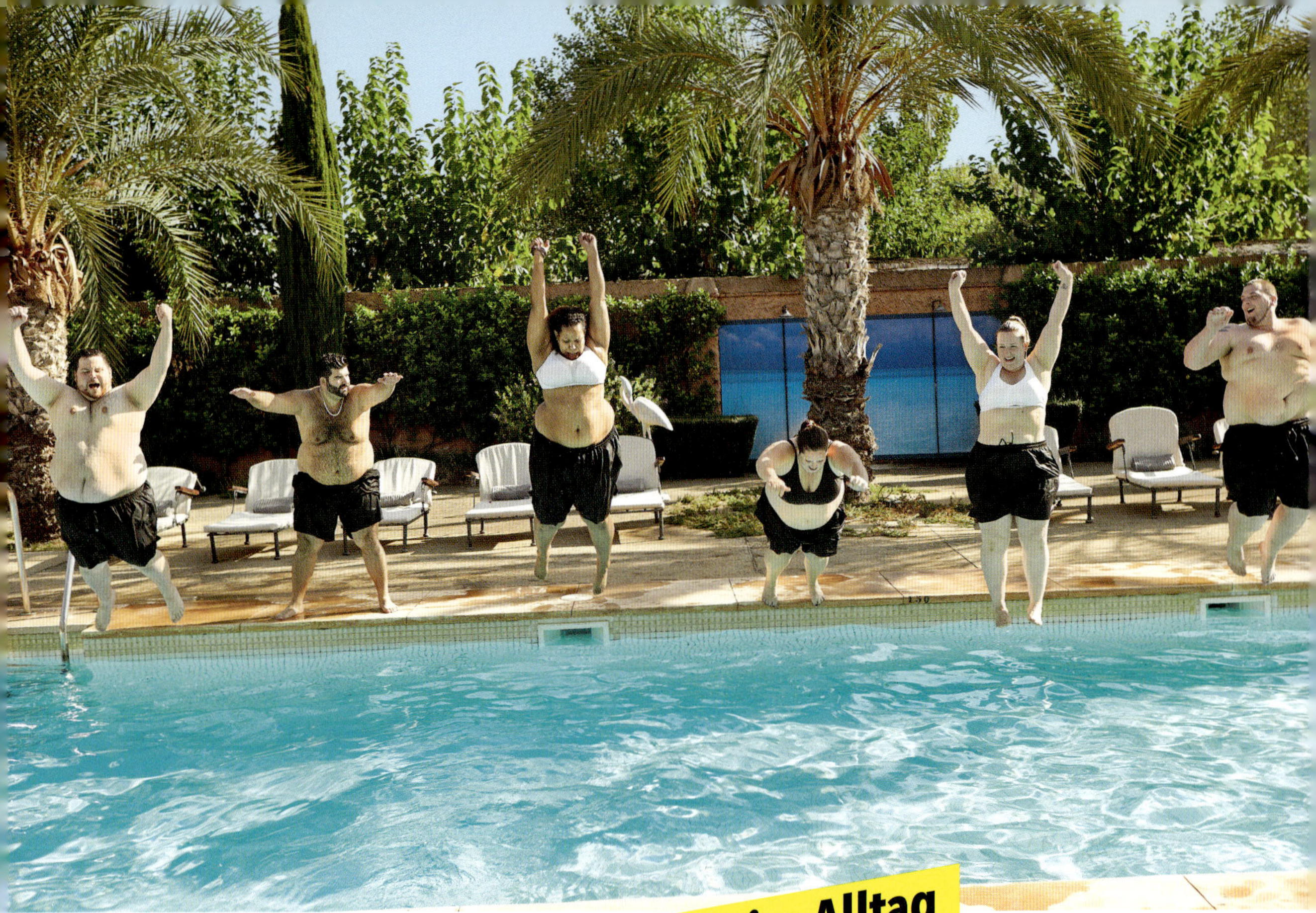

Entspannung im Alltag

Du hast gerade viel über Urlaub und Sportpausen erfahren. Um fit und leistungsfähig zu sein, brauchen wir aber auch im Alltag regelmäßige Auszeiten. Dazu gehört an allervorderster Front natürlich ein guter Schlaf. Aber auch andere Erholungsphasen, die du in deine Tagesstruktur einbauen kannst. Ich mache dir verschiedene Angebote, und du schaust, was für dich funktioniert.

Nach einem Wettkampf habe ich ordentlich gefeiert und mich dann durch zwei Wochen Urlaub belohnt. Sport war mein Beruf, deshalb habe ich im Urlaub keinen getrieben – macht Sinn, oder? Danach habe ich langsam wieder mit Joggen angefangen und bin dann wieder in die Trainingsphase eingestiegen. Ich war wieder mit Feuereifer und Herzblut dabei. Ruhephasen sind megawichtig, denn wirklich kein Mensch kann immer durchpowern!

ERHOLUNG IN DER NATUR

Ich persönlich entspanne am besten in den Bergen – als Münchnerin habe ich natürlich beste Voraussetzungen und bin innerhalb einer Stunde in den schönsten Bergregionen. So oft

BACK TO THE ROOTS

Waldbaden ist ja momentan in aller Munde. Das finde ich amüsant, weil ich das schon ganz intuitiv als kleines Kind gemacht habe. Mein imaginärer Lufthund und ich sind stundenlang durch die Wälder gestreift und wir haben in der schönen Atmosphäre aufgetankt.

es geht, packe ich mein Kind und die Hunde ins Auto und fahre mit ihnen in die Ruhe der Natur. Ein freier Vormittag dort ist für uns alle wie ein kleiner Kurzurlaub.

Wenn ich nicht so lange Zeit habe, tut's auch ein Spaziergang vor der Haustür. Wer es mag, kann sich diesen mit schöner Musik auf die Ohren versüßen. Entspannung klappt bei mir am besten in Verbindung mit Bewegung, für Meditation bin ich zu unruhig. Wie bei den anderen Modulen musst du auch hier deinen ganz individuellen Weg finden und schauen, womit du am besten klarkommst und was dich runterbringt. Die körperliche und geistige Entspannung, die sich nach einer saftigen Sporteinheit einstellt, klammere ich hier mal bewusst aus.

„Es wird Zeit, dich daran zu erinnern, wie es sich anfühlt, lebendig zu sein."

FINDE DEINEN AUSKNOPF

Der eine entspannt gut beim Wandern, der nächste beim Kochen und der Dritte meditiert gern. Entspannung ist eine ganz individuelle Sache. Am besten ist es, wenn du schon in deine Tagesstruktur ein gewisses Maß an Ruhe bringst. Geh in deiner Mittagspause wenigstens für 10 Minuten raus und dreh eine Runde um die Häuser. Ich kann nur bedingt nachvollziehen, wieso man die Mittagspause in der Kantine im gleichen Gebäude, mit den gleichen Leuten und den gleichen Themen verbringen mag. Gerade im oft stressigen Büroalltag wirkt der Tapetenwechsel Wunder. Die Stresshormone wie Cortisol werden vor allem durch entsprechende Bewegung an der frischen Luft gesenkt. Eine Möglichkeit ist auch, nach Feierabend eine U-Bahn-Haltestelle zu Fuß zu gehen und dann erst zuzusteigen.

ENTSPANNUNGSÜBUNGEN

Damit du außerdem eine zusätzliche kleine Auswahl an Möglichkeiten bekommst, findest du auf den folgenden Seiten einige Entspannungsübungen. Probiere dich durch und schau einfach, was am besten für dich funktioniert. Optimal ist es, wenn du dir täglich dafür etwa 10 Minuten Zeit einräumst. Mach die jeweilige Übung am besten, wenn entweder noch keiner in Haus oder Wohnung wach ist oder in einem anderen Moment, in dem gerade Ruhe herrscht. Finde einen Ort in der Wohnung, an dem du dir es richtig gemütlich machen kannst und dich nichts stört oder ablenkt. Schalte das Telefon aus. Die Zeit gehört nur dir allein. Viele Menschen schöpfen mit Techniken wie der Progressiven Muskelentspannung, Atem- und Achtsamkeitsübungen neue Kraft. Die brauchst du auf jeden Fall für einen guten Abnehmerfolg und die Power beim Sport.

> *Weiter auf Seite 188*

DIE 5 BESTEN
Entspannungsübungen

Auf den folgenden Seiten bekommst du eine Handvoll Übungen, um im Alltag zu mehr Ruhe und Entspannung zu finden. Probier einfach aus, was dir guttut, und dann bleib dabei, denn auch hier macht Übung den Meister!

ATEMMEDITATION

Die Atemmeditation ist überall durchführbar und daher ein schnelles Mittel, um im größten Trubel wieder zur Ruhe zu kommen. Du sollst deinen Atem dabei nicht verändern, sondern einfach bewusst beobachten.

- *Wenn du die Übung zu Hause durchführst: Du kannst die Übung sowohl im Sitzen als auch im Liegen machen. Wenn du sie schon ein paar Mal geübt hast, kannst du dich mit der Atembeobachtung auch in stressigen Situationen beruhigen.*
- *Nimm deinen Atem achtsam wahr. Konzentriere dich am besten mit den Sätzen „Ich atme ein –" und „ich atme aus."*
- *Du kannst dir mit der Zeit auch diese Fragen stellen: Atmest du schnell oder langsam? Tief oder flach? Wo spürst du die Atmung im Körper am deutlichsten – am Naseneingang, in der Kehle, im Brustkorb oder im Bauch? Ist die Luft warm oder kalt?*
- *Schließe die Übung dann wieder ab und komme zurück ins Hier und Jetzt.*

KÖRPERREISE

Den Tag über verbringen wir oftmals nur im Kopf. Dem Körper schenken wir erst Beachtung, wenn wir uns nicht wohl fühlen. Zeit, das zu ändern! Wichtig ist, dass du dich innerlich nur neutral beobachtest und nichts verändern möchtest.

- *Fang mit dem Hineinspüren bei deinen Zehenspitzen an und arbeite dich von dort zu den Füßen, Fußknöcheln, Unterschenkeln, Knien, Oberschenkeln und dem Becken hoch.*
- *Gehe dann zum Unterleib und dem unteren Rücken, dann zum Bauch, dem Brustkorb und oberen Rücken über.*

- *Spüre dann ganz bewusst, wie sich Schultern, Nacken, Arme und Hände anfühlen.*
- *Am Schluss konzentrierst du dich auf deinen Kopf: Wie sind deine Gesichtszüge, der Kiefer, der Mund, die Zunge, die Nase, die Augen und die Ohren?*
- *Kannst du ein oder mehrere Gefühle wahrnehmen? Wo im Körper sind sie spürbar?*
- *Schließe die Übung dann wieder ab und komme zurück ins Hier und Jetzt.*

DANKBARKEITSMEDITATION

Es gibt immer etwas, wofür man dankbar sein kann. Es ist jetzt an der Zeit, auch uns selbst Dankbarkeit zu schenken.

- *Setze oder lege dich bequem hin. Freue dich darüber, dass du jetzt einen Moment nur für dich allein hast.*
- *Bedanke dich bei deinem Körper dafür, was er den ganzen Tag über leistet – dein Herz, das schlägt und dich am Leben erhält, für deine Atmung, die Verdauung und für deine Muskeln und Knochen, die dich tragen.*
- *Sage auch Danke an deinen Geist – für die viele Denkarbeit, das Analysieren, Überlegen, Erinnern und Planen. Er ist so fleißig und schickt uns ständig neue Gedanken. Auch wenn nicht alles sinnvoll ist, es ist wichtig, auch das wertzuschätzen.*
- *Schließe die Übung dann wieder ab und komme zurück ins Hier und Jetzt.*

TAG AM MEER

Wenn du gestresst bist, eignet sich diese Übung sehr gut dafür, dir eine kurze Auszeit zu gönnen und Kraft zu tanken. Am besten denkst du dabei an einen schönen Urlaubstag am Strand.

- *Setze oder lege dich bequem hin. Ruf dir im Geist die Erinnerung an einen Tag am Meer wach.*
- *Höre, wie das Meer rauscht und wie die Wellen am Strand aufkommen. Spüre die Sonne und wie etwas Wind über deine Haut streicht. Stell dir vor, wie du etwas Sand zwischen deinen Fingern rieseln lässt.*
- *Was kannst du sehen? Palmen oder Büsche? Eine Insel oder Klippen? Schiffe und Segelboote? Kannst du den Meeresgeruch oder den Duft von Sonnencreme wahrnehmen? Versinke ganz in deiner Erinnerung.*
- *Schließe die Übung dann wieder ab und komme zurück ins Hier und Jetzt.*

ESSMEDITATION

Die Rosinenübung ist eine der bekanntesten Essmeditationen. Du kannst diese Übung aber auch mit jedem anderen Lebensmittel machen.

- *Lege eine Rosine auf einen Teller und stell ihn vor dich hin. Betrachte die Rosine ganz genau in ihrer Farbe, Form und Struktur.*
- *Nimm die Rosine dann zwischen Daumen und Zeigefinger und rolle sie hin und her. Spüre dabei, wie sie sich anfühlt. Lege sie dann in deine Handfläche und taste sie mit den Fingern der anderen Hand so gut wie möglich ab.*
- *Führe die Rosine jetzt zum Mund und rieche an ihr. Lege sie zwischen deine Lippen und versuche, ihre Struktur damit zu erfassen.*
- *Lege dann die Rosine in deinen Mund und spüre, wie sie sich dort anfühlt. Schiebe sie mit der Zunge hin und her.*
- *Beiß nun ganz langsam auf die Rosine, kaue sie vorsichtig und achte dabei auf den Geschmack, der sich entfaltet. Bestimmt hast du noch nie eine Rosine so intensiv genossen!*
- *Wenn du sie gut zerkaut hast, schlucke sie hinunter. Spüre noch einen Moment nach, wie lange der Geschmack der Rosine in deinem Mund bleibt.*

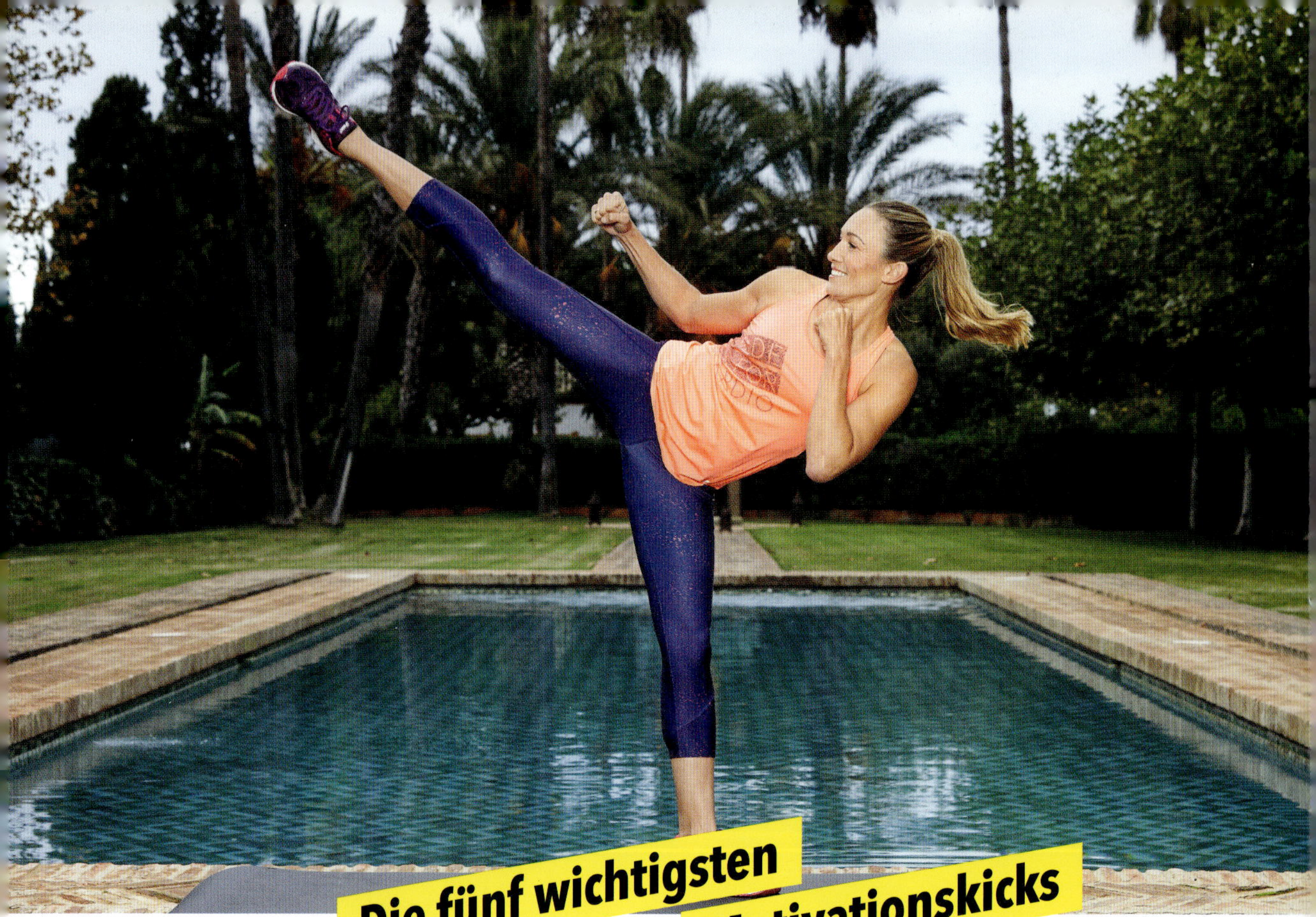

Die fünf wichtigsten Motivationskicks

Alle Tipps kurz und knapp – hier bekommst du noch einmal den Gesamtüberblick, worauf du während der Challenge achten solltest. Sie sind dir für die Zeit nach der Challenge eine praktische Hilfe.

1 *Setze dir realistische und erreichbare Ziele – und sobald ein Ziel erreicht ist, setze dir gleich ein neues!*

2 *Verpflichte dich zu einer festen Kilogrenze, ab der du die Bremse reinhaust, und halte dich kompromisslos daran.*

3 *Plane deine Aktivitäten immer in Stapel und arbeite ganz fokussiert einen nach dem anderen ab!*

4 *Arbeite hart an dir und deinen Zielen! Und gestehe dir regelmäßige Ruhepausen zu, die du in vollen Zügen genießt.*

5 *Lobe und belohne dich, wenn du ein Ziel erreicht hast. Und denk dir immer wieder eine neue Belohnung für dich aus!*

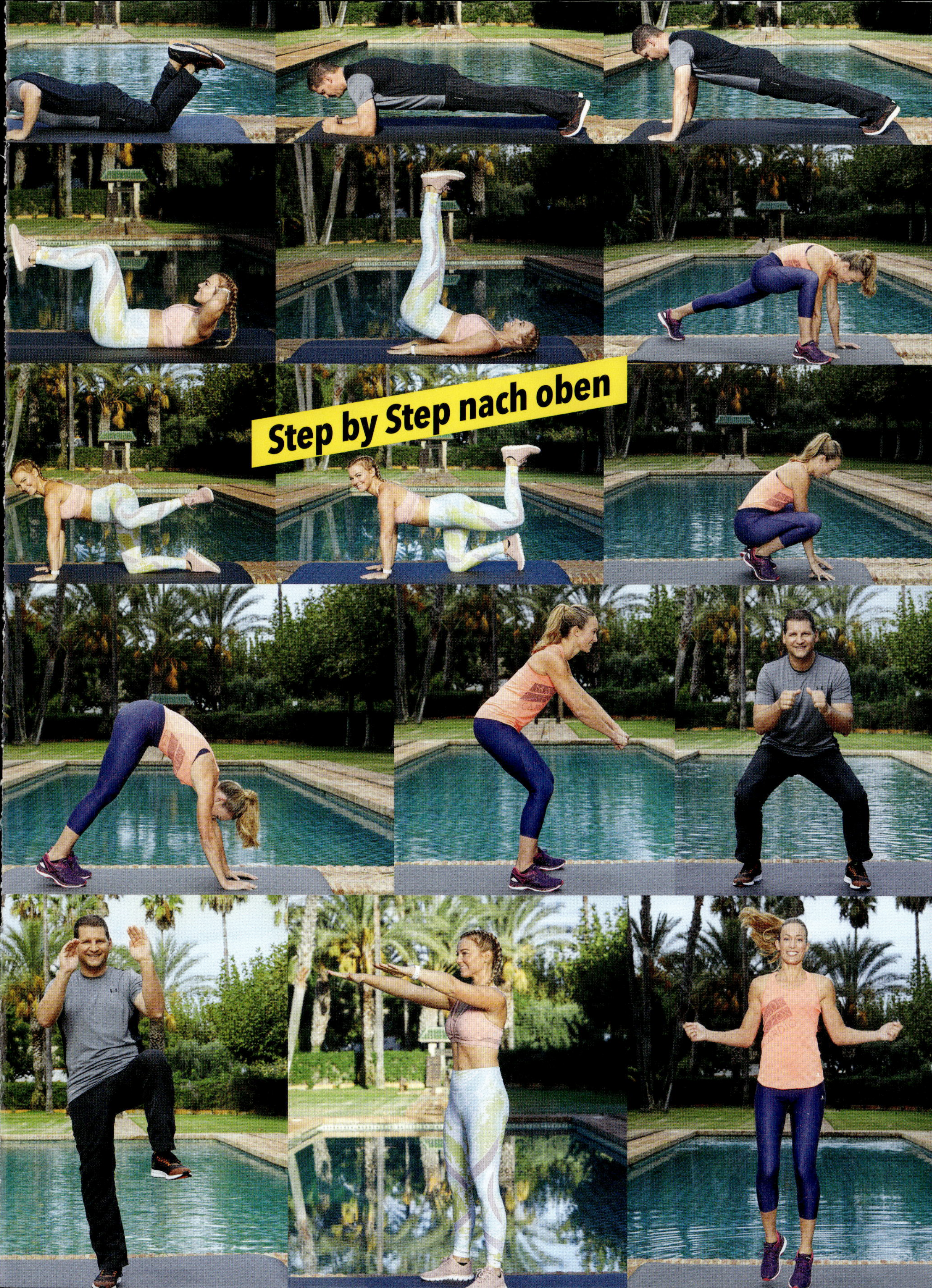
Step by Step nach oben

Register

REZEPTREGISTER

ÜBUNGSREGISTER

Impressum

Projektleitung: Eva Dotterweich, Claudia Bruckmann
Texte: Eva Dotterweich (www.textatelier-dotterweich.de)
Schlussredaktion: Dr. Helga Hofmann
Übungen & Pläne: Ramin Abtin
Rezepte & Rezeptfotos: StockFood
Umschlaggestaltung & Layout: independent Medien-Design, Horst Moser, München
Herstellung: Markus Plötz
Satz: Christopher Hammond
Reproduktion: Repro Ludwig, Zell am See
Druck und Bindung: Printer Trento, Italien

ISBN 978-3-8338-6886-3

1. Auflage 2019

GRÄFE UND UNZER

Ein Unternehmen der
GANSKE VERLAGSGRUPPE

BILDNACHWEIS

Fotoproduktion: Michael Wilfling
Bildredaktion: Matias Kovacic (7mp.de)

Weitere Abbildungen: Mark Aaron: S. 12/13, 20/21, 39; AdobeStock: S. 14, 26, 35; Matias Kovacic: S. 7, 23 (u.); i-Stock: S. 23 (o.), 27, 31, 40, 170, 174, 178, 181, 183; SAT.1/Benedikt Müller: S. 10, 17, 92, 162; SAT.1/Enrique Cano Pascual: S. 6, 30, 34, 102, 167, 177, 180, 184, vordere Außenklappe; Shutterstock: S. 19; StockFood/Ploch, Zuzanna, S. 2 (u.), 80; StockFood/Morgans, Gareth, S. 45, 46, 62; StockFood/The Picture Pantry: S. 47, 50, 59, 69, 82, 84; StockFood/Westend61: S. 48; StockFood/Haurylik, Alena: S. 49; StockFood/Brooks, Elle: S. 52; StockFood/Bauer Syndication: S. 53, 57, 60, 70, 71, 78; StockFood/Yeromenko, Olena: S. 54; StockFood/Nadja Hudovernik Food Photography: S. 55; StockFood/Castilho, Rua: S. 56; StockFood/Springlane: S. 58; StockFood/The Stepford Husband: S. 61, 64; StockFood/Wischnewski, Jan: S. 63, 88; StockFood / Afanasieva, Oxana: S. 65; StockFood/Rösch, Sandra: S. 66; StockFood/Clifton, Emily: S. 68; StockFood/Schardt, Wolfgang: S. 72, 81; StockFood/Lister, Louise: S. 73; StockFood/Urban, Martina: S. 74; StockFood/Goyoaga, Aran: S. 75; StockFood/Pravdica, Viktor: S. 76; StockFood/Stockley, Amanda: S. 77; StockFood/Arras, Klaus: S. 79, StockFood/Taube, Franziska: S. 85; StockFood/PhotoCuisine/Kerouédan: S. 86; StockFood/Linsell, Samantha: S. 87; StockFood/B.&E.Dudzinski: S. 89; Unsplash: S. 37, 42/43, 95; Michael Wilfling: S. 2 (o.), 3, 4, 90/91, 98/99, 101, 104–161, 165, 172/173, 188, 189, Cover, hintere Außen- und Innenklappe

Ein besonderer Dank geht an: Ute Brendel (Programm Management SAT.1), Clarissa Schreiner (Bildredaktion SAT.1) und Marcel Mähr (RedSeven).

WICHTIGER HINWEIS

Die Informationen in diesem Buch stellen die Erfahrung und die Meinung der Autoren dar. Sie wurden von ihnen nach bestem Wissen erstellt und mit größtmöglicher Sorgfalt geprüft. Sie bieten jedoch keinen Ersatz für persönlichen kompetenten medizinischen Rat. Weder Autoren noch Verlag können für eventuelle Nachteile oder Schäden, die aus den im Buch gegebenen praktischen Hinweisen resultieren, eine Haftung übernehmen.